骨与关节手术学

GU YU GUANJIE SHOUSHUXUE

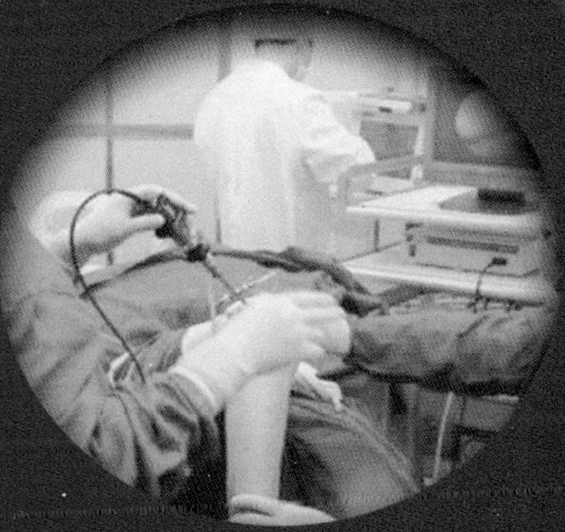

主编 黄 江 娄 楠 陈玉书 等

河南大学出版社
HENAN UNIVERSITY PRESS
郑州

图书在版编目（CIP）数据

骨与关节手术学 / 黄江等主编 .— 郑州 : 河南大学出版社，2019.10
ISBN 978-7-5649-3945-8

Ⅰ . ①骨…　Ⅱ . ①黄…　Ⅲ . ①骨疾病 – 外科手术②关节疾病 – 外科手术　Ⅳ . ① R687.3 ② R687.4

中国版本图书馆 CIP 数据核字（2019）第 220464 号

责任编辑：聂会佳
责任校对：阮林要
封面设计：卓弘文化

出版发行：河南大学出版社
地址：郑州市郑东新区商务外环中华大厦 2401 号
邮编：450046
电话：0371–86059750（高等教育与职业教育出版分社）
0371–86059701（营销部）
网址：www.hupress.com
印　　刷：北京虎彩文化传播有限公司
版　　次：2019 年 12 月第 1 版
印　　次：2019 年 12 月第 1 次印刷
开　　本：880 mm × 1230 mm　1/16
印　　张：11
字　　数：356 千字
定　　价：66.00 元

编 委 会

主 编 黄 江 娄 楠 陈玉书
况光荣 袁 毅

副主编 张瀚元 郝 琦 王少纯
耿 捷 温 艳 崔泽升

编 委 （按姓氏笔画排序）

王少纯 河南省洛阳正骨医院（河南省骨科医院）
况光荣 廉江市人民医院
张瀚元 安徽医科大学第一附属医院
陈玉书 广州医科大学附属第一医院
郝 琦 西南医科大学附属中医医院
娄 楠 香港大学深圳医院
袁 毅 西南医科大学附属中医医院
耿 捷 河南省洛阳正骨医院（河南省骨科医院）
黄 江 南昌大学第一附属医院
崔泽升 河南省洛阳正骨医院（河南省骨科医院）
温 艳 漯河市中心医院

前 言

随着现代分子生物学、影像学、材料学等的飞速发展，骨科学的诸多理论也出现了革命性的进展。同时，由于国外、国内同行之间交流的不断增进，许多新技术和新方法在临床上得到了推广和应用，极大地推动了现代骨科、创伤外科，尤其是关节外科和脊柱、脊髓损伤学科诊断和治疗水平的不断提高和发展。能否及时熟练地掌握相关的知识并融会贯通于临床实践对于一名骨科医生来说至关重要，甚至可以说是一把评价合格与否的标尺。因此，我们特组织编写了此书。

本书首先介绍了骨科的一般检查及骨科的其他检查等检查方法；然后重点阐述了术前准备与术后处理、腕部骨折与脱位、上肢损伤、下肢损伤、关节置换术、骨关节疾病、脱位等内容；最后针对最新的膝关节微创手术治疗技术也做了详细论述，全书内容新颖，实用性强，图文并茂，具有科学性和可操作性，可供骨关节与运动创伤外科医生、骨科医生与医学生参考使用。

本书编委均是高学历、高年资、精干的专业医务工作者，他们参考了国内外大量文献典籍，反复修改校对，在此对各位同道的辛勤笔耕和认真校对深表感谢。

由于编者精力和水平有限，不足之处在所难免，特别是随着现代医学知识的发展，本书阐述的某些诊疗理念、观点与认识可能需要修正，某些方法需要改进和提高，欢迎广大读者多提宝贵意见，以便再版时修正。

编 者

2019 年 10 月

目　录

第一章　骨科的一般检查

第一节　检查原则

骨科检查主要包括问诊、望诊、触诊、叩诊、动诊、量诊，动诊和量诊可为骨科疾病提供重要的诊断依据。

一、全身情况

人体为一个有机的整体，各个部位相互牵涉、感应及反射，不能只注意局部情况而忽略了全身检查。尤其是外伤或病危的重症患者，除了全身可见的大血管出血外，休克及颅脑、胸腔及腹部脏器的损伤更需要紧急诊治。在对局部血管出血作简易处理后，应注意患者生命指征和非骨科并发疾病的诊断，并及时施行全身抢救。

二、充分暴露

体检室应光线充足，被检查者应充分暴露身体躯干及肢体，检查女性患者时，要有其家属或女工作人员伴随。

三、检查顺序

检查下肢疾病，应先让患者行走，观察患者的姿势和步态，然后按照望、触、动、量的顺序进行。应根据患者主诉先检查健侧，后检查患侧；先查患部远端，再查患部局部。

四、多体位检查

多体位检查应包括站立位、行走、坐位、仰卧及俯卧位等的各种姿势检查。

五、双侧对比

人体具有双侧对称性，在检查患侧时应注意与健侧比较，细致观察两者的长度、粗细、活动范围及异常改变等外形。

六、自动和被动活动

应先了解患部的自动活动幅度、力量、范围及疼痛点，然后再检查患部被动活动范围、压痛点、感觉及生理病理反射等情况。

七、手法轻柔

开始检查时动作应轻柔、缓慢，手法应由轻至重，逐渐加大检查按压力度。在冬季，检查者的双手应先温暖，以免冰冷的手刺激患者，引起身体肌肉痉挛。

八、辅助检查

注意不能仅仅依靠物理检查确诊，至少应慎重地进行 X 线平片检查，排除各种难以发现的骨折、骨骼疾病以及关节脱位时并发的关节内骨折等。

第二节　问、望、触、叩、动和量诊

一、问诊

问诊是了解患者发病或受伤过程的重要手段。内容应包括发病的急缓，时间长短；外伤时的高度，先着地的部位，所受暴力的方向；疼痛部位、性质；有无昏迷或呕吐；以及采用过的治疗方法和药物等。同时要详细询问既往史、家族史及地方病史。如骨关节病变或畸形，要询问其家庭成员和亲属有无类似病变和畸形，其居住地有无地方病，如大骨节病、氟骨症、布氏杆菌感染及包囊虫病等。长期服用激素、吲哚美辛等可能出现骨质疏松，甚至股骨头缺血性坏死。

二、望诊

望诊即对患者进行全身及局部的视测观察。

（一）全身望诊

观察患者的全身营养、发育、神志、神色、体形和体态，局部情况包括皮肤色泽、出汗程度、毛发分布、颈静脉怒张、躯干及肢体的曲线，轴心的动静态观察包括站立、行走、步态、跑跳、下蹲、坐卧等。

（二）局部望诊

从以下各方面进行目测。

1. 皮肤　观察皮肤的色泽，局部毛发分布，皮肤纹理，色素沉着，瘢痕，溃疡，窦道，创面及创面肉芽组织，分泌物性质，周围组织情况，有无血管怒张以及肢体肿胀、肿块、姿势、畸形与步态等。

2. 畸形　常为骨科的特有体征，如成角、缩短、旋转、凹陷、凸出等多为骨折所致畸形；关节脱位则可出现方肩、下肢外展和内收畸形；上肢可出现肘内翻、肘外翻、垂腕、爪形手、锤状手等畸形；腰椎可出现前突、后突、脊柱侧凸等畸形；下肢有膝外翻、膝内翻、扁平足、马蹄足及内外翻足等畸形。

3. 肿胀　肿胀应观察局部有无红肿、发热，肿胀程度、区域及与周围组织的关系。

4. 肿块　应注意肿块的部位、大小、质地、边界、范围及数目等。

5. 肌萎缩　常见于骨折后神经损伤、小儿麻痹症和一些神经肌肉疾病。

三、触诊

触诊是对骨、关节、肌肉、肌腱、血管、韧带等触诊，以及压痛和肿块等检查。

疼痛多为骨科疾患的主要表现，压痛最明显处常是疾病所在，确定压痛部位对诊断极为重要，应反复核实。四肢的骨与关节均能触及清楚，应使肌肉放松，然后作详细触诊，必要时应结合叩击肢体局部或肢体纵轴传导叩痛，若出现阳性体征，常提示有骨折或炎性病变的可能。

（一）压痛

从病变外周向中央区逐步触诊，应先轻后重，准确定位，确定范围及深浅。常见的压痛点有以下各点。

1. 颈椎病或颈椎间盘突出症　在患部颈椎棘突偏患侧 1.5cm 处，产生向上肢放射的疼痛和麻木。

2. 颈部肌肉扭伤　多见于落枕，患侧颈部沿斜方肌和菱形肌呈条索状压痛。

3. 肩胛肋骨综合征　多位于肩胛骨内侧角的稍上方或稍内下方，并沿颈项上行放射至头枕部，或沿上臂放射至前臂、腕和手部。

4. 肋软骨炎（Tietze 综合征）　常位于胸骨旁第 2 ～ 4 肋软骨，尤以第 2 胸肋关节软骨最多见。

5. 冈上肌腱炎　在肩峰外下方的肱骨大结节，压痛点局限。

6. 肱二头肌长头肌腱炎　在肩关节前外侧稍下方，相当于肱骨结节间沟处，呈条索状压痛。

7. 肱二头肌短头肌腱炎　在肩关节前内侧、喙突的外下部有局限压痛点。

8. 肱骨外上髁炎　在肱骨外上髁最高点，压痛点局限。

9. 桡骨茎突狭窄性腱鞘炎　在桡骨茎突部，压痛点局限，可向手部及前臀部，甚至上臂部放射。

10. 屈指肌腱狭窄性腱鞘炎　在患指掌指关节的掌侧。

11. 棘上韧带炎　常局限于脊柱患部棘突或棘上韧带的某一点。

12. 棘间韧带损伤　在上下两棘突之间，压痛局限。

13. 腰椎间盘突出症　常在棘突间偏患侧 1.5cm 处有深压痛点，并向该侧下肢放射。

14. 急性腰扭伤　压痛点广泛，即腰部软组织广泛压痛，尤以髂后上棘为甚。

15. 肋间神经痛　沿肋间隙呈条索状压痛明显。

（二）肿块

应触其大小、边界、硬度及波动，表面是否光滑、深浅及与周围组织关系，有无浅表静脉怒张，还应注意周围及全身有无淋巴结肿大等。

（三）异常感觉

患者感觉异常、减退、消失或过敏，以及骨擦音、皮下气肿、成角及重叠等。

（四）动脉搏动

结合局部皮肤温度、色泽，以及动脉搏动正常或消失，判断血管是否有损伤。

（五）畸形

应注意是先天性或后天性，瘢痕畸形应注意与深部组织有无粘连，手法复位后畸形是否消失。

四、叩诊

（一）直接叩诊法

主要用于脊柱棘突叩诊和检查各肌腱反射是否正常，是否为亢进、减弱或消失。

1. 肱二头肌反射　患者肘部微屈，前臂稍内旋，检查者一拇指置于肘窝中部的肱二头肌腱上，一手用叩诊锤叩击该指，正常为肱二头肌收缩，前臂快速、轻微弹屈。

2. 肱三头肌反射　患者肘部稍屈曲，检查者一手托住患者前臂及肘关节，一手用叩诊锤叩击尺骨鹰嘴上方 2cm 的肱三头肌腱。正常为肱三头肌收缩，前臂轻微弹伸。

3. 桡骨膜反射　患者肘部半屈，前臂稍外旋，腕关节自然下垂，检查者用叩诊锤叩击桡骨茎突上方。正常为前臂旋前，肘关节轻微弹屈。

4. 膝反射　患者卧或坐位，双髋、膝关节屈曲，一侧膝关节置对侧膝上自然下垂，叩击髌骨下方的髌韧带。正常为小腿轻度弹伸。

5. 跟腱反射　患者仰卧、膝半屈、下肢外展外旋，检查者一手将患者足趾稍背伸，一手用叩诊锤叩击跟腱。正常为腓肠肌收缩，足向跖面轻度弹屈。

6. 脊柱棘突叩击痛　用叩诊锤或拳头直接逐个叩击脊柱棘突，如果出现疼痛则多为脊椎结核、肿瘤、骨折或椎间盘突出等病变。

（二）间接叩诊法

对于骨折或骨病与单纯软组织损伤可运用间接叩诊法相鉴别。

1. 掌骨骨折　将患者掌指关节屈曲 90°，轻轻逐一纵向叩击掌骨头，如果出现掌骨疼痛为该掌骨骨折，如果无疼痛出现则为单纯软组织损伤。

2. 腕舟骨骨折或月骨缺血性坏死　让患者掌指关节屈曲 90°，且手向尺侧偏屈，轻轻纵向叩击第三掌骨头，将会在腕部近中线处出现疼痛。

3. 股骨近端骨折或髋关节病变　患者伸直膝关节，轻轻纵向叩击足跟（又称捶跟试验）或直接叩击大转子；也可让患者屈曲膝关节轻轻纵向叩击膝部，髋部有疼痛者多有骨折或关节病变。

4. 脊椎骨折或病变　患者端坐，检查者左手掌按在患者头顶上，右手握拳叩击左手，如果出现疼痛，则此处脊椎有骨折或病变。

五、动诊

动诊是指关节与肌肉的运动检查，有时应结合听诊来协助诊断，肢体活动过程中发出异常响声，若同时伴有症状，则有诊断意义。如膝关节伸屈活动时发出的弹跳响声或交锁，可能为半月板破裂；手指屈伸活动时常发出清脆响声，伴有疼痛，可能为腱鞘炎症。

（一）关节运动检查

可采用与健侧对比的方法，配合望、触、量诊，判断是否正常，且须首先注意主动活动与被动的关系。一般先检查主动活动，后检查被动活动，对比两者活动度相差的度数。

做主动活动时，注意各关节的运动方式及其活动范围随年龄、性别和体育锻炼情况的不同而有所不同。关节的活动可做屈伸、展、内旋、外旋等方向的检查。

1. 正常关节　正常关节主动和被动活动均正常，截瘫、小儿麻痹后遗症、神经麻痹或肌腱断裂等时主动活动不能，被动活动正常。

2. 关节强直　主动和被动活动均受限。

3. 关节僵硬　主动和被动活动均部分障碍。

4. 肌腱粘连　主动活动范围小于被动活动范围。

5. 脑瘫性关节痉挛　清醒时主动和被动活动均障碍，熟睡时被动活动正常。

关节活动的另一类检查是躯干或纵轴的牵拉、挤压活动以及侧方牵拉或纵轴活动，观察有无疼痛及异常活动。被牵拉的组织主要是韧带、筋膜、肌肉肌腱及关节囊等；被挤压的组织则主要是骨与关节以及神经根等。根据骨与关节的解剖结构和生物力学来判断病变所在部位。

（二）肌肉收缩检查

它包括静态和动态两种，静态检查时，关节不动但可摸到和看到肌肉的收缩。动态检查时，肌肉收缩作用于关节，使其活动。从关节的抗伸张、抗屈曲及步态等方面了解肌肉的收缩情况。

六、量诊

量诊是指使用简单的工具测量肢体的长度、周径与关节活动范围。

（一）肢体长度测量法

目的在于测量骨的缩短或增长的程度。须将两侧肢体置于对称位置，然后利用骨性标志，测量两侧肢体长度并予比较。测量方法有目测法、X线测量法，临床上最常用的是皮尺测量法。

1. 躯干长度　脊柱中立位，自枕外隆凸至尾骨尖部。

2. 上肢长度　自肩峰至桡骨茎突尖部或中指指尖，自棘突至桡骨茎突尖部。

3. 上臂长度　自肩峰至肱骨外上髁，或自肱骨大结节至肱骨外上髁。

4. 前臂长度　自肱骨外上髁至桡骨茎突，或自尺骨鹰嘴至尺骨茎突。

5. 下肢长度　自髂前上棘经髌骨中线至内踝下缘，或自脐（或剑突）至内踝下缘。

6. 大腿长度　自髂前上棘至髌骨上缘，或股骨大转子至膝关节外侧间隙。

7. 小腿长度　自腓骨头顶点至外踝下缘，或膝关节内侧间隙至内踝下缘。

（二）肢体周径测量法

目的在于测定患肢的肌肉有无萎缩或肿胀。取两侧肢体相对应的同一水平面，用皮尺测量后对比，通常测量部位如下。

1. 上臂　肩峰下 10cm 处。

2. 前臂　尺骨鹰嘴下 10cm 处。

3. 大腿　髌骨上缘上 10cm 处。

4. 小腿　髌骨下缘下 10cm 处。

（三）关节活动范围测量法

先健侧后患侧，先主动活动后被动活动。

1. 目测　嘱患者进行几个简单动作，如上肢上举做 360° 的旋转动作，肘关节伸屈，屈肘前臂旋前、旋后，手部握拳、伸掌，下肢下蹲及弯腰后伸等。如能完成，则关节活动基本正常；如过程出现异常，则再个别详细检查。

2. 量角器测量法　一般采用中立位 0° 的记录方法，即以肢体关节中立位为 0°，测量其伸、屈、展、收角度。对于肩与髋关节，须将肩胛骨或骨盆固定后才能测得准确结果；对于手指，由于关节多，难以一一测量，一般采用总测法。

3. 正常关节活动范围的测量　如下所述。

（1）肩节活动范围：中立位（0°）是上肢下垂，肘窝向前，外展 90°、内收 45°，前屈 135°、后伸 45°；内旋 135°、外旋 45°。

（2）肘关节活动范围：肘关节完全伸直为中立位，肘窝向前，无外展及内收活动，前屈 15°、后伸 5°。

（3）前臂活动范围：两上臂紧贴胸侧，屈肘 90°，两手各握一短筷，拇指向上为中立位，旋前 80°、旋后 100°。

（4）腕关节活动范围：手的第 3 掌骨与前臂纵轴成直线，无背伸和掌屈时为腕关节中立位，背伸 70°、掌屈 80°，桡偏 25°、尺偏 35°。

（5）手指各关节活动范围：手指各关节完全伸直、并拢为中立位，背伸 0°，屈曲拇指掌指关节 45°，指间关节 90°，第 2 ~ 第 5 指掌指关节 90°，近侧指间关节 120°，远侧指间关节 60° ~ 80°，拇指外展 80° ~ 90°。

（6）脊柱活动范围：身体直立，头向前平视为脊柱中立位，颈椎正常活动范围是前屈 35°、后伸 35°，左侧屈 30°、右侧屈 30°，腰椎活动范围前屈 45°、后伸 20°，左侧屈 30°、右侧屈 30°，弯腰包括腰部屈曲和髋关节屈曲两个动作。

（7）髋关节活动范围：髋、膝关节伸直，髌骨向上为中立位，后伸 15°、屈曲 90°，屈膝时可屈髋 150°，内收 30°、外展 45°，内旋 40°、外旋 60°。

（8）膝关节活动范围：膝关节伸直为中立位，伸 10°、屈曲 135°，膝关节伸直时无内收、外展及旋转活动，屈膝时小腿内旋 45°、外旋 35°。

（9）踝关节活动范围：足的外缘与小腿垂直为中立位，背伸 25°、跖屈 45°，内收 30°、外展 35°。

（四）肌力测量法

目的是测量肌肉瘫痪程度。

1. 测量方法　嘱患者主动收缩指定的肌肉或肌群，而放松其对抗肌，测其对抗引力和不同阻力的能力。

2. 肌力分级　肌力共分 6 级。

0 级：肌肉完全无收缩。

1 级：肌肉稍有收缩，但关节无活动。

2 级：关节可在桌面上伸屈活动，但不能对抗地心引力。

3 级：可对抗地心引力，但不能对抗阻力。

4 级：可对抗一定阻力，但较正常肌力差。

5 级：可对抗阻力。

其中 0 级为完全瘫痪，5 级为正常。

第三节　发育与营养

发育常通过年龄、智力和体格之间的关系来衡量，由智力、身高和体重来表示，这在脑性瘫痪患儿的诊治过程中十分常用。发育正常时年龄和体格是均衡的，身体各部长度有一定比例，正常人双上肢外展平伸时，两中指尖的距离与身高大致相等；坐高系指身体上部长度，即自头顶至耻骨联合间的距离，等于身高的 1/2；身体下部长度是指耻骨联合至足底间距离，也为身高的 1/2。

营养主要表现在体重、体态、毛发、肌肉、皮下脂肪、皮肤色泽与弹性。一般认为，身高（cm）－90 或 110，所得数值即为正常成人体重范围，如某人身高 176cm，其正常体重范围应为 66（176 － 110）－ 86 （176 － 90）kg。恶性骨肿瘤中晚期、骨与关节结核或化脓性感染疾病中，常见到营养不良的瘦弱体型。

第四节　姿势与步态

姿势系指人体的举止状态，健康人躯干端正，肢体动作灵活，主要靠骨骼结构和肌肉的紧张来维持。当疲劳时则出现肩垂、背弯、蹒跚、无力之态，脊柱侧凸可出现躯干左右扭曲的姿势，肢体不等长往往也有脊柱侧凸以代偿，但行走时跛行尤为明显。

步态即人体行走时的姿态，可因人体各部位的不同病变而出现不同的异常步态。

1. 正常步态　一侧足跟着地至该侧足跟再次着地为一个步态周期，它包括触地负重（触地相）和离地跨步（跨步相）两个阶段。当一侧足着地，对侧足尚未离地时为双足触地相。常速正常行走时触地相占整个步态周期的 60%，跨步相占 35%，每一周期中有两次双足触地相，约占 20%。

2. 疼痛步态　患肢负重时疼痛，步态急促不稳，患肢触地相缩短，双足触地相延长。

3. 肢短步态　肢体短缩不超过 3cm 时，可借助骨盆倾斜代偿而不出现跛行；肢体短缩超过 3cm 时，出现骨盆、躯干向患侧倾斜、摆动，患侧较健侧步距小。

4. 剪刀步态　多见于脑性瘫痪患者，行走时肢体总是插至对侧肢体前方，前后交叉、交错移动，跨步相缩短，双足触地相延长。

5. 摇摆步态　多见于先天性髋关节脱位或臀中肌瘫痪。臀中肌的功能是外展髋关节，稳定同侧骨盆，提升对侧骨盆。患侧触地相时对侧骨盆下沉，身体倾向健侧，跨步相时身体倾向患侧。行走时健侧骨盆上下起伏，躯干来回摆动。双侧髋关节脱位或臀中肌瘫痪时，躯干两侧摇摆，又称为鸭步。

6. 扶臀挺腰步态　多见于臀大肌瘫痪。患者以手撑住患侧臀部，躯干后仰，挺腰鼓腹行走，身体重心移至髋关节后方，借助髋部前方肌肉与髂股韧带的紧张来保持平衡。

7. 压腿步态　多见于股四头肌瘫痪伴有轻度膝关节屈曲畸形。行走时为了患肢伸直负重，患者只能以手掌按压患膝上方才能行走。

8. 跨阈步态　多见于腓总神经麻痹。踝关节背伸肌瘫痪呈足下垂，行走时必须高抬下肢才能跨步，以避免足尖触地而跌倒。

9. 跟行步态　多见于胫神经麻痹。足不能跖屈而呈背伸和外翻位，表现为钩状足畸形，仅足跟负重，缺乏足弓的弹性。

10. 强直步态　一侧髋关节伸直位强直时，患者需转动骨盆才能使患肢向前跨步。双髋关节强直时，除需转动骨盆外，尚需借助膝、踝关节的摆动才能跨出一小步。一侧膝关节伸直位强直时，健侧足跟踮起及患侧骨盆升高，患肢向外绕一弧形才能跨出一步。

11. 外“八”字步态　多见于臀肌挛缩症。因臀筋膜及臀肌挛缩变短，髋关节内收受限，下肢外旋，行走时双下肢呈外旋、外展姿态。

第五节　皮肤感觉

主要检查皮肤浅感觉中的痛、触觉及深感觉中的位置觉，根据感觉障碍区域的分布，作为定位和病因诊断的依据之一。必要时再查温度觉与压觉，因为温度觉与痛觉传导途径基本相同，压觉与深感觉大致伴行。但感觉检查带有明显的主观性，要得到真实和客观的检查结果，应注意患者的文化程度、理解能力、诉说方法、思想状况和精神状态等。

一般自上而下，先从感觉正常区开始，逐渐移向过敏区和感觉消失区，两侧肢体同时进行对比检查，注意感觉改变的程度、范围和性质。检查结果应有文字记录和体表图示，以便继续观察比较。

一、感觉检查的内容和方法

（一）浅感觉

浅感觉包括触觉、痛觉和温度觉。

1. 触觉　患者闭目，用棉絮轻触患者皮肤，根据皮肤感觉回答结果及接触部位。

2. 痛觉　患者闭目，用针尖以均匀的力量轻刺患者的皮肤，嘱其根据皮肤感觉回答结果，对意识不清者或小儿可根据其对针刺的反映如表情或肢体回缩等判断检查结果。

3. 温度觉　用两支试管，一支盛 1 ~ 5℃冷水，一支盛 40 ~ 50℃热水，分别接触患者皮肤，嘱其回答冷热感。

（二）深感觉（本体觉）

1. 位置觉　患者闭目，被动屈伸患者手指、足趾或整个肢体，询问其所处位置。

2. 震动觉　用震动的音叉柄放在骨突起部位，检查有无震动感及持续时间。正常老年人下肢的震动觉可减退或消失，是生理现象。

（三）皮层感觉（综合感觉）

1. 定位觉　患者闭目，检查者用笔杆轻触患者皮肤，让患者用手指出接触部位。

2. 两点分辨觉　用圆规的两个尖端轻刺患者皮肤，如患者能分辨是两个接触点，再缩小圆规两点的距离试之，直到两个接触点被认为是一个接触点时为止。测定患者分辨两点距离的最大能力或最小距离，将其与对侧和正常值比较，可知有无分辨觉障碍及其程度。两点分辨觉正常值是指尖 3 ~ 8mm，手掌 8 ~ 12mm、手背 30mm、面颊 11.2mm、前胸 40mm、背部 40 ~ 70mm、上臂及大腿 75mm、前臂及小腿 40.5mm。

3. 图形觉　患者闭目，用笔杆在患者皮肤上画三角、圆形或数字，问其能否识别。

4. 实体觉　患者闭目触摸给他手中的物品如笔、钥匙及火柴盒等，问其能否说出物体的名称、大小、形状及硬度等。

5. 重量觉　患者闭目，将大小相同而轻重不同的两个物品放在患者手中，测其辨别重量的能力，皮层感觉的检查须在深浅感觉均正常时才有意义。

二、感觉程度

临床上将感觉能力分为以下 6 个等级。

0 级：感觉全部丧失。

1 级：皮肤深痛觉存在。

2 级：皮肤浅痛觉和触觉部分存在。

3 级：皮肤浅痛觉和触觉存在，感觉过敏现象消失。

4 级：痛触觉存在或恢复至 3 级，皮肤两点分辨觉有某些恢复。

5 级：正常感觉。

三、皮肤感觉与脊髓节段的关系

皮肤感觉由神经呈节段支配，其分布范围与脊髓神经根节段相一致，了解两者的关系，对于神经损伤的定位及确定感觉障碍的范围具有重要的临床意义。人体皮肤感觉区呈脊髓节段分布，临床常用的感觉节段分布定位体表标志如表 1-1 所示。

表 1-1　感觉节段定位体表标志

体表平面	胸骨角	乳头	剑缘突	肋下	脐	耻骨联合	腹股沟	下肢前面	下肢后面	会阴	肛门	生殖器
脊髓节段	胸$_2$	胸$_4$	胸$_6$	胸$_8$	胸$_{10}$	胸$_{12}$	腰$_1$	腰$_1$～腰$_5$	骶$_1$～骶$_3$		骶$_4$～骶$_5$	

四、感觉障碍类型

（一）干性神经损伤

有相应神经分布区感觉障碍，如正中神经、腓总神经损伤等。

（二）根性神经损伤

有相应根性神经分布障碍区，见于腰椎间盘突出症和颈椎病等。

（三）脊髓损伤

受损伤的脊髓传导束所传导的感觉，在受损节段平面以下发生障碍。

1. 后索（薄束及楔束）损伤　伤侧受损平面以下本体感觉减退或消失，并出现感觉性共济失调。

2. 侧索（一侧脊髓丘脑束）损伤　对侧在损伤平面第 2 ～第 3 节段以下痛温觉减退或消失，但触觉仍保存，即分离性感觉障碍。

3. 半侧脊髓损伤　在损伤节段平面以下同侧本体感觉消失和痉挛性瘫痪，对侧痛温觉消失。

4. 脊髓横贯性损伤　在损伤平面以下所有感觉均消失，同时有运动和排尿障碍。此外，在损伤平面以上皮肤感觉可有一段过敏带。

5. 后角损伤　受损区节段性痛温觉障碍，但触觉和本体觉仍保存，存在分离性感觉障碍。

6. 前连合损伤　为两侧对称性的节段性痛温觉障碍，而该区触觉保留，也属于分离性感觉障碍。

第二章　骨科的其他检查

第一节　脊柱检查

一、脊柱特殊畸形

1. 角状后突　棘突后突明显，顶部呈尖锐。多见于脊柱结核、骨折和肿瘤。

2. 弧形后突　棘突向后隆起，但顶部平缓呈弧形。多见于强直性脊柱炎、佝偻病和姿态性驼背。

3. 侧凸　脊柱向侧方凸起，往往同时伴有侧凹。多见于特发性脊柱侧凸、脊髓灰质炎后遗症、腰椎间盘突出症及肢体不等长。

4. Harrison 沟　佝偻病患儿，由于骨与软骨的疾患，发生膈肌在胸廓内侧的运动牵引，导致相当于膈肌附着点的水平使胸壁向内凹陷，形成一个沟或凹槽即为此沟，使胸廓横径缩小，胸骨下部突出，肋骨下缘外翻。

二、脊柱专项检查

（一）Rust 征

在颈部强直、头部运动受到限制时，当身体运动，如从卧位起立或侧卧时，需保护性地先用两手扶持头部以减轻疼痛，此即 Rust 征阳性。常见于结核性脊柱炎、颈椎关节炎或颈椎肿瘤，也偶见于颈椎的外伤性骨折或半脱位。

（二）深呼吸（Adson）试验

患者端坐，双手置于两大腿部，做一次深呼吸，检查者触摸两侧桡动脉搏动，然后让患者屏气，并在颈部过伸位作左右侧弯运动。若患侧桡动脉搏动明显减弱或完全消失，而健侧搏动正常或仅稍减弱即为阳性。临床上，此试验用于对颈前斜角肌综合征的诊断。

（三）颈脊髓、神经根受压体征

1. 颈侧屈挤压（Spurling）试验　坐位，头向后仰并向患侧屈曲，下颌转向健侧。检查者双手放在患者头顶向下挤压颈椎，如果出现颈部疼痛且向上肢放射，即此征阳性，多见于颈椎间盘突出症。第 6 颈神经根受压时麻木或疼痛放射至拇指、手及前臂的桡侧，第 7 颈神经根受压时放射至示指、中指及前臂，第 8 颈神经根受压时放射至小指、环指及前臂的尺侧。

2. 臂丛牵拉试验　检查者一手按住患侧头部，一手握住患侧上肢将其外展 90°，两手同时向相反方向推拉，如果出现放射性疼痛或麻木感者为阳性，可考虑为颈椎间盘突出症或胸廓出口综合征。

3. 压顶试验　患者端坐位，颈后伸，头偏向患侧，检查者一手托住患者下颌，一手在患者头顶逐渐用力向下按压，出现颈痛或向患侧上肢放射疼痛者为阳性，可考虑为颈椎间盘突出症。

4. Vasalva 试验　嘱患者屏住呼吸并憋气，如果感到颈椎及上肢有反射性疼痛加重，则为阳性。多因颈椎间盘突出或骨折片突入椎管内压迫颈神经根，患者屏住呼吸时，椎管内压力增高而诱发神经根的刺激症状。

（四）拾物试验（Sieur’s 征）

在地上放置一物，如果患者不是弯腰拾起，而是屈髋、屈膝、直背，一手撑在膝上作为支撑蹲下去拾拣，则为阳性。多有骶棘肌痉挛，可考虑为脊柱结核。

（五）腰椎脊髓、神经根受压的体征

1. 椎旁叩击征　在患者弯腰或俯卧状态下，用叩诊锤叩击棘突旁 2 ~ 3cm 的软组织，如果出现或加重坐骨神经放射性疼痛，或放射至股前部，即为此征阳性，多为该处椎间隙的椎间盘突出症。

2. 直腿抬高试验　在患者仰卧、膝关节伸直状态下，将患侧下肢被动抬高，直至出现肢体疼痛。正常情况下，直腿抬高至 60° ~ 70° 时才感到膝后不适，如果仅抬高至 60° 以下时已出现肢体或腰部疼痛，则为试验阳性，多为腰椎间盘突出或坐骨神经痛。

3. 加强试验　在做直腿抬高试验出现肢体疼痛后，将肢体少许降低，使肢体疼痛减轻或消失，再用力尽量将踝关节被动背伸，如果出现肢体疼痛，则为加强试验阳性，多为腰椎间盘突出或坐骨神经痛。

4. 弓弦试验　直腿抬高到症状出现时屈膝约 20° 使症状消失或端坐位屈膝 20°，此时腘窝处的胫神经和腓总神经相当于弓上的弦，用手指按压腘窝中部的胫神经或腓骨小头近侧的腓总神经数次，臀、股后或小腿麻痛为阳性，多提示为椎间盘突出症。

5. 踇趾背伸肌力试验　抗阻力背伸踇趾，如较健侧弱或低于Ⅴ级为阳性。神经根支配踇长伸肌，故伸踇肌力的减弱标志着腰 4 ~腰 5 椎间盘突出，有定位意义。

6. Ely 试验　患者俯卧，检查者握住患者踝关节向后屈曲其膝关节，使足跟尽量靠拢臀部，然后使整个大腿过伸，出现疼痛者为阳性。多为腰神经根有病变，腰大肌受刺激或骶髂关节及腰椎有疼痛性损害。大腿前方软组织挛缩时，在进行屈膝的过程中，骨盆将从床面上被提起。

7. 关节屈曲试验　患者俯卧，屈曲膝关节，如在同侧臀部或大腿后侧产生疼痛或加重时为阳性，提示下段腰椎间盘突出。

8. 足尖站立试验　患者抬起健侧肢体，患足提起足跟用足尖站立，如果不能站稳，表明踇伸肌腱无力为阳性。

（六）Anghelescu 征

有驼背畸形的脊椎结核患者仰卧床上，头与足跟应紧贴床面，此时如果患者躯干不能前屈为此征阳性。

（七）Gower 征

患者要从仰卧位自己站立起来时，需先翻身俯卧，以四肢支撑躯干，然后再以两手扶持下肢才能逐渐站立起来，多见于进行性腰肌营养不良。

（八）屈颈（Soto-Hall）试验

患者仰卧位，检查者一手按住其胸骨，另一手托起患者头部，使颈椎前屈，这样棘间韧带逐次向下被拉紧，有脊柱损害的患者局部出现剧痛，为此征阳性，同时有本试验和直腿抬高试验阳性者，常表示有根性坐骨神经痛。

（九）悬吊（Trapezet）试验

主要用于鉴别姿势性与结构性脊柱畸形。对于目测有脊柱侧凸的患者，先让其暴露脊背，双手抓住一横杆，使双脚悬空，此时，如果脊柱变直则为姿势性脊柱侧凸。如果脊柱仍然呈侧凸畸形，则多为结构性脊柱侧凸。

（十）弯腰（Adam）试验

患者双足靠拢、膝伸直，上肢自然下垂，向前弯腰近 90°。检查者坐在患者的正前方，双眼平视，与患者脊背呈切线位观察，背部不等高及不对称者为阳性，多有脊柱侧凸。

（十一）Varela Fuents-Irala 征

正常的腰大肌轮廓是和第 1 腰椎与髂前上棘连线平行，当腰大肌有炎症改变时，其轮廓幅度增宽呈凸状而突出于此直线，即此征阳性，对腰大肌上半部病变有诊断价值。

三、骶髂关节检查

（一）骶髂关节扭转（Gasensien）试验

（1）一种检查方法是患者仰卧，健侧髋、膝关节屈曲，由患者双手抱住，患侧大腿垂于床缘外。检查者一手按住健侧膝部，一手按压患侧膝关节使大腿后伸，以扭转骶髂关节，骶髂关节疼痛者为阳性，提示骶髂关节病变。

（2）另一种检查方法是患者健侧卧位，健侧髋、膝关节均极度屈曲，由患者自己用双手抱住，检查者一手按住患侧臀部，另一手握住患肢踝部，使患侧髋关节极度后伸，该侧骶髂关节疼痛者为此征阳性。

（二）腰骶关节过伸试验

患者俯卧，检查者的前臂插在患者两大腿的前侧，另一手压住腰椎棘突，抬起患者大腿，产生疼痛即为阳性。见于腰骶关节疾病。

（三）髋关节过伸试验（Yeoman 征）

患者俯卧，检查者一手压在骶部，一手握住患侧踝关节向上提起，将膝关节屈至 90° ，使髋关节过伸，如果骶髂关节出现疼痛，即为骶髂关节疾病，如果表现为髋关节疼痛，则为髋关节疾病。

（四）斜扳试验

患者仰卧，检查者一手按住患侧肩部，一手将患侧髋、膝关节完全屈曲，并将膝关节向对侧按压，骶髂关节出现疼痛者为阳性，表示骶髂关节病变。

（五）Neri 征

让患者在站立位时躯干前屈，如果引起患侧下肢屈膝则为此征阳性，主要见于腰骶及骶髂关节病变。

（六）Gillis 试验

患者俯卧，检查者一手掌按在健侧的骶髂关节上以固定骶骨，手指则放在患侧的骶髂关节上进行触诊，另一手则握住患侧踝关节用力上提，使髋关节过伸，如果该侧骶髂关节疼痛或运动受限，则为此征阳性，多提示有骶髂关节炎症。

（七）Goldthwait 试验

患者仰卧，两腿伸直，检查者一手放在患者的下腰部做触诊，另一手做直腿抬高试验，此时骨盆起杠杆作用。在抬腿过程中，腘绳肌被拉紧，随之骨盆和腰椎相继发生运动。在腰椎尚未触知运动时下腰部已经疼痛，提示骶髂关节有损伤，如在触知下腰部运动之后才发生疼痛，提示腰骶关节可能有病变。

（八）Mennell 征

检查者拇指从患者髂后上棘向外侧推压后，再逐渐反向内侧推移加压，如在髂后上棘外侧有明显疼痛时，则臀部有知觉过敏点，如髂后上棘内侧有压痛时，则骶髂关节上方的韧带有知觉过敏。在髂前上棘向后方推移加压疼痛增剧，而在髂后上棘向前推移加压疼痛减轻时，说明韧带有知觉过敏点，即此征阳性。对骶髂关节及其所属韧带的病变有诊断价值。

第二节　上肢检查

一、肩关节检查

（一）肩关节正常体征

1. 肩上举　当肩关节外展超过 90° 时，须有肱骨和肩胛骨的外旋才能完成。如肩关节不能上举时，多为肩周炎、肩关节僵硬或臂丛神经损伤。

2. 肩三角　喙突尖在锁骨中外 1/3 的下方，肱骨头的内侧，与肩峰和肱骨大结节构成等腰三角形。

当三角形发生形变时，多为肩关节脱位或锁骨骨折。

（二）肩关节畸形

1. 方肩畸形　肩正常外形呈弧形，由肩胛骨肩峰和肱骨大结节构成。肩关节脱位后，肱骨头脱位至锁骨及喙突下方，关节盂空虚，肩峰下肱骨大结节消失，出现方肩畸形。

2. 搭肩（Dugas）试验　患侧肘关节紧贴胸壁时，手掌不能搭到对侧肩部，或手掌抬到对侧肩部后，肘关节不能贴近胸壁为阳性。

3. 直尺试验（Hamilton 试验）　正常情况下，将直尺紧贴上臂时，不能同时与肩峰和肱骨外上髁接触，若能同时与两者接触，则有肩关节脱位或关节盂骨折。

4. 腋周测量（Callaway 试验）　用皮尺从患侧肩峰量起，绕过腋下一圈测得其周径，若它比健侧长，则说明患侧有肩关节脱位。

5. 肩 Bryant 征　肩关节脱位时，患侧腋皱襞与健侧比较明显下移。

6. 肩 Codman 征　在上肢被动外展后，将手移开使上肢失去支托，此时冈上肌迅速收缩，如产生疼痛，则为冈上肌断裂。

7. Comolli 征　俗称椅垫式肿胀，若肩胛区出现与肩胛骨体部形状相似的三角形肿胀，可持续数日之久，多有肩胛骨骨折。

二、上臂检查

（一）Dawbarn 征

当肩关节外展 30° ~ 70° 时无疼痛，超过 70° 时疼痛突然出现，继续外展至 120° 以上时疼痛又消失，此多为冈上肌肌腱炎、肩峰下滑囊炎、冈上肌不全断裂，冈上肌钙化或肱骨大结节撕脱骨折等。

（二）屈肘（Hueter）试验

将前臂旋后并屈曲肘关节时肩部疼痛，多为肱二头肌损伤。

（三）肱二头肌抗阻力（Yergason）试验

让患者在抗阻力的情况下屈曲肘关节，同时前臂抗阻力旋后，此时肱二头肌处于紧张状态，在肱二头肌腱鞘炎时，肩部前内侧即肱二头肌腱路径感疼痛，即为阳性。

三、肘关节检查

1. 肘后三角（Hueter 三角）　肘关节伸直时，肱骨内外上髁与尺骨鹰嘴成一直线，屈肘 90° 时，尺骨鹰嘴与肱骨内外上髁之间形成等腰三角形，若此三角形变形或消失，则有肘关节脱位、肱骨内外髁骨折或尺骨鹰嘴骨折。

2. 提携角　又称携带角。前臂旋前时上肢纵轴成一直线，前臂旋后时与上臂之间可有 10° ~ 20° 的外翻角，即提携角。当其 <10° 时为肘内翻，>20° 时为肘外翻。

3. 肘后轴线（Mapkc 线）　肱骨纵轴线与肱骨内外上髁的连线成直角。若此直角关系发生改变，多为肱骨髁上骨折。

四、前臂检查

（一）前臂畸形

1. 马德隆（Madelung’s）畸形　为先天性疾病，尺桡骨远端间隙增宽，桡骨短，尺骨远端向背侧移位。

2. 枪刺样畸形　当发生桡骨远端伸直型骨折（Colles 骨折）时，远骨折段及手向桡侧移位，从腕部正面观其像插在枪上的刺刀，骨折近端部分像枪筒。

3. 餐叉畸形　当发生桡骨远端 Colles 骨折时，远骨折段及手向背侧移位，从腕部侧面观像餐叉形状。

（二）前臂检查

1. 屈腕试验（Leris 征）　偏瘫侧手及腕被动屈曲时，肘部无正常屈曲运动。

2. 若利试验（Jollys 征）　前臂屈曲、肩关节外展时，上臂不能内收，见于脊髓第 7 颈椎节段病灶。

3. 克 - 弗氏试验（Klippel-Weil 征）　牵伸挛缩的手指时，拇指屈曲与内收，为椎体束疾患的指征。

4. 洛日试验（Laugier 征）　见于桡骨下端塌陷骨折。正常情况下，桡骨茎突较尺骨茎突长 1 ~ 1.5cm，桡骨下端关节面向尺侧倾斜 20° ~ 25°。当桡骨出现塌陷骨折时，桡骨茎突向近端移位，与尺骨茎突处于同一水平面。

5. 桡神经（Radialis）征　患侧腕关节不能过度背伸，该侧手不能握拳。

6. 梅宗纳夫试验（Maisonneuve 征）　桡骨远端骨折时，手呈高度的伸展状态即为阳性。

7. 直尺试验　沿肱骨外髁至小指紧贴一直尺，正常情况下尺骨茎突不与直尺接触，如发现尺骨茎突与直尺产生接触时，桡骨远端多有骨折。

五、腕关节检查

（一）腕关节正常体征

1. 鼻咽窝　又称鼻咽壶，位于腕部桡侧背面，为拇长伸肌、拇长展肌与拇短伸肌腱之间的一个三角形浅窝，在腕关节中立位、拇指外展时明显可见，其深部是腕舟骨。如此窝饱满或肿胀，则多有腕舟骨骨折。

2. 握拳（Finkelstein）试验　正常情况下握拳时，第 2 ~ 第 5 掌骨平行排列，其中第 5 掌骨最短，第 3 掌骨最长，其远端较第 2、第 4 掌骨突出约 2mm，如第 3 掌骨远端不突出或有少许回缩，多为月骨脱位或月骨骨软骨病。

3. 伸肌腱牵拉（Mill）征　在肘关节伸直、腕关节掌屈并握拳状态下，将前臂旋前，如果出现肘关节外侧剧痛，多为肱骨外上髁炎（俗称网球肘）。

4. 改良 Mill 征　肘关节伸直、握拳、前臂旋后，腕关节用力背伸并桡偏，检查者一手托住患者前臂，一手握住其手背部向掌尺侧按压，出现疼痛为阳性。

5. 腕背伸抵抗试验　肘关节伸直、握拳、前臂中立位，腕关节背伸，检查者一手托住患者前臂，一手置于患者手背，用力向掌侧按压，出现肱骨外上髁疼痛即为阳性，多为肱骨外上髁炎。

6. 中指背伸抵抗试验　肘关节伸直，前臂及腕置于中立位，诸手指伸直，检查者一手托住患者前臂，另一手中指置于患者中指末节背侧用力向掌侧按压，出现肱骨外上髁疼痛即为阳性，多为肱骨外上髁炎。

7. 墨氏（Murphy）征　将手向桡侧偏斜握拳，由远侧叩击第 3 掌骨头部，如果出现疼痛，多为腕舟骨骨折或腕舟骨缺血坏死。将手向尺侧偏斜握拳时，如果出现第 3 掌骨头部叩击痛，则多为腕月骨脱位、骨折或腕月骨缺血坏死。

8. 伸指试验　正常时中指掌指关节完全伸直为中立位。如果中指掌指关节不能完全伸直，且叩击中指近节指骨远端出现疼痛，多为腕舟骨骨折或腕舟骨缺血坏死，如果无叩击痛则多为腕月骨脱位。

9. 施特吕姆佩耳（Strumpell）征　腕不过度背屈则不能握拳，或被动屈曲肘关节时前臂自动旋前，多见于偏瘫。

10. 手镯（Bracelet）试验　轻压桡尺骨下端侧面引起疼痛者，多患有风湿性关节炎或类风湿关节炎。

11. 腕部阻断血供（Allen）试验　让一名助手用双手握紧患者双拳，驱出患者手部血液，检查者用双手紧压患者双侧腕部桡动脉，使其血流阻断后，再让患者松拳伸手，对比观察两侧手指及手掌的血供恢复速度，以检查尺动脉通畅情况。同法按压尺动脉，可检查桡动脉通畅情况。

12. 握拳尺偏（Finkelstein）试验　让患者取拇指内收握拳姿势，检查者用力将患者腕部向尺侧偏屈，如果引起桡骨茎突部剧痛，多为桡骨茎突狭窄性腱鞘炎，或称 de Quervain 病。因此试验常常牵拉桡神经浅支引起轻度不适，但并非剧痛，应注意鉴别。

13. 卡内韦尔（Kanavel）征　当有腕部尺侧滑囊炎时，在小鱼际上方腕横纹近侧 2cm 处有一明显压痛点。

14. 蒂内尔（Tinel）征　用手指自肢体远端向病变区轻叩神经干，如果该神经分布区有放射性刺痛或蚁走样感觉，多为该神经有部分损害或为神经中断后的再生和功能恢复，多见于腕部正中神经卡压综合征或各种神经的损伤以及损伤后的神经再生。

15. 屈腕试验　患者双肘关节置于桌面上，前臂与桌面垂直，双腕自然掌屈下垂。正常情况下，要经过一定时间后才会出现正中神经分布区的麻木和刺痛感。当患有腕部正中神经卡压综合征时，疼痛迅速出现并加重。

（二）手部检查

1. 手的休息位和功能位　手的休息位置是腕关节背伸 10°，第 2 ~ 第 5 指呈半握拳状，拇指外展 45°，其远端指腹在示指远侧指间关节水平。手的功能位为腕关节背伸 30°。

2. 锤状指　伸指肌腱在末节指骨的肌止处撕脱时，远侧的指间关节不能主动伸直而呈现锤状。

3. 爪形手　为前臂屈肌群发生缺血性挛缩后所特有，腕关节轻度掌屈，掌指关节过伸，指间关节屈曲。

4. 爪形指　小指与环指掌指关节过伸，指间关节屈曲。此畸形为正中神经正常而仅尺神经损伤所特有，由于环指、小指屈指深肌也产生了麻痹，神经损伤的部位越高，此畸形越不明显。

5. 拇指内收旋后畸形　手休息位时，拇指指腹与示指远节指间关节的桡侧相接触或靠近，即拇指腕掌关节呈轻度外展及旋前，多为正中神经损伤后，外展拇短肌及对掌拇指肌麻痹所致。上述二肌萎缩后，大鱼际部正常丰满的外形消失，并出现明显凹陷。

6. 鹅颈畸形　与爪形手畸形恰好相反，拇指表现为指间关节屈曲，掌指关节过伸。其余 4 指或各手指的掌指关节和远侧指间关节屈曲，近侧指间关节过伸，其畸形犹如鹅颈屈曲位。

7. 垂腕畸形　当腕部向上前臂直立时，腕关节以外的手及掌部不能直立，向下垂落，多为桡神经损伤所致的典型畸形。

8. 夹纸（Froment）试验　当尺神经损伤时，患手拇指与示指要夹紧纸片需屈曲拇指关节末节，由于拇内收肌麻痹，拇长屈肌发挥替代作用所致。

9. 手内在肌阳性征　将患手掌指关节伸直或过伸，使骨间肌和蚓状肌处于紧张位，再将指间关节被动屈曲，此时指间关节不易屈曲而弹回至伸直位称为阳性。

10. 赫伯登（Heberden）征　指关节风湿性关节炎、类风湿关节炎或痛风时，在远侧指间关节处可发现或触及骨性结节。

11. 风湿性（Aschoff）小结节　即皮下圆形或卵圆形之小结节，是风湿病诊断依据之一。

12. 弹响拇　伸展拇指时出现弹响且有疼痛，多见于拇长伸肌、拇短伸肌或拇长展肌腱腱鞘炎。正常人偶尔在伸展拇指时也会出现弹响，并非经常出现且无疼痛，应注意鉴别。

13. 弹响指　当伸展掌指和指间关节时出现弹响，且伴有疼痛，多为伸肌或屈肌腱腱鞘炎，常为单发，如果同时出现多个手指弹响指时，应考虑类风湿关节炎的可能。

14. 扳机指畸形　手指屈肌腱腱鞘炎伴有腱鞘狭窄时，屈指后往往不能伸直，手指屈曲呈扳枪机状，当用健手将其伸直时出现响声，也称弹响指。

15. 握手（Ochsner）试验　将两手手指放开，并相互穿插合抱，所有手指均能屈曲，而只有患侧示指不能屈曲者，为正中神经损伤。

16. Pinch-grip 征　拇指与示指做对掌功能时，拇指末节过伸而掌指关节屈曲，示指末节过伸，近侧指间关节屈曲呈方形畸形即为阳性，多为骨间前神经综合征所致的拇长屈肌和示指深屈肌腱麻痹。

17. 卡内韦尔（Kanavel）征　在手部尺侧滑液囊或腱鞘受到感染后，手掌尺侧部及小指根处有明显压痛，即此征阳性。

第三节 下肢检查

一、髋关节检查

（一）库柏内耳（Coopernail）征

骨盆骨折时，会阴部、阴囊或阴唇等处出现瘀血斑块者为阳性。

（二）屈展旋伸（fabere）征

将髋关节屈曲、外展、外旋或伸展时，如引起疼痛则表明有髋关节炎症。

（三）托马斯（Thomas）征

患者仰卧，检查方法有 3 种。

（1）髋、膝关节伸直平卧，正常情况下，腰部紧贴床面。如果腰部处于反弓状态，腰部与床面之间可由一只手通过则为阳性。

（2）患者健侧髋、膝关节完全屈曲，双手抱住膝关节，使腰部平贴床面，正常情况下，对侧膝关节不会屈曲。如果对侧髋、膝关节出现屈曲，多为髋关节及其周围软组织有病变，如髋关节结核、化脓性髋关节炎和髂窝脓肿等。如果是髋关节屈曲畸形，此时髋关节屈曲的角度即为髋关节屈曲畸形角度。

（3）检查者一手置于患者腰后，另一手尽量屈曲患侧髋、膝关节，正常情况下，髋关节屈曲至 80° ～ 90° 时才感到骨盆开始活动。如果髋关节有病变而活动受限，则屈髋尚不到 70° 时即可感到骨盆活动。此时患侧股骨与床面之间的角度即髋关节屈曲畸形角度。

（四）“4”字（Patrick）试验

将患侧髋、膝关节屈曲，大腿外展、外旋，将小腿横置于健侧大腿前面，形似阿拉伯数字“4”。正常情况下，受检侧大腿可以贴近床面，若髋关节有病变时，膝关节则上翘不能靠近床面。

（五）詹森（Jansen）试验

患者坐位，患侧踝部不能置于健侧膝上为该试验阳性，多见于髋关节变形性骨关节炎。

（六）滚动试验

患者仰卧，双髋、双膝关节伸直，检查者一手横放于患侧大腿前面，轻轻内外方向反复滚动，如果出现疼痛，则多为畸形化脓性髋关节炎。

（七）髋关节脱位的体征

1. 屈髋屈膝外展试验　又称蛙式征。出生后 9 个月以内的婴儿屈髋和屈膝后，双侧可外展至 70° ～ 80° 。如髋关节脱位时，外展角度 <60° ，或听到弹响后才外展至 80° 为阳性。

2. 杜普伊特伦（Dupuytren）征　有两种不同意义：如在骨肉瘤的病变上加压时，产生一种破裂样感觉为此征阳性；若在先天性髋关节脱位时，患儿仰卧位，髋关节屈曲 45° ，检查者一手固定骨盆，一手握住膝关节反复向前下拉和向后上推大腿，如果感觉到大转子上下明显移动，股骨头像“打气筒”样可上下活动而无疼痛，即此征阳性，又称“打气筒”症、“望远镜”征或套叠症。

3. 奥尔托拉尼（Ortolani）试验　此试验用于检查 1 岁以内的婴儿有无先天性髋关节脱位。检查者一手按住会阴部的耻骨联合以固定骨盆，另一手将膝关节置于屈曲 90° 位，将髋关节屈曲、外展及外旋，引起髋部弹响者为阳性，多见于先天性髋关节脱位。

4. 巴洛（Barlow）试验　此试验用于 1 岁以内的婴儿。患儿平卧，先使髋关节屈曲，检查者双手握住两下肢，中指放在大转子部位，拇指放在大腿内侧部分对着小转子，轻柔地外展髋关节并在大转子部位施加压力，如果感觉到股骨头向前滑入髋臼内的弹响声，则提示有髋关节脱位。再在小转子部位施加压力，如果感觉到股骨头向后滑出髋臼，说明髋关节囊松弛，关节不稳定，容易发生关节脱位。

5. 艾利森（Allis）征　患儿仰卧，双髋双膝关节并拢屈曲，双足底平置床面，双足尖足跟并齐，观察双膝关节顶部高度。正常情况下，双膝关节顶部等高，有髋关节脱位时，患侧膝关节顶部偏低。但双侧髋关节同时脱位时，双膝关节顶部可等高，此征阴性，应注意鉴别。此征的另一意义为股骨颈骨折时阔筋膜松弛，股骨上移所致。

6. 休梅克（Shoemaker’s）征　从大转子顶部向同侧髂前上棘作一连线，并向腹壁延长（即 Shoemaker 线），正常情况下，此延长线在脐或脐以上与腹中线相交。当有股骨颈骨折或髋关节脱位时，大转子上移，则此延长线在脐以下与腹中线相交，为此征阳性。

7. 卡普兰（Kaplan’s）交点　分别从双侧大转子顶部，经同侧髂前上棘向腹部引出 Shoemaker 线，此两线的交叉点即 Kaplan 交点，其意义与 Shoemaker 征相同。

8. 内拉通（Nelaton）线　患者仰卧位，屈髋 45°，在髂前上棘和坐骨结节之间作一连线。正常时，此线通过大转子顶端；当股骨颈骨折或髋关节脱位时，大转子顶端即高出此线。

9. 布莱恩特（Bryant）三角　患者仰卧，髋关节呈中立位，从髂前上棘画一垂线，从大转子顶部画一水平线，从髂前上棘至大转子顶部作一连线，形成一三角形，其底线正常约为 5cm，也可与健侧对比。如大转子向上移位，则此底线 <5cm 或较健侧为短。

（八）单腿独立（Trendelenburg）试验

用一侧肢体站立时，因臀中、小肌拉紧，对侧骨盆抬起，臀纹上升以保持身体平衡，此为正常。当有脊髓灰质炎后遗症、髋关节脱位或股骨颈骨折，下肢站立时因臀中、小肌松弛，对侧骨盆不能抬起、反而下沉，臀纹下降即为阳性。步行时为了保持平衡，骨盆必须过度倾向患侧，故呈鸭步行走。

（九）克累曼（Cleeman）征

股骨骨折伴有下肢短缩时，膝关节上方的肌腱松弛，皮肤出现较多的皱纹，即此征阳性。

（十）戴佐（Desault）征

正常的股骨大转子能完成大半个圆形的回转活动，如果不能按正常范围回转时即为此征阳性。见于髋关节损伤，多发生于股骨颈囊内骨折。

（十一）兰戈里阿（Langoria）征

当股骨颈囊内骨折或髋关节脱位时，因股骨近端上移而造成髋关节周围肌肉松弛，表现为大腿伸肌呈迟缓状态，即此征阳性。

（十二）路德洛夫（Ludloff）征

当股骨小转子骨折时，由于附着于小转子的髂腰肌收缩无力，让患者端坐于椅子上抬举大腿时，不能完成此动作，即为阳性。

（十三）髂胫束、臀肌挛缩的体征

1. 奥伯（Ober）试验　患者取健侧在下、屈髋、屈膝侧卧位，患肢在上，屈膝 90°。检查者一手固定骨盆，另一手握住患侧踝关节，在髋关节外展情况下，尽量将髋关节过伸，然后松开踝关节，患侧下肢不能下落即为阳性。是因髂胫束挛缩引起髋关节屈曲外展畸形所致，多见于先天性髂胫束挛缩和臀肌挛缩症。

2. 髋内收试验　患者健侧卧位，上方健侧肢体屈膝 90°，在尽量内收髋关节的同时屈曲髋关节，在屈髋行程中，膝关节若在其中任何一点不能触及下方肢体或床面，即为阳性。主要是阔筋膜张肌和臀肌挛缩所致，多见于臀肌挛缩症。

3. 弹响试验（弹响髋）　如下所述。

（1）患者仰卧，双髋、双膝关节中立位并拢，检查者双手握住患者小腿，在双下肢靠拢的情况下，屈曲患者膝、髋关节，当股骨大转子部出现弹响时，即为此征阳性。

（2）患者侧卧位，将上方肢体尽量内收，并屈膝、屈髋时，大转子部位出现弹拨响声即为阳性。

以上是因为大转子后缘挛缩的臀大肌束在屈髋时，滑动弹向大转子前方所致，多见于臀肌挛缩症。

4. “二郎腿”征　受检者坐位，正常情况下一侧膝关节可交叉放在另一侧膝关节上，这种姿势被称为“二郎腿”。如果一侧膝关节不能交叉放在另一侧膝关节上，即称此征阳性。多见于髂胫束挛缩和臀肌挛缩症。

5. 双膝交叉试验　受检者仰卧，双髋、双膝关节中立位。正常时双下肢可内收至双小腿交叉，双膝关节重叠，当双小腿不能内收至相互交叉即为阳性。多见于臀肌挛缩症。

6. 并膝下蹲试验　受检者双足和双膝并拢站立，屈膝下蹲，正常时可屈膝 150° 达到完全下蹲，小腿后侧能触及大腿后侧；而臀肌挛缩症患者并膝时不能下蹲，只能屈膝 45° ～ 100° 不等，而在双膝分开后方可完全下蹲，此即阳性。多见于臀肌挛缩症。

（十四）屈髋试验（Fajerztain 征）

坐骨神经痛时，屈小腿后仍可屈髋，但伸直小腿则不能屈髋，患侧小腿伸直时，屈曲健侧髋关节也可引起患侧疼痛。

二、膝关节检查

（一）膝关节畸形

1. 膝反屈　正常膝关节可过伸 5° ～ 10° ，如超过此限度即为膝反屈。多见于先天性畸形和脊髓灰质炎后遗症。

2. 膝关节外翻　正常情况下，双髋双膝伸直，双膝关节内髁靠拢时，双侧内踝也相互接触。如果两侧内踝不能靠拢，即出现了踝间距，称膝关节外翻，简称膝外翻。

3. “X”形腿　如果双侧膝关节均出现了膝外翻，则称为“X”形腿。

4. “K”形腿　如果单侧膝关节出现了膝外翻，则称为“K”形腿。

5. 膝关节内翻　正常情况下，双髋双膝伸直，双侧内踝靠拢时，双膝关节内髁也相互接触。如果两膝关节内髁不能靠拢，即出现了膝间距称膝关节内翻，简称膝内翻。

6，“O”形腿　如果双侧膝关节均出现了膝内翻，则称为“O”形腿。

7. “D”形腿　如果单侧膝关节出现了膝内翻，则称为“D”形腿。

8. “S”形腿　此畸形多为“O”形腿未能得到及时治疗，畸形进一步加重演变而来。其胫骨多表现为“O”形腿，而股骨下段则表现为相反方向的“C”形腿，形成“S”形态，故称“S”形腿。

（二）膝关节专用检查

1. 股四头肌抗阻试验　患者仰卧或端坐，膝关节伸直，检查者将患侧髌骨向远侧推挤，让患者进行股四头肌收缩动作，如果出现剧痛则为此试验阳性，提示该侧髌骨患有髌骨软骨软化症。

2. 半蹲试验　患者屈膝 90° 呈半蹲位，然后将健侧下肢提起，如果息侧膝关节出现疼痛，不能继续维持半蹲位，则为此试验阳性。多为髌骨软骨软化症。

3. 半月板损伤的体征　如下所述。

（1）蹲走试验：让患者蹲下并行走，或左或右不断变换方向，如果因为疼痛不能充分屈曲膝关节，蹲走时出现响声及膝关节疼痛为阳性。多为半月板后角损伤。

（2）特林布尔 – 费歇尔（Trimbell–Fisher）试验：患者屈膝仰卧，检查者一手以拇指紧压于患侧膝关节间隙处触诊，另一手握住患侧小腿作内旋和外旋活动，若拇指触及活动性物体，且能在胫骨髁上滑动即为阳性，提示为半月板损伤。

（3）富歇（Fouche）试验：患者屈髋、屈膝仰卧，检查者一手握住患侧踝部转动小腿，如果出现疼痛为阳性，多为半月板损伤。向内旋转试验阳性时，多为内侧半月板损伤；向外旋转试验阳性时，多为外侧半月板损伤。

（4）凯洛格（Kellogg–Speed）征：是专门检查半月板前角损伤的一种方法。检查者一手握住患侧小腿对膝关节进行被动的伸直与屈曲活动，另一手拇指尖在内侧或外侧半月板的前角处触诊按压，如触及局限的压痛点，则多为内侧或外侧半月板前角损伤。

（5）回旋挤压（Mc Murray）征：患者仰卧，检查者一手按住完全屈曲的患侧膝关节进行触诊，另一手握住同侧踝关节，使足跟紧靠臀部，在将小腿极度外旋外展的同时，逐渐伸直膝关节，如出现弹响或疼痛即为阳性，多为内侧半月板破裂。在将小腿极度内旋内收的同时，逐渐伸直膝关节，如出现弹响或疼痛也为阳性，多为外侧半月板破裂。

（6）膝关节过伸试验：检查者一手握住小腿，一手按压髌骨使膝关节过伸，如果出现疼痛即为此征阳性。多为半月板前角损伤或关节游离体卡夹子关节内。

（7）膝关节过屈试验：患者仰卧，检查者一手握住患侧小腿，尽量使足跟紧靠臀部以尽量屈膝关节，如果出现疼痛即为此征阳性。多见于半月板后角损伤。

（8）研磨（Apley）试验：患者俯卧、屈膝 90° 。检查者一手握住患足，边用力向下加压，边转动足跟及小腿，使膝关节产生研磨，出现疼痛即为阳性，多见于半月板损伤。

（9）半月板重力试验：患侧卧位，臀部垫高，使下肢离开床面，让患者自己做膝关节的屈伸运动。这时由于肢体重力的作用，内侧关节间隙开大，外侧关节间隙缩小，如果出现疼痛或响声则为阳性，提示为盘状软骨。

（10）第 1 斯坦曼（Steinmann）征：在不同角度屈曲膝关节并向内或向外旋转小腿时，如果出现疼痛即为此征阳性，可根据疼痛部位确定半月板损伤部位。

（11）第 2 斯坦曼（Steinmann）征：在伸膝时，膝关节间隙前方有压痛，并随着膝关节的屈曲而压痛点向后移动，多提示有半月板前角损伤。

（12）特纳（Turner）征：由于内侧半月板损伤刺激隐神经的髌下支，在膝关节内下方产生皮肤感觉过敏区或痛觉减退。

（13）布拉加尔（Bragard）征：半屈膝时，膝关节间隙有压痛，旋转小腿时压痛加重。

（14）查克林（Caklin）征：伸膝关节收缩股四头肌时，可见股内侧肌萎缩及肌肉松弛，多见于半月板损伤后，患肢跛行导致的股四头肌萎缩。

4. 膝关节韧带损伤的体征　如下所述。

（1）抽屉试验：端坐或仰卧，屈膝 90° 。检查者双手握住小腿上段，将其向后推压，如果胫骨能向后推动则为此试验阳性，多为后交叉韧带断裂；再将小腿上段向前牵拉，如果胫骨能向前拉动也为此试验阳性，多为前交叉韧带断裂。

（2）拉赫曼（Lachman）试验：仰卧位，屈膝 20° ～ 30° 。检查者一手握住股骨下端，另一手握住胫骨上端作方向相反的前后推动，如果前交叉韧带有缺陷可出现胫骨过度地向前异常活动（注意与健侧对比），正常的髌韧带向下凹陷的形态消失而变成向前突出。胫骨前移可分为三度，Ⅰ度前移 <5mm、Ⅱ度移动 5 ～ 10mm、Ⅲ度移动 >10mm。

（3）侧方应力试验：先将膝关节完全伸直位，然后屈曲至 30° 位，分别作膝关节的被动外翻和内翻检查，与健侧对比。如超出正常外翻或内翻范围，则为阳性。外翻应力试验阳性者为内侧直向不稳定，反之则为外侧直向不稳定。

（4）膝内侧副韧带牵拉试验：膝关节伸直位。检查者一手置于膝关节外侧，将膝关节向内侧推压，一手握住同侧下肢踝关节向外侧牵拉，如果膝关节内侧疼痛，则为此征阳性，提示有膝内侧副韧带损伤。

（5）膝外侧副韧带牵拉试验：膝关节伸直位。检查者一手置于膝关节内侧，将膝关节向外侧推压，一手握住同侧下肢踝关节向内侧牵拉，如果膝关节外侧疼痛，则为此征阳性，提示有膝外侧副韧带损伤。当膝外侧半月板损伤时多并发膝外侧副韧带损伤，应进行此项检查予以证实。

（6）轴移试验：仰卧，膝关节伸直位。检查者一手握住患侧足部轻微内旋，另一手置于患侧膝关节外侧，使膝关节在轻度外翻力作用下逐渐屈曲，若在屈曲大约 30° 时，出现胫骨的突然向后移位，胫骨由向前的半脱位状态突然复位则为阳性，常提示前交叉韧带损伤。

（7）旋转试验：将膝关节分别置于 90° 、45° 和 0° 位，做内、外旋活动并与健侧对比。如果一侧旋转范围增加，并非旋转不稳定，则表明韧带的断裂或松弛。

（8）伸膝试验（Pisani 征）：如膝关节间隙前部的包块在伸膝时消失，多为半月板囊肿。

（9）浮髌试验：端坐或仰卧位，膝关节伸直位。检查者一手按压在髌骨近侧的髌上囊上，将髌上囊中的液体挤压至关节腔内；另一手的示指和中指将髌骨快速下压，如果感到髌骨碰击股骨髁，即浮髌试验阳性，提示膝关节内至少有 50mL 的积液或积血。

（10）斯氏（Strunsky’s）征：检查者一手握住患侧小腿，一手握住患足并突然将其弯曲，正常情况下无疼痛。如果足前弓有炎症或损伤，则引起剧烈疼痛，为此征阳性。

（11）普拉特（Pratt）征：肢体在挫伤或挤压伤后，受伤肌肉将出现坏疽时，其最初表现为局部的肌肉变为僵直，即为 Pratt 征阳性。

（12）西蒙兹、汤普森（Simmonds、Thompsons）试验：俯卧，双足下垂于检查床缘。挤压腓肠肌，正常情况下足可跖屈，如不能跖屈则多为跟腱断裂。

（13）奥布来达（O’Brien）试验：将一针头自跟腱处皮肤插入跟腱内，将足跖屈，正常情况下针头与跟腱移动方向相反，如果针头与跟腱移动方向一致，多为跟腱断裂。

（14）福尔克曼（Volkmann）：指一种先天性胫距关节（踝关节）脱位畸形。

（15）基恩（Keen）征：腓骨 Pott 骨折时，踝部直径变粗大，即为此征阳性。

（16）特劳特（Traut）征：患风湿性疾病的闭经期妇女，其胫骨下 1/3 前面有压痛者为此征阳性。在月经正常妇女以及月经不调的非闭经妇女，无此表现。

三、踝关节检查

1. 平底足　正常人站立时，足内侧呈弓形，也即足的内侧纵弓下方可插入一个手指，轻度平底足则足弓下降，手指不能插入，但足弓尚未着地。较重的平底足则足内缘着地，舟状骨明显向内隆起甚至接触地面，足呈外翻和外展姿态，跟腱向外偏斜。平底足的特点是足的纵弓低平或消失，足底扁平无弹性，有疼痛症状者称之为平足症，检查其鞋底则内侧磨损较多。柔软性的平底足在不负重的情况下足弓外观和弓部的各方向活动均正常，但站立时足弓即塌陷；痉挛性平底足则活动受限，不负重的情况下也有明显畸形，应检查腓骨肌有无痉挛及拍摄足部 X 线片以了解有无跟距和跟舟骨桥。

2. 马蹄足　站立时仅以前足掌着地，后跟高高抬起不能落地，跟腱有明显挛缩畸形。

3. 钩状足　多见于胫神经麻痹、腓肠肌瘫痪、跟腱松弛、足不能跖屈及内翻力弱等，足前部仰起背伸并外翻呈钩状畸形。

4. 内翻足　站立或行走时，仅以足外侧或外侧足背负重，跟腱向内偏斜。马蹄足多与内翻足合并存在，并称为马蹄内翻足。

5. 外翻足　畸形与内翻足相反，足内侧纵弓塌陷，足跟向外偏斜。

6. 仰趾足　站立时，负重以足跟为主，有时前足掌不着地，这一畸形多由腓肠肌及比目鱼肌瘫痪引起。

7. 高弓足足弓较正常人高，前足下垂，但仅少数患者出现疼痛症状。

8. 跗外翻　跗趾向外侧偏斜 >25°，较重者位于第 2、第 3 趾下面将二趾顶起。此时可并发第 2、第 3 趾的锤状趾畸形。足横弓变宽低平，因而在足底掌部可产生胼胝。第 1 跖骨内翻，跖骨头明显向内侧突出，严重者可有骨赘和滑囊形成，摩擦发炎后则形成滑囊炎肿。一般正常人均有轻微的跗趾外翻，但无任何症状。

9. 锤状趾　表现为跖趾关节背伸，近侧趾间关节屈曲，且在趾背常有胼胝形成，常见于第 2 趾。

第四节　骨关节与神经损伤的特有体征

骨折、关节脱位及各种神经损伤有其特殊的体征。

1. 骨折的特有体征　如下所述。

（1）异常活动。

（2）骨擦音。

（3）许氏（Hueter’s）征。

长骨骨折后，骨折处由纤维性组织连接，或骨折断片间有软组织嵌入，用听诊器检查骨传导，传导震动出现中断现象即为阳性。

2. 关节脱位的特有体征　如下所述。

（1）弹性固定。

（2）关节盂空虚。

3. 桡神经损伤的体征　如下所述。

（1）掌指关节不能伸直。

（2）拇指不能背伸和外展。

4. 尺神经损伤的体征　如下所述。

（1）爪形指畸形。

（2）拇指不能内收。

（3）第 2 ~第 5 指不能外展和内收。

（4）小鱼际肌萎缩。

5. 正中神经损伤体征　如下所述。

（1）第 1 ~第 3 指间关节不能屈曲。

（2）拇指不能对掌。

（3）大鱼际肌萎缩。

6. 腓总神经损伤的体征　如下所述。

（1）足下垂畸形。

（2）足背感觉麻木。

（3）足不能背伸。

7. 胫神经损伤的体征　如下所述。

（1）足不能跖屈。

（2）足底感觉麻木。

第三章　术前准备与术后处理

手术是骨科治疗的组成部分和重要手段，也是取得治疗效果的关键环节，但一次成功的手术，可以完全毁于术前准备的微小疏忽和失败于术后处理的不当。因此，骨科医生要像认真对待手术操作一样，重视骨科围手术期的处理。

第一节　术前准备

术前准备的目的应该是使患者以最佳的状态接受手术。术前准备与手术的类型有密切关系。骨科手术种类繁多，但就手术急缓的程度大致可分为三大类。①择期手术：大多数需要骨科治疗的病人，病情发展均较缓慢，短时期内不会发生很大变化，手术时间可选择在病人的最佳状态下进行。如小儿麻痹后遗症的矫正手术等属于择期性手术。这类手术的特点是：术前准备时间的长短不受疾病本身的限制，手术的迟早也不会影响治疗的效果，手术可选择在做好充分准备和条件成熟的情况下进行。②限期手术，有些疾病如恶性骨肿瘤等，手术前准备的时间不能任意延长，否则会失去手术的时机。为了取得较好的手术效果，要在相应的时间内有计划地完成各项准备工作，及时完成手术，这类疾病的手术称为限期手术。③急症手术：开放性骨折的清创缝合、断肢再植等，属于急症手术。这类病人病情发展快，只能在一些必要环节上分秒必争地完成准备工作，及时手术. 否则将会延误治疗，造成严重后果。三种手术的术前准备基本相同，但急症手术因伤势较重，加之伤口污染、损伤严重继续出血等，通常需要在较短时间内完成必要的术前准备，而后二者可以从容不迫地做完必要检查，待条件适合再行手术。急症手术因其紧迫的特殊性，以下单独列出。

一、急症手术的术前准备

除特别紧急的情况，如呼吸道梗阻、心搏骤停、脑疝及大出血等外，大多数急诊室病人仍应争取时间完成必要的准备。首先在不延误病情发展的前提下，进行必要的检查，尽量做出正确的估计，拟订出较为切合实际的手术方案。其次要立即建立通畅的静脉通道，补充适量的液体和血液，如为不能控制的大出血，应在快速输血的同时进行手术止血。

骨科医生可按下列三个步骤处理，即首诊检查、再次检查及有效处理措施。

（一）首诊检查

主要是保护生命体征，一般遵循 ABC 原则。

1. 保持气道通畅（airway，A）　在交通事故中，死亡最常见的原因为气道梗阻。急诊首诊医生首先要检查患者的呼吸道是否通畅，排除任何气道梗阻因素。

2. 呼吸支持（breathing，B）　对患者的气道通气功能进行评价，危及生命的急症有张力性气胸、巨大血胸、反常呼吸及误吸等。张力性气胸可通过严重的气胸体征及胸膜腔正压引起的纵隔偏移、静脉回流减少而诊断，此时应立即行胸膜腔穿刺减轻症状。这需要在线检查完成之前进行。反常性呼吸（连枷胸）表现为患者虽能自主通气，但患者有持续发绀和呼吸困难，可通过观察胸壁的反常运动而诊断，需要通气支持治疗。对于呕吐物、血块、脱落牙齿，需要及时清除，处理的措施有向前托起患者颜面部、经鼻腔或口腔气管插管和气管切开等，气管切开一般用于紧急情况，不能作为一种常规方法。另外，对急性窒息的患者还可行环甲膜穿刺，但注意一般不适用于 12 岁以下儿童。

3. 循环功能支持（circulation，C） 检查患者的生命体征，即刻进行循环功能的评价和支持是必需的。控制外出血，加压包扎，抬高患肢，帮助减少静脉出血，增加静脉回心血量，而传统的头低位帮助不大。

4. 功能判定 对清醒的患者，进行快速规范的神经系统检查是必要的。对不清醒的患者，按照 Glasgow 评分（GCS），根据患者的光反应、肢体活动和痛觉刺激反应来评判患者的病情和预后。

（二）再次检查

再次检查的内容如下。

1. 病史 病史应包括外伤发生的时间、地点、损伤机制、患者伤后情况、治疗经过、转送过程及患者既往史，如患者神志不清，应询问转送人员和家属。为便于记忆，可按照“AMPLE”顺序进行：A：过敏史（allergies）；M：药物（medications）；P：过去患病（Past illness）；L：进食时间（Last meal）；E：外伤发生情况（Events of accident）。

2. 详细的体格检查 体格检查应小心、全面，从头到脚依次进行。首先是神志情况，主要根据 Glasgow 评分（GCS）；仔细检查头面部，注意检查可能隐藏在头发内的损伤；对于高位截瘫患者，要注意区分头外伤和颈髓损伤，常规 X 检查是必需的，颈部在明确损伤前一定要固定；血胸、气胸是可预防性死亡的常见原因，注意要监测血压和肺通气功能，详细检查胸部，仔细阅读胸部 X 线片；腹部损伤也是可预防性死亡的常见原因，仔细检查腹部体征和监测生命指征变化，必要时行腹腔穿刺和灌洗术。四肢外伤一般比较明显，但要注意多发伤和合并血管、神经损伤的可能性。

3. 对任何可疑骨折行 X 线检查 对所有的多发伤患者，在初次检查后，都应行胸片、颈椎侧位和骨盆像，如怀疑脊柱骨折，应行正侧位及颈椎张口位像，必要时进一步 CT 检查。对意识有问题的头部外伤患者，常规行头颅 CT 检查。

（三）有效处理措施

在多发伤患者的诊治中，可能会包括许多专家参与的多次手术和操作。应该综合患者全身的病情，适时讨论手术时机、类型和手术操作范围。

二、常规手术准备

在手术前应按以下流程：明确诊断，确定手术指征；术前综合评估患者情况；术前讨论，确定手术治疗方案；术前与患者及家属的交流；调整患者的健康状态最佳化；细化医生准备。

（一）明确诊断，确定手术指征

术者必须全面掌握病史、临床表现和影像化验检查资料，将资料归纳分析后得出明确的诊断，并复验入院诊断是否正确，提出有力的手术指征。

（二）术前综合评估

在确定患者是否需要手术治疗后，需要对患者进行术前综合评估，评价手术的风险，除外手术禁忌，这一阶段的主要目的在于确定患者能否接受手术治疗的问题。评估病史和有重点系统回顾的体格检查，然后决定是否需要进一步检查。根据患者的疾病程度、主要脏器功能状态以及全身健康状态，将手术危险分层化，可将病人对手术的耐受性分成二类四级（表 3–1）。对于第一类病人，经过一段时间的一般准备后即可进行手术。而对于第二类病人，由于其对手术的耐受性差，手术风险非常高，且有可能高于手术的益处，那么需要多科室（例如麻醉科医生、内科医生等）会诊，请麻醉师及内科医生各自提出自己的见解，并最终确定是否存在手术禁忌。如果无手术禁忌，需要对主要脏器的功能进行认真检查，有针对性地做好细致的特殊准备后，才能考虑手术。如有必要可分期手术，暂时改善全身情况后再彻底地手术。

表 3-1　病人耐受性的分类、分级

病人情况	一类		二类	
	Ⅰ级	Ⅱ级	Ⅲ级	Ⅳ级
骨科疾病对机体的影响	局限，无或极小	较少，易纠正	较明显	严重
主要脏器功能变化	基本正常	早期，代偿期	轻度，失代偿期	严重，失代偿期
全身健康状况	良好	较好	差	极差

（三）术前讨论

在明确患者诊断、确定其具备手术指征并除外手术禁忌后，应提前术前讨论。此阶段的主要目的在于解决手术方法的问题。

在术前讨论中，首先由主管医师介绍患者的病史、重要体征以及辅助检查等资料，做出诊断，提出强有力的手术指征，同时提出手术治疗的目的及手术方案（包括术前准备情况、手术操作步骤、需要准备的特殊器械、术后结果评价以及术后护理注意事项等）。医生对此提出建议及评价，首先需要再次确认诊断是否正确，是否需要进一步检查；其次，评价手术方案是否合理，例如手术途径是否合理，等等；最后，确定最终手术方案。

（四）术前交代

因为患者及其家属的决定才是最终的决定，也只有他们才能决定是否可以接受手术的危险，所以一旦医生方面对治疗的意见达成一致，那么就需要在术前向患者本人及家属或单位交代清楚疾病的治疗原则、手术方案以及预后等，与其协商治疗方案，使患者方面从心理上认清接受手术的必要性，对手术要达到的目的及可能发生的并发症与意外事项等有所了解。如果医生与患者两方面最终对手术方案达成一致，应嘱患者或其监护人、委托人签好手术同意书。

（五）调整患者的健康状态最佳化

任何一种骨科手术，都需要将每个患者的手术前情况调整到最佳状态。这也是术前准备的目的。通常，手术前需要以下准备工作。

1. 病人心理方面的准备　手术对病人是极严重的心理应激，多数病人怀有恐惧感。病人住院后，由于生活环境的改变和工作、家庭联系的暂时中断，特别是对自身疾病的种种猜疑，病人的思想是很复杂的。对即将进行的手术治疗，怀着各种各样的顾虑：害怕麻醉不满意而术中疼痛；担心手术后不能坚持工作和丧失劳动力；对肿瘤根治性手术的效果悲观失望等。医护人员应和家属、亲友一起共同做过细的思想工作，有针对性地解除病人的各种忧虑，增强病人与疾病斗争的决心。同时，医生和护士要优质服务和满腔热忱、无微不至地关怀，使病人对手术充满信心，让病人从医护人员的言行中，建立起对手术的安全感和必胜的信念。

2. 适应性锻炼　长期吸烟者，住院后应立即戒烟。要求特殊体位下手术的病人（如颈椎前路手术，术中取头后仰、颈部过伸姿势），术前 2 ～ 3 天应在医生指导下进行相应地训练。术后病情需要较长时间卧床者，术前应进行卧床大、小便的练习。

3. 饮食的管理　中小手术的饮食一般不需严格限制，但必须在术前 12 小时禁食，术前 6 小时禁饮，以防麻醉和手术过程中发生呕吐而误吸入肺。

4. 肠道的处理　局麻下的一般手术，肠道无须准备。需要全麻和硬膜外麻醉者，手术前一日晚灌肠一次，排出积存的粪块，可减轻术后的腹胀，并防止麻醉后肛门松弛粪便污染手术台。

5. 手术前用药　体质差伴营养不良的病人，术前数日可适当输入适量的白蛋白液、复方氨基酸等，并口服各种维生素。手术复杂和时间较长或在感染区内的手术，术前 48 小时开始预防性抗生素的应用，可使手术过程中血液内和手术野内保持一定浓度的抗生素，对减少术后切口感染的发生率有一定作用。

6. 手术部位的皮肤准备　病情允许时，病人在手术前一日应洗澡、洗头和修剪指（趾）甲，并更换清洁的衣服，按各专科的要求剃去手术部位的毛发，清除皮肤污垢，范围一般应包括手术区周围5～20cm，剃毛时应避免损伤皮肤。备皮的时间多数在手术前一日完成。手术前日晚主管医师应该仔细检查皮肤准备情况，如发现切口附近皮肤有破损、毛囊炎，应推迟手术日期。

7. 术前　应用抗凝药物，则应停用抗凝药物一周以上，并复查出凝血时间。

8. 控制血糖　高血压、糖尿病患者应控制血压及血糖接近正常水平。

9. 术后功能锻炼，器械的学习与使用　由于骨科手术后患者大多需要配合康复锻炼，因此术前应指导患者学习使用。

10. 如预计要输血　查血型，交叉配血试验，备血、预存自体血或准备吸引，收集－过滤－回输装置。

11. 特殊病人的术前准备　术前慢性贫血、营养不良的病人，应给以高蛋白质及高糖饮食，并补给各种维生素，必要时多次少量输血或血浆。幽门梗阻的病人常伴有较严重的水与电解质紊乱，术前应加以纠正，同时每晚用温盐水洗胃一次，共3～5天，有利于胃黏膜炎症与水肿的改善。肝脏疾病的手术前准备应加强保肝措施，以增加肝糖原的储备。

婴幼儿有些器官发育不完善，基础代谢率高，糖原储备量较少，而且总血容量明显低于成年人。一手术前应特别注意水、电解质失调的纠正；宜常规应用维生素K，以纠正术中的出血倾向；即使是短时间禁食，术前也应静脉滴注5%～10%的葡萄糖溶液。

老年人的重要生命器官逐渐出现退行性变，代偿和应激能力较差，消化和吸收功能日益减弱。另外，老年人常伴慢性心血管疾病和肺气肿，对手术的耐受力相应较弱。术前应该特别注意改善心功能和肺功能，加强营养，纠正贫血，最大限度地增加手术的安全性。

（六）细化医生准备

1. 术前测量与设计　术前有关的绘图、设计、测量等是术前必须做好的准备工作，例如股骨上端截骨术，截骨线的设计、矫正的角度及矫正后的固定措施等都必须在手术前通过描图、剪纸计划好，以期术中能够达到预期矫正的目的。

2. 手术径路的选择　骨科手术途径非常之多，选错途径将增加手术困难，并有损伤重要结构的可能，一般来说以分开软组织少而能清楚显示病灶的手术途径为最佳途径。

3. 手术体位　手术体位与显露病灶的难易极有关系，为了显露满意，要慎重选择体位和铺无菌巾的方法。

4. 手术部位的定位　在术前要考虑周到，采用何种方法才能做到准确无误，特别是胸椎及胸腰段，如有变形或畸形，术中的定位标志常不明确，易发生错误，应该在术前找好标志，必要时应借助术中X线透视或照片定位。

5. 器械准备　骨科手术常需要一些特殊器械和内固定物，为了方便手术，有些器械需要术者亲自选好，交手术室护士灭菌备用。

6. 术中准备　术中需要行放射线造影、特殊化验检查和冰冻切片检查时，主管医师应在手术前一日与有关科室取得联系。

第二节　手术后处理

手术的结束并不意味着治疗的结束，术后处理是手术治疗的重要组成部分之一，忽视术后处理往往会对手术效果产生负面影响。术后处理也有全身和局部之分，短期和长期之别。

一、全身处理

与一般外科手术的术后处理基本相同，骨科手术后当天和短期内，须密切观察和及时处理手术创伤和失血反应、麻醉反应、手术并发症，以及观察是否继续失血、原有病情是否加重等。常规观察血压、脉搏、呼吸、体温、神志、液体出入量，治疗方面包括输液、镇痛及抗菌药物的应用等等。需要强调以下几个问题。

（一）麻醉后反应

骨科手术的麻醉，成人上肢常用臂丛神经阻滞，下肢常用硬脊膜外麻醉。除儿童外，很少对四肢手术应用全身麻醉。脊柱手术或经胸手术的病人，在术后应重点护理。麻醉的改进并不意味着可以放松术后观察和处理。

（二）输液与输血

禁食期间，每日应由外周静脉补入一定数量的葡萄糖、盐、水和电解质。成年人每日补液的总量为 2 500 ~ 3 500mL，其中等渗盐水不超过 500mL，其余液体由 5% 和 10% 的葡萄糖液补充。三日后仍不能进食者，每日可静脉补钾 3 ~ 4g，如有大量的额外丢失，应如数补入。术后有严重低蛋白血症者，可间断补入复方氨基酸、人体白蛋白和血浆，以利于手术创口的愈合。慢性失血伴贫血的病人，术后应继续给予输血，以保证手术的成功。

（三）饮食与营养

骨科手术很少干扰胃肠道，多从口服途径给液、给药和补充营养。一般情况下，局部麻醉后饮食不需严格的限制。较大的手术，进食的时间和饮食的种类取决于病变的性质和手术及麻醉的方式。由于手术创伤的影响、麻醉和镇痛药物的作用，术后短时间内病人的食欲有所减退。全身麻醉的病人有正常排气和排便后，开始正常进食。口服饮食的原则是先从容易消化吸收的流质开始，逐步过渡到半流质，最后恢复到正常的普通饮食。

（四）抗感染

预防性应用抗生素大大降低了术后感染的发生，但是随便地预防性应用抗生素，非但不能减少感染的发生，反而有促进耐药菌株生长的危险，使医务人员忽视无菌术和手术基本操作的要求，错误地用抗生素来弥补无菌术和手术操作上的缺陷。

一般对于血运丰富的部位，如手部手术、一般软组织手术、时间短、不超过 1 ~ 2h 的无菌手术，均不需预防性使用抗生素。但对于人工关节置换术、大关节开放手术、脊柱手术等较大的手术或使用内固定的手术，均可考虑预防性应用抗生素。使用的方法为在麻醉后或作切口前从静脉给予抗菌药物一个剂量，若手术时间长或污染严重，可在 4 ~ 6h 后再给药一次。一般术后使用三天，有内固定物者 5 ~ 7 天，体温正常即可停用。

一旦手术部位出现感染迹象，宜及时更换广谱、高效及敏感的抗生素，并给予全身支持疗法，当发现切口内有脓液时，宜及时切开引流或闭合冲洗。

（五）止痛、镇静和催眠药物的应用

几乎所有的骨科急症患者都会有疼痛和焦虑，使患者情绪尽快稳定下来非常重要。用药应根据患者的体表面积、既往药物应用剂量和病情来决定。

理想的止痛、镇静药物用量应使患者保持规律的昼夜作息制度，即白天清醒无痛，夜间安然入眠。日间因可以分散注意力，轻度的疼痛不适可以忍受，而夜间不同，失眠可导致患者虚弱。可考虑在患者入院后应用非成瘾性止痛剂。

1. 止痛剂　应用前应了解患者疼痛的严重程度。最有效的止痛方法是使用由患者控制的胃肠外途径鸦片类止痛剂。胃肠外应用止痛剂，可在避免毒性作用的同时保持血液中最低有效浓度。吗啡和杜冷丁是最常用的药物。临床上常用的仍然是阿片类药物，一般在术后可用杜冷丁 50 ~ 100mg 或吗啡 5 ~ 10mg，肌内注射，疼痛持续者必要时可以 4 ~ 6h 重复 1 次。病人自控镇痛（PCA）和椎管内给药镇痛法，如硬膜外注药镇痛是近年来发展的较新的镇痛技术，若使用得当，临床效果较好。

2. 麻醉剂　这些药物有共同的副作用，持续应用 4 周后会产生成瘾性。药物的作用和副作用都有个体差异，要通过实验性应用药物尽快找出适合患者的最有效的药物。注意，对于慢性疼痛病史的患者，麻醉剂不能有效地控制疼痛，一般要联合应用止痛剂。药物的副作用包括抑制呼吸和咳嗽反射、降低膀胱的敏感性和结肠活动、恶心呕吐等，要及早采取干预措施。

3. 镇静催眠药物　对于过度焦虑的患者，镇静药联合止痛剂往往有效。如患者正在接受功能锻炼，要在当天避免使用肌松剂。

（六）预防静脉血栓

血栓栓塞是困扰每个手术者的棘手问题。老年人和卧床超过一天者都应采取预防措施，包括抬高患肢、鼓励患者做肌肉收缩功能锻炼改善循环，有条件时可应用弹力绷带和弹力袜或使用足底静脉泵。高危患者包括：既往有血栓病史；既往下肢手术史或慢性静脉曲张病史；口服避孕药；肿瘤；骨盆、股骨骨折；吸烟；下肢行关节置换后等。对这些患者应常规预防性治疗，腰麻或硬膜外麻醉可能会减少深静脉血栓（deep venous thrombosis，DVT）发生的概率。对于高危患者，术前应行多普勒超声检查。华法林及低分子肝素和四肢静脉泵，均可应用于预防性治疗。在预防血栓治疗的同时，要注意抗凝引起的并发症（出血、感染等）。

（七）各种管道的处理

由于治疗上的需要，骨科手术后的病人常常带有各种管道，因放置管道的目的不同，各管道的拔出时间不尽相同。因此，必须认真管理，既要发挥各管道的治疗作用，又要防止因管道所产生的并发症。

1. 留置导尿管　肛门和盆腔手术后常留有导尿管，留管时间长短不等，少数可长达 1 ~ 2 周。留管期间应记录每日尿量，定时更换外接管和引流瓶，应防止尿管过早脱出。留置时间较长的导尿管，应用呋南西林溶液冲洗膀胱，拔管前数日可先试夹管，每 4 小时开放一次，以促使膀胱功能的恢复。

2. 体腔引流管　手术后胸腔引流管等在治疗上有重要意义。术后应仔细观察引流物数量和性质方面的变化，定时更换外接管及引流瓶，保持清洁，防止脱出。引流管的留置时间差异较大，确实达到治疗目的后才能考虑拔管。

3. 切口引流的处理　部分手术为了防止术后切口内积血或积液，术毕于切口内留置有橡皮条或细橡皮管作为引流用，一般 24 ~ 48 小时后拔出。手术创面较大、渗出物较多时，可适当延长时间，但要经常更换已被浸透的敷料，防止切口污染。

二、局部处理

病人从手术室返回病室后，对于手术肢体的局部处理，应注意以下几点。

（一）病人的体位

手术后病人的卧床姿势取决于麻醉方法、手术部位和方式，以及病人的全身情况。全麻未清醒之前应平卧并将头转向一侧，以防呕吐物误吸。硬膜外麻醉和腰麻手术后应平卧 6 小时，可减少麻醉后并发症如头痛的发生。胸部、腹部和颈部的手术，如病情许可常采用半侧卧位，有利于呼吸和循环。脊柱或臀部手术后，常采用仰卧位或俯卧位。对于四肢手术，术后多需抬高患肢，其高度一般应超过心脏平面，以利于淋巴、静脉回流，减轻肢体水肿。

（二）观察患肢血液循环

手术当天与以后几天密切观察患肢血液循环，是骨科术后处理的重要环节。其次，手术后用引流或负压吸引装置将伤口内的渗血渗液引出，对改善患肢血液循环和预防感染也极为重要。除负压吸引装置外，引流条的放置时间不可超过 36 小时，否则可增加伤口感染的机会。

（三）预防褥疮等并发症

病人手术后常需长期卧床休养，容易发生褥疮、肺炎、尿路感染或结石等并发症，故定期翻身、协助四肢活动、鼓励起坐、主动活动、深呼吸、多饮水等，都是重要的预防措施。

（四）手术切口的处理与观察

1. 无感染的缝合切口　缝合切口无感染时应按时拆除缝合线，并根据切口愈合情况，按统一的要求做出准确记录。

（1）拆线的时间：经临床观察无任何感染迹象的切口，不应随意更换敷料。结合病人的年龄、营养状态、手术部位和切口大小等情况，决定缝线拆除的时间。颈部血运丰富，切口愈合较快，术后 45 天即可拆线；胸腹部切口需 7 ~ 10 天；下肢、腰背部切口需 10 ~ 14 天；腹部减张缝合线的拆除时间不得少于两周。切口一旦发生感染，折线的时间应该提前。

（2）切口的分类和愈合的记录：根据手术中的无菌程度，通常将缝合的切口分为三类，分别用罗马字Ⅰ、Ⅱ及Ⅲ来表示。而切口愈合的情况也分为三级，分别用甲、乙和丙来表示。每一个病人出院时都要对切口的愈合等级做出正确的记录，如Ⅰ·甲、Ⅰ·乙、Ⅱ·甲或Ⅲ．丙等。有关分类和分级条件归纳于表3–2及表3–3。

表3–2　缝合切口的分类

切口	基本条件	表示法
无菌切口	手术基本上在无菌情况下进行	Ⅰ类
污染切口	手术野与消化道、泌尿道及呼吸道相通	Ⅱ类
感染切口	化脓、坏死的手术	Ⅲ类

表3–3　切口愈合的等级

愈合等级	愈合特点	表示法
甲级愈合	切口愈合良好，无不良反应	甲
乙级愈合	切口愈合欠佳，如有硬结、积液等，但未化脓	乙
丙级愈合	切口化脓感染及切口裂开	丙

2. 感染切口的处理　切口一旦发生感染，应及时拆除缝线，敞开伤口充分引流。交换敷料时，要仔细清除异物和坏死组织，脓性分泌物应作需氧菌和厌氧菌培养及药敏试验，以便能准确地选用有效的抗生素。若感染逐渐控制，肉芽组织迅速生长，可争取二期缝合，以缩短病程。

3. 观察创口出（渗）血　骨与关节手术后常因骨面继续渗血而创口流血。如渗血面积不大，应加压包扎，流血自止；如流血不止，则需手术探查，予以止血。

4. 观察创口感染　创口疼痛，体温上升，白细胞总数和中性粒细胞百分比上升，切口部位肿胀、波动和压痛等，显示有化脓性感染，治疗原则是有脓排脓。

（五）石膏护理

石膏固定待石膏干硬后才能搬动，注意观察末梢血循环情况，防止并发症，后期还应观察石膏有无松动或折断，防止固定失败。拆石膏的时间，则决定于所做的手术以及X线摄片征象。

（六）功能锻炼

功能锻炼可促进局部功能的恢复和全身健康，手术后应尽早活动，活动强度和幅度要循序渐进。早期活动可改善呼吸和循环，减少肺部并发症和下肢深静脉血栓形成的机会，也有利于胃肠道和膀胱功能的迅速恢复。

三、手术后的对症处理

（一）恶心、呕吐

手术后恶心、呕吐是麻醉恢复过程中常见的反应，也可能是吗啡一类镇痛剂的副作用。随着麻醉药和镇痛药作用的消失，恶心和呕吐即可停止，不需要特殊处理。但频繁的呕吐也可能是某些并发症的早期症状之一，呕吐有阵发性腹痛时，应想到机械性肠梗阻的存在。处理上要有针对性，如果无特殊情况，给以适当的镇静剂或解痉药即可。

（二）腹胀

腹部手术后胃肠道的蠕动功能暂时处于抑制状态，手术创伤愈大，持续时间愈长。胃肠道蠕动功能约在术后48 ~ 72小时逐渐恢复，大致经过“无蠕动期 – 不规律蠕动期 – 规律蠕动期”三个阶段。胃肠道蠕动功能未能恢复之前，随着每一次呼吸所咽下的空气在消化道内大量积存，是引起腹胀的主要原因。严重的胃肠胀气可压迫膈肌影响肺的膨胀，压迫下腔静脉使下肢血液回流受阻，增加了深静脉血栓形成的机会。非胃肠道本身的手术，防治术后腹胀的主要措施是肌注新斯的明0.5mg，每四小时一次，能促进肠蠕动的恢复。

（三）排尿困难

多发生于肛门、直肠和盆腔手术后的病人，全身麻醉或脊髓内麻醉后也可引起，前者系由于切口疼痛反射性引起膀胱括约肌痉挛，后者是由于排尿反射受到抑制的结果。少数病人由于不习惯卧床排尿，下腹膨胀有排尿感，但无法排出。处理方法：病情允许时，可协助病人改变姿势（或侧卧或立位）后排尿，也可于膀胱区进行理疗、热敷和按摩，以促进排尿。一般措施无效时，应在无菌操作下予以导尿，并留置尿管 2 ~ 3 天后拔除。尿潴留：创伤或术后尿潴留并不少见，如果膀胱已经扩张，需要有数天时间才能恢复至正常的敏感性，因此如果患者需要导尿的话，应使用细尿管，5mL 气囊，留置尿管接引流袋。尿管应放置到患者下地行走或白天不用麻醉剂治疗为止。

（四）便秘

尽量采取有效改变和止痛剂的应用常会引起便秘。如果患者正常进食后仍有便秘，可口服通便灵或麻仁润肠丸，必要时可用开塞露塞肛或灌肠。矿物油也会有所帮助，但会造成维生素吸收障碍。

（五）肺炎

长期卧床的患者容易发生坠积性肺炎。术后鼓励患者咳嗽、雾化吸入、使用化痰药，防止术后肺不张。一旦发生肺炎，需要使用敏感的抗生素及有效地排痰。

（六）褥疮

褥疮容易出现在高龄、重症疾病及神经系统疾病的患者中，好发部位为腰骶部、足跟、臀部等。褥疮可以成为感染源，甚至危及生命。加强护理、经常变换体位、使用特殊床垫、积极治疗全身疾病及纠正营养不良是预防褥疮的基本手段，一旦发生后，对严重程度达三度者应尽早行清创及肌皮瓣覆盖。

（七）心血管系统并发症

对于老龄患者，术前许多人合并有心血管疾病，术后可以发生心律失常、心绞痛、心肌梗死，严重者可以发生心力衰竭、心搏骤停。术后宜加强监测，必要时送入 ICU 病房，一旦发生意外，需及时处理，并请内科会诊。

第四章　腕部骨折与脱位

第一节　腕骨骨折

一、舟骨骨折

舟骨骨折是腕部最常见的骨折，发生率仅低于桡骨远端骨折。诊断常常被延误，可导致不愈合或畸形愈合，并会遗留关节运动功能障碍。

（一）病因

舟骨骨折可发生在 10 ~ 70 岁的任何人群中，但最常发生于年轻人。损伤机制为跌倒时手掌张开着地，导致腕关节过度伸展并轻度桡偏。在此情况下，腕舟骨极度背伸，近极为桡骨远端及桡舟头韧带钳制不能移动，远极为大、小多角骨及头状骨推挤向背侧移位，由此使舟骨掌侧承受张力，背侧承受压力。当负荷超出骨质强度时，舟骨会发生张力性骨折 – 掌侧最先断裂和分离，以后随外力的继续作用再向背侧扩展，直至舟骨完全断裂，17% 的患者合并有其他腕骨和前臂的骨折，包括经舟骨月骨周围脱位、大多角骨骨折、Bennett 骨折、月骨脱位和桡骨远端骨折。

（二）分类

舟骨骨折，根据损伤时限，稳定程度，骨折线走行方向及部位，有如下 5 种分类。

1. 新鲜与陈旧骨折　损伤时间不足 4 周的为新鲜骨折，超过 4 周但又短于 6 个月的陈旧骨折。

2. 稳定与不稳定骨折　无移位或侧方移位幅度小于 1mm 的骨折为稳定骨折；侧方移动超过 1mm 的骨折，有背向成角移位的骨折、腕骨脱位的骨折为不稳定骨折。后者通常并发有严重的软组织损伤，诊治如有延误，容易出现不愈合和骨坏死，发生率高达 50%。

3. 水平斜骨折、横形骨折、竖直斜形骨折、撕脱骨折和粉碎骨折　前 3 种骨折多发生于腰部，后 2 种骨折多见于结节部。水平斜形骨折时，骨折断面与关节纵轴垂直与舟骨纵轴交叉，承受的剪力小，因而较稳定，容易愈合。横形骨折的断面与关节纵轴交叉与舟骨纵轴垂直，存在剪力，愈合时间较长。竖直斜形骨折较少见，断面与关节纵轴近于平行，剪力甚大，稳定性差，易于出现移位、延迟愈合和不愈合。

4. 舟骨结节骨折、远侧 1/3 骨折、腰部骨折和近侧 1/3 骨折　结节骨折为关节外骨折，较少见，少有血供障碍而且也相对稳定，用石膏外固定多可获得满意的愈合。远侧 1/3 骨折多为横形骨折，通常可如期愈合。腰部骨折最多见，占舟骨骨折的 40% ~ 80%，有骨折不愈合、延迟愈合、近侧骨折段坏死、骨折畸形愈合等并发症。近侧 1/3 骨折，由于近侧断段缺少血液供应，不愈合和骨坏死率高于前几种骨折。

5. 完全与不完全骨折　后者较少见，预后良好。

（三）临床表现

患者通常为青壮年男性，多为腕关节强力伸的外伤。关节桡侧肿痛，解剖鼻烟窝变浅，运动幅度减小或正常，舟骨结节或解剖鼻烟窗有局限性压痛。纵向挤压拇指有时可诱发骨折部位疼痛。

（四）X 线所见

舟骨骨折最后诊断需靠 X 线影像学检查。其中，舟骨位、标准正、侧位和后前斜位 X 线平片摄影为常规检查。标准正、侧位片骨影重叠，单独用于诊断舟骨骨折有困难，但因体位较恒定，投影重复性好，对诊断舟骨结节骨折、桡尺骨远端骨折等合并损伤来说，是必不可少的。

临床症状明显，而 X 线片未见骨折者，可行 CT、MRI 等检查，或先按骨折处理，予以石膏固定，伤后第 2、第 4 周复查平片、CT 或 MRI，由于断端骨质吸收，骨折线往往清晰可见。骨折一旦确诊，即将石膏换成管形，直到骨折愈合。第 2 周复查无异常，需继续制动，直至第 4 周复查无异常发现，方可拆除石膏行功能锻炼。

（五）治疗

1. 无移位的稳定性舟骨骨折　对于不伴有其他骨和韧带损伤的急性无移位的稳定性舟骨骨折或者是小儿舟骨骨折，非手术治疗通常能够成功。如能获得早期诊断，这种骨折预后较好。使用前臂管形石膏，从近侧的肘下至远侧的拇指指甲根部和手掌近侧横纹拇指“人”字形石膏固定；腕关节保持桡偏和中立屈曲位，拇指保持功能位，手指在掌指关节以远，允许自由活动。应用非手术的石膏管形技术，10 ~ 12 周内骨折愈合率可达 90% ~ 95%。预期舟骨腰部及远侧骨折比近极骨折愈合快。在此期间，通过 X 线片观察骨折愈合情况。如果骨折段发生塌陷或成角，通常需要手术治疗。如果无移位的舟骨骨折的诊断被延误数周，治疗应以石膏管形固定开始。30 周左右仍没有新的愈合征象或愈合不明显，应考虑手术治疗。

2. 移位的不稳定性舟骨骨折　对于移位的不稳定性舟骨骨折，如果在前后位或斜位 X 线片上骨折块错位超过 1mm，或者月头角超过 15°，或在侧位上舟月角超过 45°（范围为 30° ~ 60°），则需要选择另外的治疗方案。判断移位的其他标准包括侧位舟骨内角大于 45°，前后位舟骨内角小于 35° 和高长比≥ 0.65。由于月头角和舟月角的角度范围可有变异，因此对侧腕关节的对照 X 线片会有帮助。开始可以尝试纵向牵引和轻微向桡侧压迫腕骨进行复位，如果复位成功，经皮空心螺钉或穿针固定用长臂拇指“人”字形石膏固定即可，否则，需要切开复位和内固定。

对于新鲜的舟骨移位或不稳定性骨折，最佳固定方法的选择取决于医生的经验和可以利用的设备。一些骨折使用克氏针即可获得满意的内固定。应用 AO 空心螺钉和 Herbert 空心螺钉各具优点。Herbert 螺钉的优点包括：①缩短外固定时间。②提供相对有力的内固定。③在骨折处加压。另外，由于无头的螺钉要位于骨表面下，通常不用取出螺钉，这些螺钉可以和植骨块一同应用以矫形舟骨成角畸形。需要特殊的导向固定器和较高的手术技术。禁忌证包括：①舟骨近极出现缺血性碎裂。②广泛性创伤或骨关节炎涉及邻近腕骨及桡骨关节面。③显著的腕骨塌陷。

急性有移位的舟骨骨折的切开复位内固定：通常采用 Russe 掌侧入路。在腕横纹近侧 3 ~ 4cm 处沿桡侧腕屈肌腱向远侧做纵向切口，至腕横纹时转向关节桡侧；保护好位于皮下的桡神经浅支，打开腱鞘将肌腱牵向尺侧、桡动脉牵向桡侧；背伸和尺偏腕关节，沿舟骨纵轴切开桡腕关节掌侧关节囊，显露骨折及远、近断端。检查骨折情况，决定是否需要植骨。如果骨折粉碎严重，尤其是位于掌侧者，且舟骨骨折处有成角，则取髂骨块植骨。复位骨折并用克氏针或螺钉（如空心螺钉）固定，注意避免旋转和成角畸形。如果使用空心器械，要确保导致位于近极和远极的中心，此时使用 C 型臂机透视有所帮助。获得稳定的复位和固定后，通过透示图像或拍摄 X 线片检查了解对位和对线情况以及内固定的位置，放松气囊止血带并彻底止血。根据需要设置引流，用不吸收缝线或长时间吸收的缝线闭合腕关节囊。关闭皮肤切口，长臂管型石膏固定。术后处理：2 周后拆线，更换管型石膏。用长臂拇指“人”字石膏继续固定，共计 6 ~ 8 周。如果使用克氏针，6 ~ 8 周取出。由螺钉固定可永久保留在位，除非出现压痛或螺钉松动。6 ~ 8 周后换用短臂拇指“人”字石膏管形固定，此管形固定每月更换，直至 6 ~ 8 个月。X 线检查如发现愈合进展，改用短臂拇指“人”字支具固定，直到骨折确切愈合。如果难以确定骨折是否愈合，可进行 CT 检查。在整个康复期间，应鼓励患者运动手指、拇指和肩部，除去石膏管形后，逐渐增加腕和肘部的活动，继之进行力量训练。

3. 舟骨骨折不愈合　舟骨骨折不愈合的影响因素包括诊断被延误，移动明显，合并其他腕骨损伤和血供受损。临床表现有：关节桡侧疼痛、运动受限、握力下降等症状。X 线检查可见骨折间隙加宽，断端边缘萎缩和硬化、附近骨质内有囊性变，骨折背向成角移位。

治疗舟骨骨折不愈合手术方法有：①桡骨茎突切除术；②近侧骨折块、远侧骨折块和罕见的整个舟骨切除术；③近侧列腕骨切除术；④传统的植骨术；⑤带血管的骨移植；⑥部分或全部腕关节融合术。

（1）植骨术：业已证明，松质骨植骨治疗舟骨骨折不愈合是一种可靠的方法，骨折愈合率 80% ~ 97%。最适用没有短缩或成角的舟骨不愈合。手术方法：患者仰卧位，臂丛麻醉，准备伤肢和一侧髂骨以备需要时取骨。上止血带，在腕关节掌侧做长 3 ~ 4cm 的纵切口，切口靠近桡侧腕屈肌腱的桡侧缘，保护正中神经的掌侧皮支和桡神经浅支的终末支，将桡侧腕屈肌腱牵向尺侧。切开关节囊，将桡腕韧带翻向内侧和外侧，以待修复，找到舟骨，显露不愈合处，将腕关节尺偏和背伴可以使显露更清楚。用小圆骨刀凿除硬化骨端，显露出新鲜骨面，并在相邻两端骨块上形成骨腔，制造骨腔时可用高速磨钻，但是可能产生对骨的热损伤。从髂骨切取一块骨松质，修成与骨腔适合的菱形骨栓，骨栓固定两骨折端。术中 X 线片确定骨腔已完全被填满。虽然皮质骨松质移植可用于稳定骨折块，但由远而近地穿过骨折处插入克氏针能够加强固定。克氏针可留在皮下，也可以掌侧皮肤穿出。去除止血带，缝合关节囊，关闭皮肤切口。用拇指“人”字石膏管形固定。术后 8 ~ 10 天拆线，更换新的管型固定。如果使用 3 枚克氏针，则在 4 ~ 6 周后拔除。在总共 12 ~ 16 周的时间内，每 1 ~ 2 个月复查 1 次，必要时更换管形石膏。

（2）桡骨茎突切除术：单纯的桡骨茎突切除术对于治疗舟骨不愈合没有丝毫意义。但是，若关节炎改变仅涉及桡腕关节的舟骨窝时，则有桡骨茎突切除术结合舟骨植骨术或舟骨尺侧块切除术指征。为避免腕骨向尺侧移位，行桡骨茎突切除术时保留掌侧桡腕韧带。

（3）近侧骨折块切除术：将骨折舟骨远近段全部切除作为唯一的治疗措施是不明智的；术后即刻效果可能很好，但最终可能发生腕关节紊乱。在有适应证时切除舟骨近侧骨折块通常结果满意，丧失 1/4 或更少的舟骨通常引起极其轻微的腕部关节运动障碍。由于制动时间短，功能通常很快恢复。腕部力量常有一定轻度的减弱。适应证：①骨折块等于或小于舟骨 1/4，不管骨折块是否存活，因其太小，植骨常常会失败。②骨折块等于或小于舟骨 1/4 并且有硬化、粉碎或严重的移位，粉碎的部分通常应早期切除以预防关节炎的改变，切除后应用卷起或叠起的一段肌腱填充或者不填充缺损。③骨折块等于或小于舟骨 1/4 并且植骨失败，当近侧段的死骨超过舟骨 1/4 时，一般选择其他的治疗方法而不是单纯的骨折段切除。④桡骨茎突部位存在关节炎改变，行近侧骨折段切除的同时行桡骨茎突切除术。

（4）近侧列腕骨切除术：可缓解疼痛症状，保留关节部分运动，适应于关节炎范围较广泛以及不能耐受长期固定的患者。但是当桡远端腕关节面尺侧凹及头状骨关节软骨有缺损时，禁用此方法。

（5）带血管蒂的骨移植：应用带旋前方肌蒂的骨折移植方法，这种方法可能对较难的骨不愈合有效。

（6）部分或全腕关节融合：治疗伴有桡腕关节创伤性关节炎的舟骨陈旧性不愈合和畸形愈合时，关节融合术应被看作是挽救措施。

二、月骨骨折

较舟骨骨折少见，既可以是源于单次的暴力，也可以是轻微外力长期和反复作用的结果。后者系疲劳性骨折，症状轻微，进展缓慢，平片影像不清晰，很难在早期被发现，常误诊为关节扭伤，直至发生月骨缺血坏死和关节运动功能障碍。月骨坏死常常并发关节塌陷和腕关节骨关节炎，预后较差。

（一）损伤机制

急性骨折多为腕过度背伸暴力所致，月骨背侧角与桡骨远端关节面背侧缘相撞导致骨折。月骨掌、背侧角也可出现撕脱骨折，为关节过度伸屈，韧带紧张和牵拉所致。慢性骨折为疲劳性骨折，是轻微外力长期和反复作用的结果，月骨为腕关节负荷传导的主要通道，关节活动中头状骨与桡骨与之不断撞击，可引发月骨骨内血管网及骨小梁损伤。

（二）临床表现及X线片所见

急性骨折，患者常有腕过度背伸史，月骨背侧肿痛和局部压痛，关节运动受限。疲劳性骨折多无明确外伤史，而且症状轻微。常规体位X线检查可诊断背侧骨折，体部骨折由于骨影遮掩多显示不清，还需做CT或MRI检查方能确诊。月骨密度增高，碎裂、塌陷或变形，提示已有坏死发生。

（三）治疗

掌、背侧骨折可用石膏管形将腕关节分别固定在稍掌屈或背伸位，4～6周后去石膏活动，无移位的月骨体骨折也可照此处理，有移位的骨折需做切开复位克氏针固定。无论骨折何种类型均在固定期间应定期MRI检查，以了解有无缺血坏死发生，及时更改治疗方案。月骨背侧骨折时可有不愈合发生，如有临床症状，可做骨折块切除。月骨Ⅰ°～Ⅲ°坏死者，可行尺骨延长或桡骨短缩或与大小多角、舟骨间关节融合，Ⅲ°坏死，行月骨摘除和肌腱填塞术。

三、其他腕骨损伤

腕部损伤中以舟骨及月骨最常见发生骨折或脱位，其他腕骨损伤的机会总共约占腕部损伤的1/10。

（一）三角骨骨折

多发生于腕关节过度背伸和旋转暴力之后，为月骨周围进行性不稳的Ⅲ期表现。此外，由背侧韧带牵拉也可发生背侧撕脱骨折。横形骨折可为正位平片所显示。背侧骨折，除了侧位平片之外，还需拍腕关节和旋前的后前斜位片，后者可减少三角骨和月骨的影像重叠，能清楚地显示三角骨背侧部，对诊断有很好的帮助。无明显移位的横形骨折，以短拇"人"字管形石膏固定即可。4～6周后去除固定，开始功能锻炼。撕脱骨折虽常有不愈合发生，但少有不适症状，更无缺血坏死发生，一般不需处理，有不适症状者，可做撕脱骨片切除术。并发移位或脱位的骨折，可予以闭合复位用管形石膏外固定。闭合复位失败者行切开复位内固定。

（二）豌豆骨骨折、脱位

跌倒时腕关节背伴小鱼际部最先着地，作用在豌豆骨上的地面反作用力可导致豌豆骨脱位，骨软骨压缩骨折或尺侧腕屈肌腱附着处的撕脱骨折。腕关节旋后20°～45°的前后斜位或腕管位平片，可清楚地显示豌豆骨。有下列情况诊断为豌豆骨半脱位：①豌豆骨关节间隙大于4mm。②豌豆骨、三角骨关节面不平行，成角大于20°。③豌豆骨远侧部或近侧部，与三角骨重叠区超过关节面的15%，摄片腕关中立位。治疗：用石膏托将腕关节固定于稍屈曲位，以减少尺侧腕屈肌对骨折的牵拉，直至骨折愈合。极少数可发生不愈，遗留局部疼痛和压痛，尤其是在强力握物时，对此，可做豌豆骨切除。

（三）大多角骨骨折

暴力沿第1掌骨纵向近侧传导，可致大多角骨关节面骨折。作用在腕骨上的直接外力，可发生腕掌横韧带在大多角骨止点处的撕脱骨折。治疗：体部骨折，如有移位，可行切开复位和内固定，恢复关节面的光滑和平整；如无移位，可用短拇"人"字管形石膏固定4～6周。无明显移位的结节骨折可用石膏固定；移位明显者应作骨折块切除，以免诱发腕管综合征；结节骨折不愈合常并发不适应症状，可行骨折块切除术。

（四）小多角骨骨折、脱位

小多角骨骨折、脱位多由沿第2掌骨传导的纵向暴力所致。小多角骨骨折、脱位极少见，骨折较脱位更少见。

（五）头状骨骨折

头状骨位于诸腕骨中央，很少单独发生骨折脱位，多与掌骨或其他腕骨合并损伤，如舟头骨综合征—舟骨与头状骨同时骨折，经舟骨、头状骨、月骨周围骨折、脱位等。当腕关节受到过度背伸暴力作用时，头状骨可与桡骨远端关节面背侧缘相撞击，发生头状骨颈部骨折，近侧骨折段可旋转90°或180°。腕过度掌屈也可导致头状骨骨折。临床高度怀疑骨折而平片无异常发现者，可进行CT或者MRI检查，以减少漏诊。治疗：单纯无移位骨折，可用石膏托固定，6周后开始功能锻炼。有移位骨折需行切开复位，克氏内固定。陈旧骨折则在切开复位的同时做桡骨取骨植骨，骨折近侧段如发生坏死或有创伤性关节炎，可将头部切除，然后做腕中关节融合。

（六）钩骨骨折

跌倒时小鱼际着地所遇到的地面的反作用力，或经第 5 掌骨纵向传导的间接外力，都可致成钩骨体或钩的骨折，有时可导致脱位。无移位的钩骨骨折通常很稳定，即使不愈合也较少引发症状，因此，用石膏托固定 4 ~ 6 周即可。体部骨折如有移位或并发腕部关节脱位，早期行切开复位克氏针内固定术。晚期则在复位之后做腕掌关节融合，以消除持续存在的疼痛症状。

第二节　腕骨脱位及骨折脱位

在外力作用下任一腕骨均可出现脱位，但以月骨周围背侧脱位以及月骨掌侧脱位最多见。

（一）月骨周围背侧脱位

系月骨周围的腕骨呈现相对于桡骨远端的背向移位，与月骨及桡骨远端的正常关系丧失，而月骨与桡骨的解剖关系正常。月骨周围脱位常并发有腕骨或桡、尺骨远端骨折。并发舟骨骨折的月骨周围脱位通常称经舟骨月骨周围骨折脱位，如同时并发舟骨和头状骨骨折的月骨周围脱位可称之为经舟骨经头骨月骨周围骨折脱位。

1. 损伤机制　在腕背伸、尺偏暴力作用下桡舟头韧带、头月骨间韧带、头三角韧带、月三角韧带和月三角骨间韧带逐一断裂或导致头状骨、钩骨和三角骨骨折，头状骨、钩骨和三角骨与月骨分离并与舟骨一起向背侧脱位。经舟骨月骨周围骨折—背侧脱位，虽然也为月骨周围进行性不稳定Ⅲ期表现，但损伤机制与上述略有不同，它发生于舟骨骨折之后，为背伸、桡偏暴力作用的延续，骨折近侧段与月骨、桡骨远端的解剖关系不变，而远侧段则与其他腕骨一起向背侧脱位。

2. 临床表现和诊断　腕关节常有明确的背伸外伤史，如行走滑倒时以手掌部最先着地。关节疼痛、肿胀及压痛的范围较单独的骨折广泛，但是晚期也可局限于一个较小的区域，运动幅度及握力明显下降。X 线正位片可见腕骨孤线中断，头状骨与月骨、桡骨与舟骨影像重叠区域加大，腕中关节间隙消失，舟骨骨间关节间隙变宽，脱位复位后尤为明显，月骨周围的腕骨及桡、尺骨远端可有骨折线存在。侧位片可见舟骨掌屈度加大，与其他腕骨一起向背侧脱位，其中头状骨最显著。月骨周围腕骨如有骨折，远侧段常脱向背侧，而近侧段仍滞留在原位。

3. 治疗　首先要矫正脱位及恢复桡骨远端、月骨与周围腕骨间的正常解剖关系，然后矫正骨折移位、舟月骨或月三角骨分离。

（1）闭合复位外固定：月骨周围脱位常并发广泛的韧带损伤，骨骼间失去紧密连接，闭合复位在关节明显肿胀之前很容易获得成功，在臂丛麻醉肌肉松弛之后。复位后的头月骨间关节在中立位和掌屈位稳定，背伸位不稳定，因此，复位之后如无舟月骨、月三角分离存在，可用长臂石膏托将腕关节固定于 30° 屈曲位，前臂和手旋前位。4 ~ 6 周后拆除石膏，开始功能锻炼。闭合复位应达到解剖复位，否则需做切开复位。

（2）闭合复位经皮穿针内固定：由于外固定不能彻底清除舟月骨分离及骨折移位复发的可能性，因此，在闭合复位成功后可先经皮穿针固定舟头骨、舟月骨以及远近侧骨折段，然后再用石膏托做外固定，以阻止分离及移位的复发。舟月骨之间通常穿 2 枚克氏针，因为单针不能防止月骨发生旋转。经皮穿针应在影像增强器监视下进行，以免穿针方向有误。穿针固定之后，还需要长臂石膏托将腕关节固定于屈曲位，以利韧带愈合。6 ~ 8 周后拔针开始功能锻炼。

（3）切开复位克氏针内固定：适用于闭合复位失败者或陈旧性的脱位、移位骨折和舟月骨分离。月骨周围脱位，通常采用背侧“S”形或纵向弧形切口，如果复位困难或修韧带还需做掌侧切口。在牵引下矫正脱位、舟月骨分离和骨折移位，然后穿针于舟月骨、舟头骨及月三角骨做固定，修复切开和撕裂的掌侧关节囊及韧带。术后，用长臂石膏托将腕关节固定于屈曲位或中定位，2 周后拆线，6 ~ 8 周后拔针开始功能锻炼。

（4）腕中关节融合：陈旧脱位中，经切开即可复位的为数不多，相当一部分因韧带趋于或者已经愈合，周围软组织挛缩而无法复位。另一部分软骨损伤严重，或为原始损伤或源于粗暴手法复位，复位后关节功能也难有满意的恢复。对于这些脱位，可做腕中关节融合手术。术后关节运动幅度虽有减少，但疼痛消失，腕关节仍可保持原有的高度。

（二）月骨掌侧脱位

1. 损伤机制　有着与月骨周围背侧脱位相同的损伤机制一在背伸及尺偏暴力的作用下，月骨周围韧带相继断裂，周围腕骨在背侧脱位之后与桡骨远端一起挤压月骨，使其脱离背侧桡腕韧带束缚，出现掌侧脱位。

2. 临床表现和诊断　关节疼痛、肿胀及压痛范围大，运动明显受限，握力下降。手指呈半屈曲状，系脱位的月骨顶压指屈肌腱，使其张力增大之故。被动伸展或主动屈曲手指均可引发剧烈疼痛。腕关节掌侧饱满，触诊可感觉到皮下有物体隆起。腕管内的压力也可因月骨脱位而增高，导致正中神经嵌压，桡侧 3 个手指出现感觉异常。陈旧性脱位有时可使指屈肌腱因磨损而出现断裂。正位片可见月骨轮廓由梯形变为三角形，周围的关节间隙不平行或宽窄不等。侧位见月骨掌侧脱位一或是仍位于桡骨远端的凹面内，但掌屈度加大，桡月关节背侧间隙明显变宽，头状骨脱离月骨远侧的凹面，与其背侧极相对；或是掌屈度大于 90° ，进入腕管内，完全失去与桡骨远端、头状骨的正常关联。

3. 治疗　闭合复位的原则及方法与月骨周围脱位相同，即使其完成复位，恢复月骨与桡骨及周围腕骨的对应关系，然后再矫正腕骨分离和骨折移位。闭合复位失败、陈旧性脱位、有正中神经嵌塞、肌腱断裂者，需切开复位。正中神经充血严重者，需做外膜松解。复位后用克氏针做内固定，并修复关节囊及韧带。术后再用石膏托做固定，固定体位及时限与月骨周围脱位相同。月骨脱位严重和无韧带附着，可行月骨切除肌腱充填术。关节若有不稳，应加做舟骨、大小多角骨间的关节融合，以矫正舟骨旋转脱位，恢复正常的负荷传导及运动功能。术中应认真修复关节囊及韧带。术后用石膏托将腕关节固定于中定位或掌屈位，6 ~ 8 周后开始主动活动。

第五章　上肢损伤

第一节　尺桡骨骨折

一、解剖概要

桡骨和尺骨可比作两个紧靠在一起的顶端相反的两个锥形体，相互平行，被近端丰富的肌肉组织紧裹在一起（图 5-1）。由于桡骨和尺骨接触紧密，所以在遭受外伤时，暴力常同时使桡、尺骨及两者之间的韧带受损。

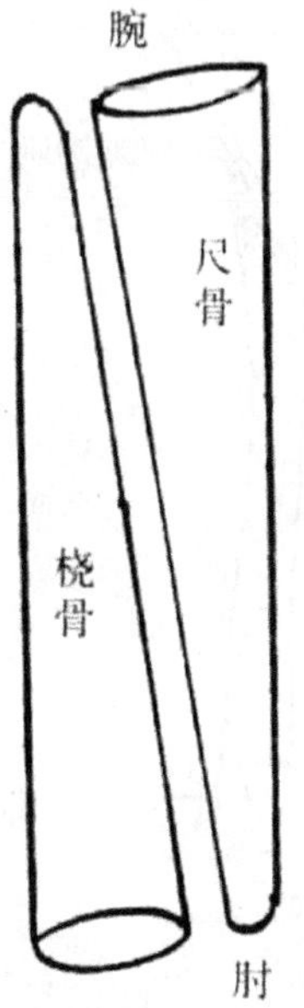

图 5-1　桡骨和尺骨可视作顶底相邻的两个锥形体，因此当桡骨绕尺骨旋转时允许旋前旋后

注意：若桡骨和尺骨其一发生骨折，特别是伴有成角或移位时，往往会伴发另一骨的骨折或脱位。

桡骨和尺骨间的韧带连接见（图 5-2），桡骨和尺骨在肘关节和腕关节被关节囊包裹，近端由桡骨和尺骨前后方的韧带连接，远端通过桡尺韧带形成关节，并包含纤维软骨盘，两骨干之间由坚韧的骨间膜相连。

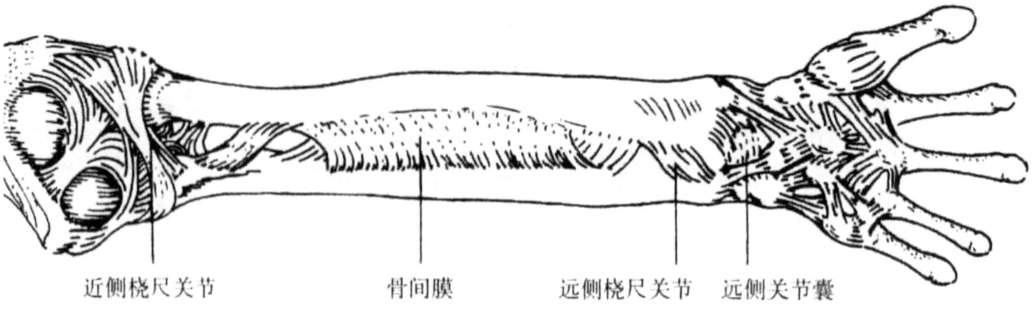

图 5-2　桡骨和尺骨肘部和腕部通过关节囊相连，两骨骨干通过骨间膜相连

一般来讲，桡骨和尺骨被四个主要的肌群包绕，由于这些肌群的牵拉导致骨折移位和手法复位失败。如（图 5-3），（图 5-4）所示这些肌群如下。

①近端：肱二头肌腱和旋后肌施加旋后的力量。

②骨干中段：旋前圆肌附着于桡骨干并施加旋前的力量。

③远端：两组肌肉肌附着于桡骨远端。旋前方肌施加旋前的力量，导致骨折移位。肱桡肌、拇长展肌和拇短展肌，施加外力导致形变，其中肱桡肌在骨折移位中起主导作用。旋后

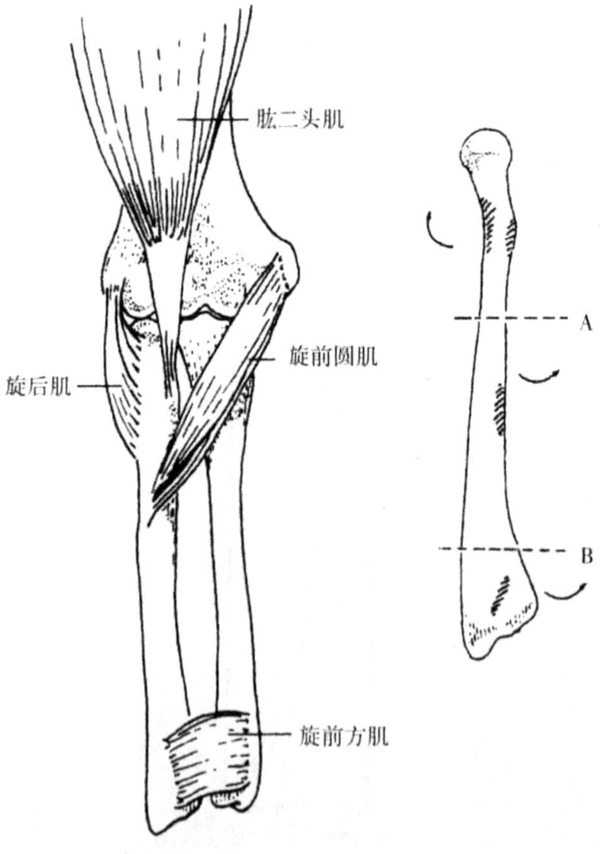

图 5-3　标注所示为附着于桡骨上引起骨折移位的主要肌肉，箭头所示方向为 A 点和 B 点骨折时骨折移位的方向

处理桡骨和尺骨骨折时，必须注意恢复其对位和对线关系，尺骨较直，相对固定，桡骨绕尺骨旋转。桡骨与尺骨相反，有一个侧弓，在骨折时必须恢复，以便骨折愈合后能有充足的旋前、旋后空间（图 5-5）。

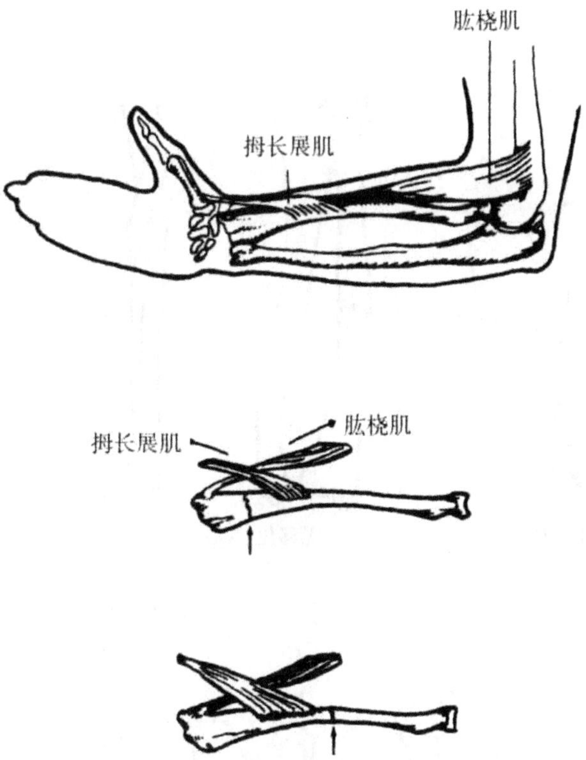

图 5-4　肱桡肌和拇长展肌产生形变力，使桡骨远端骨折发生移位，其中肱桡肌在骨折移位中起主导作用

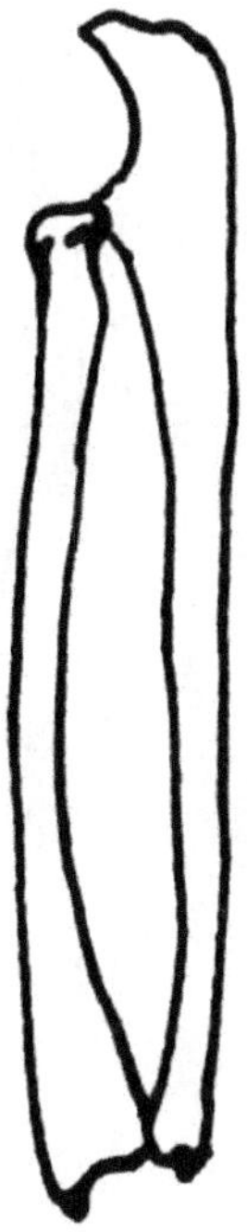

图 5-5　桡骨侧弓能允许桡骨充分地旋前和旋后

二、桡骨和尺骨骨折分类

本节将主要讨论桡骨和尺骨干骨折，桡骨和尺骨干骨折是单指骨干的骨折，不包括关节囊或韧带所包绕的部分，近端结构骨折如桡骨头骨折、尺骨鹰嘴骨折和尺骨冠状突骨折详见本章相关内容。本节桡骨和尺骨骨折分类系统兼顾其解剖和治疗两个方面。

三、桡骨和尺骨干骨折

骨折可发生于桡骨和尺骨干的任何部位，被分为三组：①桡骨骨折。②尺骨骨折。③桡骨和尺骨联合骨折，比如 Monteggia 骨折和 Galeazzi 骨折。Monteggia 骨折指尺骨骨折合并桡骨近端脱位，Galeazzi 骨折指桡骨干骨折合并远端桡尺关节脱位。本章所采用的尺量和桡骨骨折的分类方法是基于解剖部位，同时也兼顾到治疗方法。

（一）桡骨干骨折

桡骨干骨折根据肌肉附着和骨折后骨折片的移位情况分为三组（图 5-6）。

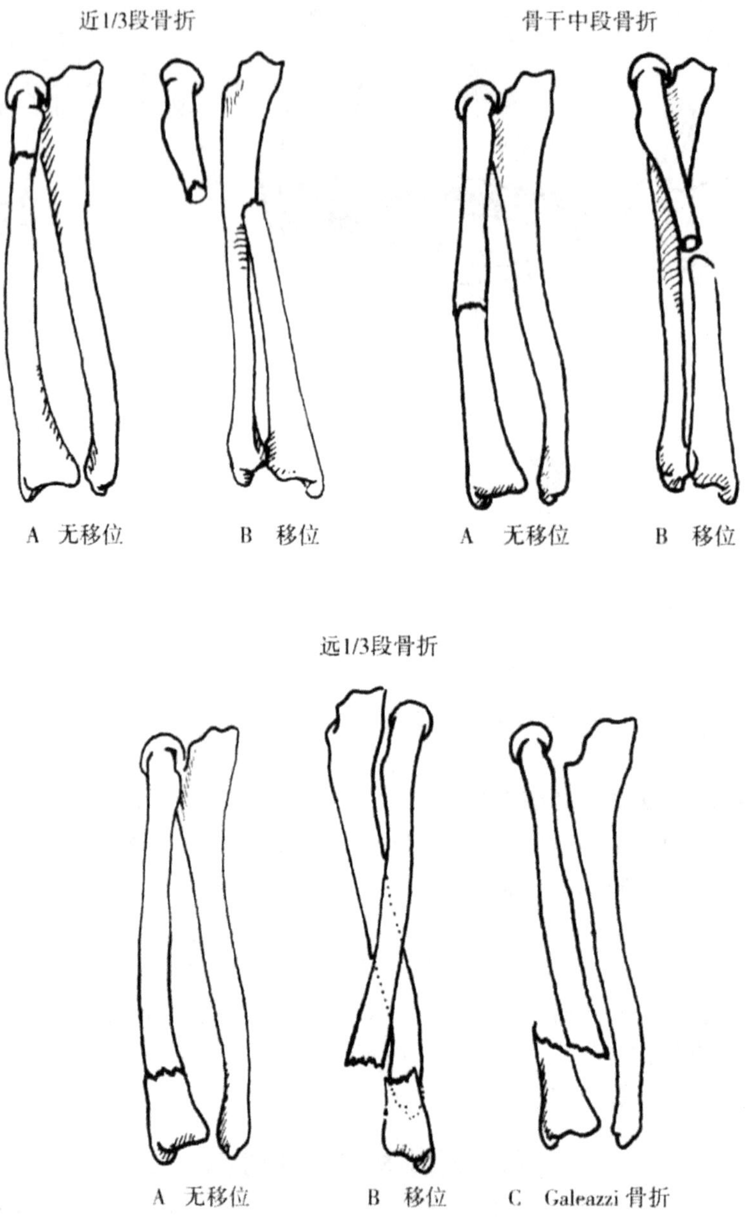

图 5-6 桡骨干骨折

第一组为桡骨近 1/3 骨折，即肱二头肌和旋后肌远端附着处，骨折时两肌将施加旋后的力量，使桡骨近端移位。

第二组为桡骨中 1/3 骨折，此处旋前圆肌附着，发挥旋前的力量。

第三组为桡骨远 1/3 骨折，此处旋前方肌对骨折片施加旋前的力量。

桡骨干骨折最多发生于中远 1/3 交界处，此处肌肉组织包绕最少，因此较容易受到直接暴力损伤。

1. 损伤机制　最常见的机械损伤是对桡骨干的直接暴力打击。

2. 查体　纵向施压或骨折处触压时可出现触痛，触痛超越下桡尺关节时可能伴发下桡尺关节半脱位或脱位，并且提醒急诊医师 Galeazzi 骨折的可能。

3. 影像检查　常规的前后位和侧位 X 线片通常足以明确诊断，桡骨干骨折通常伴随严重但是常被忽视的肘关节及腕关节损伤。

注意：不合并尺骨骨折的单纯桡骨干骨折是十分少见的，当遇到类似骨折时，急诊医师必须想到是否有合并远端桡尺关节损伤可能，桡骨干远端骨折通常合并远端桡尺关节脱位。

远端桡尺关节损伤有 4 种 X 线表现（图 5-7）。

（1）尺骨茎突基底部骨折。

（2）前后位片：远端桡尺关节间隙变宽。

（3）侧位片：桡骨远端相对于尺骨脱位。

（4）桡骨远端关节面尺侧缘低于尺骨远端关节面桡侧缘超过 5mm。

4. 合并损伤　桡骨干远端骨折常并发远端桡尺关节脱位（Galeazzi 骨折），高能量损伤或伴有广泛的软组织损伤可能并发急性筋膜间室综合征。

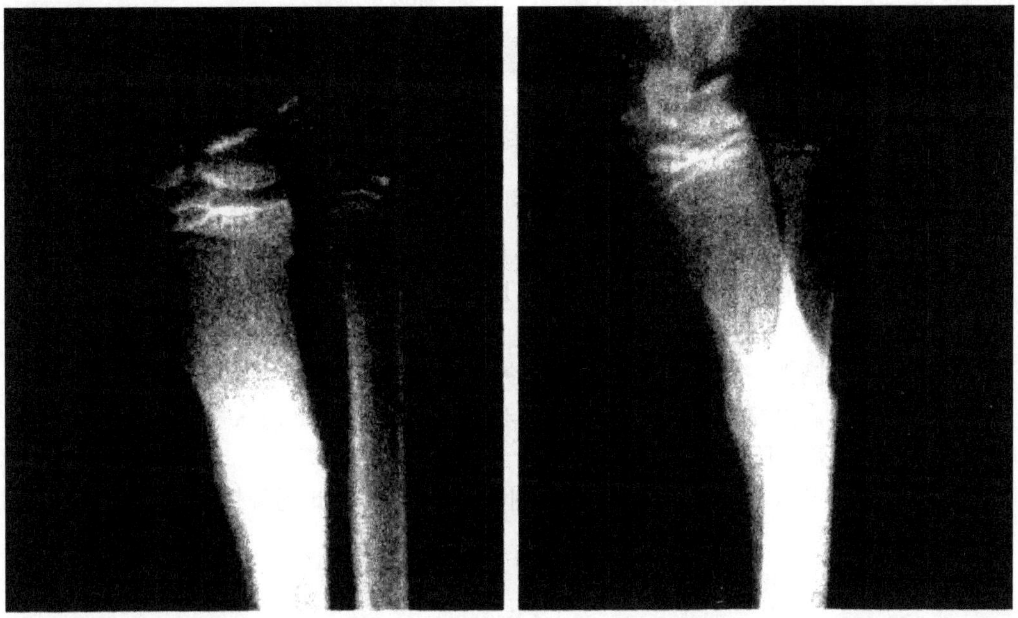

图 5-7　Galeazzl 骨折

前后位 X 线片上远侧桡尺关节间隙增宽，侧位片上桡骨远端相对于尺骨移位

5. 治疗

（1）桡骨近 1/3 段骨折。

①无移位骨折：此类桡骨骨折比较少见，常须急诊科治疗。由于旋后肌和肱二头肌附着在桡骨近端，对骨折近端施加旋后的力量，因此急诊科首先要采取屈肘 90° 前臂旋后位前后夹板固定，然后常规进行 X 线照片进一步了解骨折有无移位。

②移位骨折：需要急诊安排骨折切开复位内固定手术治疗，急诊科处理采取屈肘 90° 位前臂旋后长臂夹板外固定制动。

值得一提的是，涉及桡骨近端 1/5 的骨折的治疗目前还存在争议，因为骨折块较小内固定是非常困难的，大多数患者采取手法复位前后夹板固定，固定时应保持前臂旋后，肘关节屈曲 90° 。

（2）桡骨中段骨折。

①无移位骨折：应采取屈肘 90° 前臂适度旋后位前后夹板固定，然后强调患者注意复查 X 线照片。

②移位骨折：需要急诊安排骨折切开复位内固定手术治疗，术后采用屈肘 90° 前臂适度旋后位前后夹板固定。

（3）桡骨远 1/3 段骨折。

①无移位骨折：此类骨折常伴随远端桡尺关节半脱位，应采取屈肘 90° 前臂旋前位前后夹板固定。

②移位骨折：此类骨折最常见，需要选择急症手术骨折切开复位内固定治疗，典型骨折为非粉碎性、横形或斜形骨折，桡骨远端骨折多向背侧成角移位。

③ Galeazzi 骨折：远端桡尺关节触痛或尺骨远端隆起应高度怀疑 Galeazzi 骨折（图 5-7），有报道 Galeazzi 骨折占全部前臂骨折的 3% ~ 7%。此类骨折需要手术治疗，并发症发生率较高，应请骨科医生会诊。如果骨折 10 周内没有得到恰当的诊治，患者将会遭受前臂旋前和旋后受限、慢性疼痛及活动无

力的痛苦。

6. 并发症　桡骨干骨折常会出现多种并发症。

（1）无移位骨折虽然采取了固定措施，但是由于肌肉的牵引，会发生迟发性移位，因此必须注意随访复查 X 线照片，确保骨折满意的位置。

（2）复位或制动不良会导致骨折畸形愈合或骨不连。

（3）在处理此类骨折时旋转移位必须早期纠正。

（4）远端桡尺关节脱位或半脱位是桡骨干骨折非常常见的并发症。

（5）桡骨干骨折神经血管损伤不太常见。

（二）尺骨干骨折

尺骨干骨折可以被分为 3 组：①无移位。②移位（>5mm）。③ Monteggia 骨折（图 5-8）。尺骨中段是最常出现骨折的部位（图 5-9）。

Monteggia 骨折是指尺骨干近端 1/3 骨折合并桡骨小头脱位，桡骨小头脱位也可发生于单纯环状韧带断裂时。Monteggia 骨折被分为以下四种类型：

（1）尺骨干骨折合并桡骨小头向前脱位（图 5-10），尺骨近端骨折向前成角，此型占 Monteggia 骨折的 60%。

（2）尺骨干骨折合并桡骨小头向后或侧后方脱位，此型占 Monteggia 骨折的 15%。

（3）尺骨干骺端骨折合并桡骨小头向外侧或前外侧脱位，占 Monteggia 骨折的 20%，此型常发生于儿童，为肘内侧遭受直接暴力所致。

（4）尺骨和桡骨干骨折（近端 1/3）合并桡骨小头向前脱位，此型骨折罕见，仅占 Monteggia 骨折的 5%。

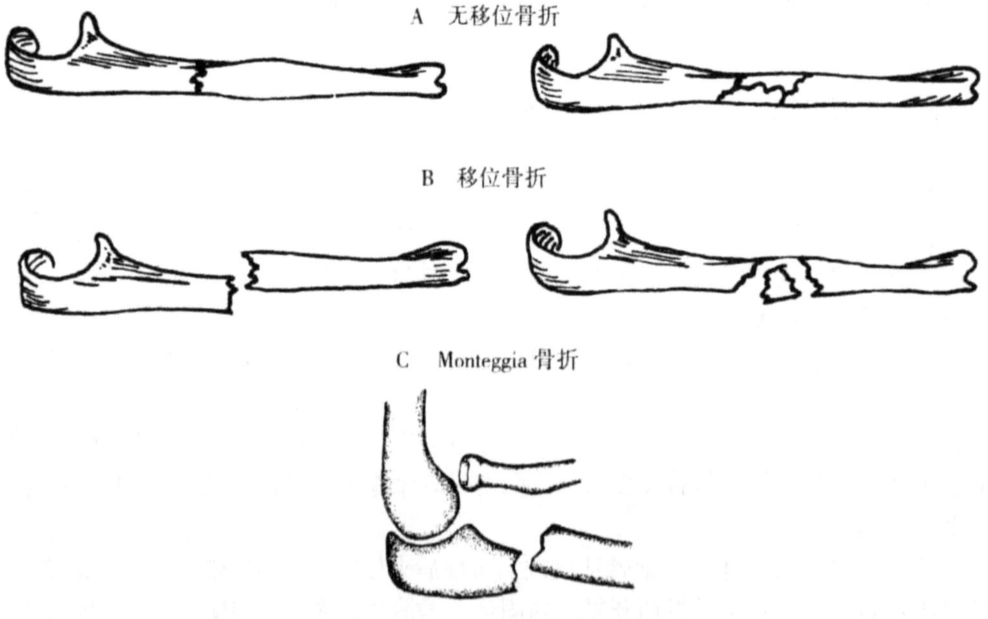

图 5-8　尺骨干骨折

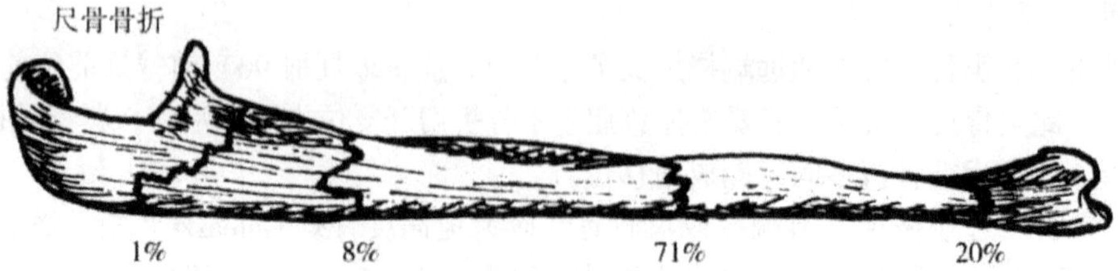

图 5-9　尺骨中段是骨折最常发生的部位，常见于“警棍”损伤

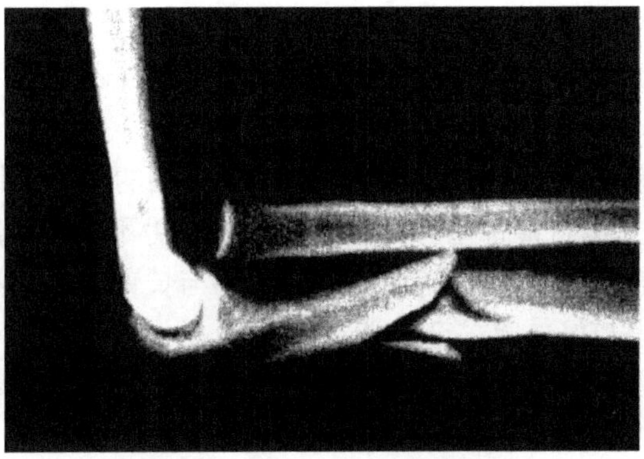

图 5-10　Monteggia 骨折

经过桡骨干中线及桡骨小头的直线（桡骨肱骨小头线），不经过肱骨小头的中心

1. 损伤机制　有两种损伤机制导致尺骨骨折，直接暴力是最常见的损伤机制，所引起的骨折即我们常说的“夜盗（杖）骨折”，因为它发生于当受到夜盗杖袭击时举起前臂保护面部的情况下。这种机制常发生于车祸或斗殴时，另外前臂过度的旋前或旋后也可导致尺骨干骨折。

Monteggia 骨折发生于外力同时导致尺骨骨折和桡骨小头脱位，这种损伤不一定发生于遭受很大的暴力时，在类似跌倒这样的轻度外力的情况下也可以发生。

至于桡骨小头前脱位，尺骨侧后方遭受直接暴力是最常见的原因，跌倒时前臂强烈地旋前、外旋，也可以导致这种骨折发生。桡骨小头后脱位的发生机制与肘关节后脱位的发生机制类似，在这种情况下，由于尺肱韧带的强度大于骨骼强度，导致骨折伴桡骨小头脱位。

2. 查体　骨折部位有明显的肿胀和压痛，尺骨叩击可引起骨折部位疼痛，前臂旋前旋后疼痛、受限。

由于骨折成角，Monteggia 骨折常导致前臂短缩，桡骨小头前方脱位时在肘窝可以触及。肘关节屈伸活动及前臂旋前、旋后时引发疼痛或导致疼痛加剧。

Monteggia 骨折可以通过前臂旋前、旋后时疼痛的程度与其他类型的尺骨骨折区分。

3. 影像学检查　前后位及侧位 X 线照片通常能明确骨折的情况（图 5-11），如果骨折有明显的移位，应加拍肘关节和腕关节 X 线片，以除外关节损伤、半脱位或脱位。任何尺骨骨折，尤其是尺骨近端骨折，急诊医生应该在侧位 X 线平片上分析桡骨肱骨小头线。经过桡骨干中线及桡骨小头的直线应该经过肱骨小头的中心，若不经过肱骨小头的中心，说明近侧桡尺关节受损。

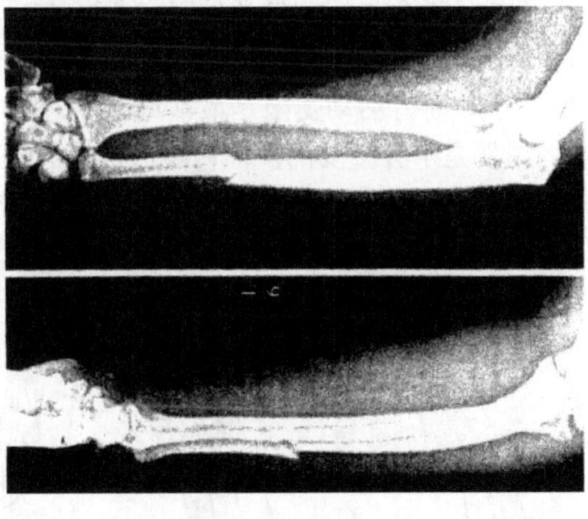

图 5-11　尺骨轻度移位骨折（< 5mm），“警棍”骨折

4. 合并损伤　尺骨干近 1/3 骨折并发损伤较少，尺骨干近 1/3 骨折应评估桡骨小头周围韧带的损伤情况，因为这些韧带的损伤很可能导致骨折进一步的移位。

规则：移位的尺骨骨折常并发桡骨骨折或桡骨小头脱位。

较少见的合并损伤如桡神经深支麻痹，通过治疗其功能常可以恢复，另外，在遭受高能量损伤或伴有广泛的软组织损伤可能并发急性筋膜间室综合征。

5. 治疗

（1）无移位骨折：无移位或轻度移位（<5mm）的尺骨干骨折通常采用长臂夹板固定，推荐对骨折进行骨科专业治疗。

推荐的确切治疗方法目前尚存在争议，尺骨远端 2/3 无移位的骨折可以单纯行固定制动治疗，传统方式推荐采用屈肘 90° 前臂中立位石膏管型外固定，但现在认为不必要过度限制。一些作者推荐采用夹板或石膏管型固定 1 周后，更换为预制的功能性支具保护，与长臂石膏管型相比，功能性支具可以使患者更早地回到工作岗位，并获得较好的腕关节功能。

尺骨近 1/3 骨折由于周围有较多的软组织包裹，采用管型石膏固定受到限制。另外，尺骨近 1/3 骨折可以并发隐匿的和较难确定的桡骨小头周围支持韧带的损伤，因此，尺骨近 1/3 骨折推荐切开复位内固定治疗。

（2）移位骨折（≥ 5mm）：首先采用长臂夹板外固定，大多数的骨科医生倾向于切开复位内固定来处理此类骨折，尤其高能量损伤所致的骨折。老年人低能量损伤所致的骨折，可以采用功能性支具治疗。

尸体解剖研究证实，尺骨骨折移位超过其宽度的 50%，即可导致骨间膜撕裂。尺骨近 1/3 骨折移位，较易损伤桡骨小头周围的韧带结构。

（3） Monteggia 骨折：成人骨折可以首先采用后方长臂夹板固定，并请骨科医生会诊，对患者病情进行紧急评估。Monteggia 骨折是手术矫治的指征，内固定最常用的方法是钢板螺丝钉固定。

儿童骨折急诊处理包括采用后方长臂夹板固定和转诊患者，通常采用全身麻醉下闭合复位尺骨骨折，然后前臂旋后直接按压复位桡骨小头，若嵌入的环状韧带阻碍桡骨小头复位，则需要手术切开复位。

6. 并发症　因为 Monteggia 骨折并发症较多，因此需要转诊。其并发症包括：

（1）桡神经深支麻痹常继发于神经的挫伤，通常能够自愈。

（2）复位不佳或制动不良会导致骨不连。

（3）由于撕裂的环状韧带未能得到修复，桡骨小头再脱位或半脱位在闭合复位后经常发生。

（三）桡骨和尺骨联合骨折

此类骨折多见于儿童，占儿童骨折的 45%。桡骨和尺骨联合骨折也发生于成人，治疗方法却与儿童非常不同。成年人无移位的前臂联合骨折是非常少见的。

骨折的暴力通常会足以导致骨折的移位。桡骨和尺骨联合骨折根据骨折移位和成角分类（图 5-12）。不完全骨折未累及双侧骨皮质，如隆起和青枝骨折也属于此类。

1. 损伤机制　有两种机制导致前臂联合骨折，最常见于交通事故时，前臂遭受直接暴力撞击，儿童常见于前臂伸直位跌倒时受伤。

2. 查体　伤处肿胀、压痛以及手和前臂活动受限是最常见体征，同时肘关节和腕关节进行检查，对诊断是否合并近端和远端韧带的损伤是十分重要的。前臂畸形是骨折的一个非常明显的体征，虽然骨折合并桡神经、正中神经及尺神经损伤的情况不太常见，但必须通过仔细检查和记录给予排除。

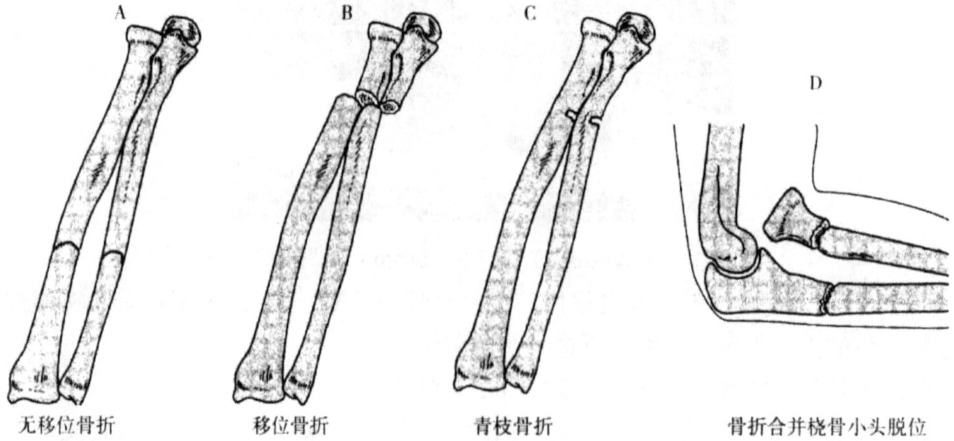

图 5-12　桡骨和尺骨干双骨折的分类

3. 影像学检查　前后位及侧位 X 线片通常足以明确骨折的情况（图 5-13，图 5-14），同时拍腕关节和肘关节的 X 线片进一步帮助评估骨折、脱位和半脱位的情况，隐匿的远端桡尺关节半脱位需要通过 CT 检查证实。经过桡骨干中线及桡骨小头的直线应该经过肱骨小头的中心（桡骨肱骨小头线），若不经过肱骨小头的中心，应该怀疑是否存在近侧桡尺关节损伤。

4. 并发症　桡骨和尺骨联合骨折常合并近侧及远侧桡尺关节损伤，在前臂的闭合损伤中，血管神经损伤比较少见，对神经功能的记录是处理前臂骨折必不可少的部分。高能量撞击伤或伴有广泛的软组织损伤可能并发急性筋膜间室综合征。

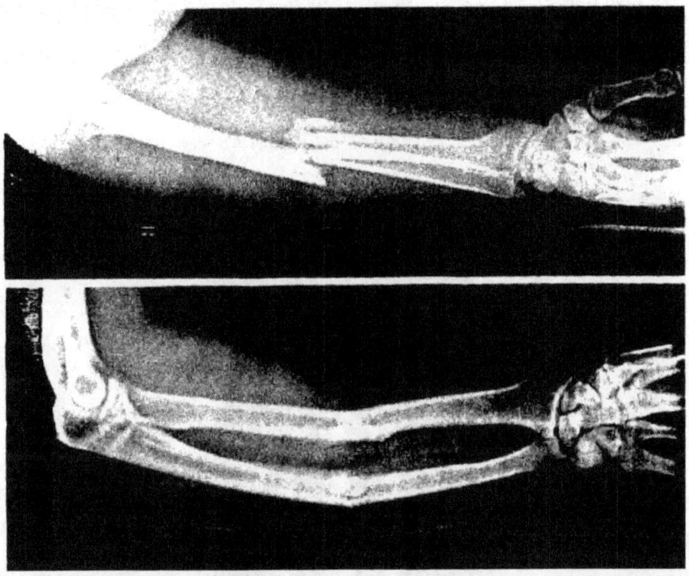

图 5-13　成人桡骨和尺骨联合骨折前后位和侧位 X 线片，这种骨折需要手术固定

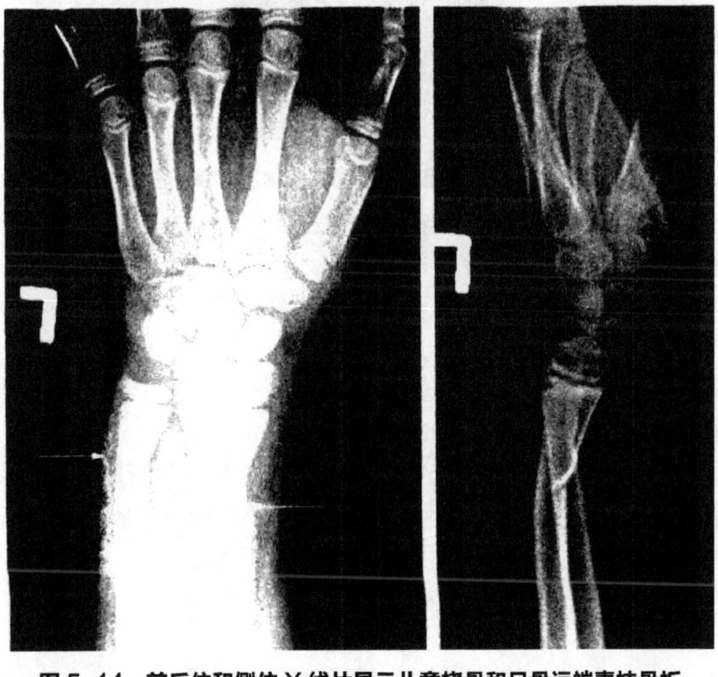

图 5-14　前后位和侧位 X 线片显示儿童桡骨和尺骨远端青枝骨折

5. 治疗

（1）无移位骨折：无移位骨折比较少见，因为能够造成桡骨和尺骨联合骨折的暴力往往非常大，足以导致骨折移位。对于骨折无移位和成角的患者，首先采用屈肘 90° 前臂中立位前后夹板外固定，然后采用可靠的长臂石膏管型外固定。要注意复查 X 线片除外骨折移位，所有的患者都应进行早期的骨科随访。

（2）移位骨折：成人移位骨折急诊科处理包括外固定和安排急症手术复位，固定尽可能在 24 ~ 48h 进行（图 5-15），成人采用闭合复位最终往往失败，复位时恢复其力线和旋转功能，开放性骨折需要立即手术干预。

儿童移位的前臂骨折可以采取闭合复位，因为骨折愈合后桡骨和尺骨可以重新塑型。只要骨骺未闭合，骨折通过重新塑型，不经手术干预 85% 的患者能恢复正常功能。闭合复位应该请骨科会诊医生执行，以确保骨折获得足够的矫正，可以在急诊室或手术室通过程序性镇静进行。

（3）青枝骨折：青枝骨折或隆起骨折最初可以采用长臂甲板固定，肿胀消退后采用长臂石膏管型固定 4 ~ 6 周。复位及固定可以在急诊科进行，当骨折成角 >15° ，需要到骨科进行复位。

（4）桡骨和尺骨近 1/3 联合骨折合并桡骨小头半脱位：此类骨折是 Monteggia 的一种变异，需要手术切开复位内固定治疗。

注意：桡骨和尺骨近 1/3 联合骨折常合并桡骨小头半脱位。

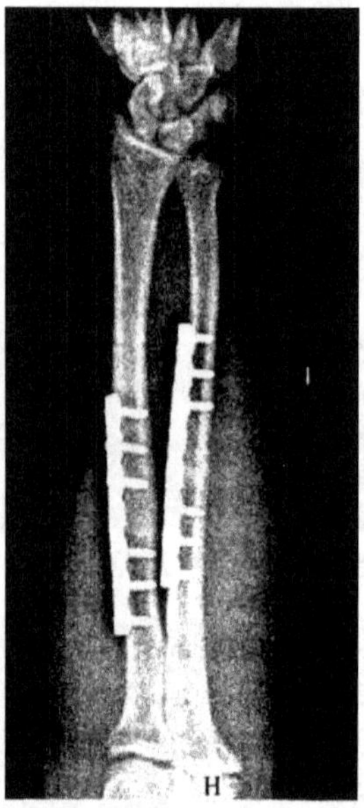

图 5-15　桡骨和尺骨移位骨折加压钢板内固定

6. 并发症　桡骨和尺骨干联合骨折有相当多的并发症。

（1）感染是开放性骨折最常见的并发症。

（2）神经损伤在闭合性骨折不常见，但在开放性骨折经常发生。桡神经、正中神经和尺神经损伤的发生率相同。

（3）由于动脉网的存在，血管损伤的表现并不常见。

（4）复位不佳或制动不良会导致骨不连和畸形愈合。

（5）前臂联合骨折可以并发筋膜间室综合征，其识别要点是：尽管筋膜间室高压，脉搏仍然存在，毛细血管充盈时间逐渐延长。骨筋膜室综合征一旦发生，需要急诊行筋膜切开术。

（6）桡骨和尺骨骨性融合可并发于桡骨和尺骨干联合骨折治疗后。

（7）骨折处理不当会导致前臂旋前和旋后受限。

第二节　肩胛骨骨折

一、概述

肩胛骨为一扁宽形不规则骨，位于胸廓上方两侧偏后，肩胛骨对稳定上肢以及发挥上肢的功能起着重要的作用，肩胛骨骨折较为少见，文献报告为 0.4% ~ 1%。

肩胛骨包括体部、肩胛冈、肩峰、喙突、肩胛颈以及肩盂，喙突是喙肱肌、肱二头肌短头及胸小肌的起点，腋动脉及臂丛神经位于胸小肌腱深层，经喙突的内下方通过，喙突基底的内侧、肩胛骨的上缘部分是肩胛切迹，切迹上有肩胛横韧带桥架相连，肩胛上神经在肩胛横韧带下通过肩胛切迹走向背侧，肩胛上动脉在该韧带上方通过。

肩胛冈的外端为肩峰，在肩峰部位，14 ~ 16 岁时可出现 2 ~ 3 个、甚或 4 个骨化中心，19 岁时彼此相互融为一体，至 20 ~ 25 岁时才与肩胛冈融合，有时在 25 岁以后，在肩峰端仍有一骨化中心未与肩胛冈相融合，X 线片显示为一单独的骨块，称之为肩峰骨（os aeromiale），双侧同时发生率为 60%，应与肩峰骨折相鉴别。

肩峰与锁骨形成肩锁关节，从而使肩胛骨通过肩锁关节、锁骨、胸锁关节连接，此外肩胛骨通过肌肉与躯干形成软组织连接。肩胛骨的稳定主要由肌肉连接来完成，上臂上举过程中，1/3 的活动发生于肩胛胸壁间，肩胛胸壁之间虽不具备典型的关节结构，但却提供相当于关节功能的活动，肩关节的活动是盂肱关节和肩胛胸壁之间协调一致的活动，肩胛骨旋转到外展位，以便于上臂前屈、内收、上举、外展活动，肩胛骨的活动限定于胸壁的床内。肩胛骨骨折后，肌肉、软组织瘢痕粘连、骨折畸形愈合，可影响肩胛骨的协调运动，从而可使肩关节的活动范围受限。

损伤机制：肩胛骨虽然扁薄，但是周缘部位骨质明显增厚，因此加强了肩胛骨的强度，而且肩胛骨被丰厚的肌肉包绕，形成完整的肌肉保护垫，外力首先作用于软组织，不易造成骨折。此外肩胛骨在胸壁上有一定的活动度，作用于肩胛骨的外力可以得到一定的缓冲，因此肩胛骨骨折发生率较低。

肩胛骨骨折多为严重暴力引起，高能量、直接外力是造成肩胛骨骨折的主要原因，汽车事故占 50%，摩托车事故占 11% ~ 25%，因此常合并有多发损伤。

肩盂骨折多因外力直接作用于肱骨近端外侧，肱骨头撞击盂窝所致。直接外力撞击也可造成肩胛骨骨突部位的骨折，如肩胛冈、肩峰或喙突骨折。

部分肩胛骨骨折可由间接外力引起，当上肢伸展位摔倒时，外力通过上肢的轴向传导可造成肩盂或肩胛颈骨折。

此外当肩关节脱位时，可造成盂缘的撕脱骨折，拮抗肌不协调的肌肉收缩，如电休克时也可造成骨突起部位的撕脱骨折。

二、诊断思路

1. 病史要点　有明确的外伤史。肩胛骨骨折后局部疼痛，上臂处于内收位，肩关节活动时疼痛加重。

2. 查体要点　体部骨折时，由于血肿的刺激可引起肩袖肌肉的痉挛，使肩关节主动外展活动明显受限，临床上表现为假性肩袖损伤的体征，应与神经损伤和真正的肩袖损伤相鉴别。当喙突骨折或肩胛体部骨折深吸气时，由于胸小肌和前锯肌带动骨折部位活动可使疼痛加剧。移位的肩胛颈或肩峰骨折时，肩外形变扁，骨折严重时，可见肩部软组织肿胀及瘀斑，并有触压痛，有时可触到骨折部位的异常活动及骨擦音。

诊断骨折的同时，应注意检查肋骨、脊柱以及胸部脏器的损伤。

3. 辅助检查　由于肩胛骨骨折多由高能量直接外力引起，因此合并损伤发生率高达 35% ~ 98%。多发损伤患者或怀疑有肩胛骨骨折时，应常规拍摄胸部平片。由于肩胛骨平面与胸廓冠状面有一定角度并且相互重叠，因此一般胸部正位片肩胛骨显示不清。根据需要尚需摄肩胛正位、肩胛侧位、腋位和穿胸位 X 线片，肩胛正位片可清楚显示盂窝的骨折，腋位片可显示盂前后缘的骨折，并可确定肱骨头是否有半脱位，向头倾斜 45° 前后位片可较清楚显示喙突骨折。

必要时可在麻醉后，在透视的条件下进行动态的检查，确定肩关节及骨折的稳定性。对肩胛盂骨折常需行 CT 检查，关节镜检查也可为确定关节面骨折移位情况以及决定治疗提供帮助。

4. 骨折分类　肩胛骨骨折的分类有多种不同方法。

（1）一般根据解剖部位分类，即可分为肩胛骨体部骨折、肩胛冈、肩盂、喙突、肩峰骨折等，体部骨折最为多见，占肩胛骨骨折的 49% ~ 89%，其次为肩胛颈骨折。

（2）根据骨折与肩盂相关的位置以及肩关节整体的稳定性，将肩胛骨骨折可分为稳定的关节外骨折、不稳定的关节外骨折和关节内骨折三种。

稳定的关节外骨折包括肩胛体骨折和肩胛骨骨突部位的骨折，肩胛颈骨折，即使有一定的移位，常相当稳定，也属关节外稳定骨折。

不稳定的关节外骨折为肩胛颈骨折合并喙突、肩峰或锁骨骨折，此种类型骨折使整个肩关节很不稳定。

关节内骨折为肩盂的横行骨折或大块盂缘骨折，常合并肱骨头脱位或半脱位。

（3）Zdravkovic 和 Damhoh 将肩胛骨骨折分为三种类型。Ⅰ型为体部骨折；Ⅱ型为骨突部位的骨折，如喙突、肩峰骨折；Ⅲ型为肩胛骨外上部位的骨折，即肩胛颈、肩盂的骨折。Ⅲ型骨折是肩胛骨骨折中最需要特殊治疗和最难以治疗的部位，移位的或粉碎的Ⅲ型骨折只占全部肩胛骨骨折的 6% 左右，肩盂骨折中只有 10% 有明显的骨折移位。

（4）肩盂骨折约占肩胛骨骨折的 10%，Ideberg 根据 300 例肩盂骨折的病例分析，将肩盂骨折进行分型，并限定肩盂骨折是由肱骨头直接撞击所致，盂缘骨折块一般较大，而肩脱位时合并的盂缘小片撕脱骨折不属于此分类。根据盂的骨折部位和损伤程度，Ideberg 将肩盂骨折分为如下几种类型：

Ⅰ型骨折是盂缘骨折，盂前缘骨折为Ⅰ a 型，盂后缘骨折为Ⅰ b 型。

Ⅱ型骨折是外力通过肱骨头，斜向内下方撞击盂窝，造成自盂窝至肩胛体的外缘骨折，形成盂窝下半骨折块移位。

Ⅲ型骨折是外力通过肱骨头斜向内上方撞击盂窝，造成盂窝外上部分骨折。骨折块可包括盂内上部关节面和喙突，骨块向内上方移位，常合并有肩峰、锁骨骨折或肩锁关节脱位。

Ⅳ型骨折是肱骨头撞击盂窝的中央，骨折线横行通过盂窝，并通过肩胛体部至肩胛骨内缘，肩胛骨连同盂窝横向分裂为二，上方骨块较小，下方骨块较大。

Ⅴ型骨折是Ⅱ、Ⅲ、Ⅳ型骨折的组合损伤，其主要损伤是从盂窝至肩胛骨内缘的横行骨折，是由更加复杂、强大的外力引起，可分为 3 种类型。

Ⅴ a 型是Ⅱ型和Ⅳ型损伤的组合，即有肩胛骨横行骨折再加一盂窝至肩胛体外下缘的骨折线，形成一附加盂下方的分离骨块。

Ⅴ b 型是Ⅲ型和Ⅳ型损伤的组合，即再附加一盂上方分离的骨折块。

Ⅴ c 型是Ⅱ、Ⅲ、Ⅳ型损伤的组合，即盂上、下方各增加一附加的骨块。

Ⅵ型骨折是盂窝严重的粉碎骨折。

（5）喙突骨折占全部肩胛骨骨折的 2% ~ 5%。Eyres 根据损伤机制及骨折部位及范围将喙突骨折分为 5 种类型。

Ⅰ型为喙突顶端或骺的骨折。

Ⅱ型为喙突中部骨折。

Ⅲ型为喙突基底骨折。

Ⅳ型为波及肩胛体上部的骨折。

Ⅴ型为延及肩盂的骨折。

5. 诊断标准

（1）患者多有明显外伤史，局部疼痛，上臂处于内收位，肩关节活动时疼痛加重。

（2）查体局部疼痛，肩部软组织肿胀瘀血，并有触压痛，有时可触到骨折部位的异常活动及骨擦音，肩关节活动受限。

（3）X 线显示骨折。

（4）对关节盂骨折可行 CT 检查，进一步了解骨折情况。

6. 诊断流程（图 5-16）

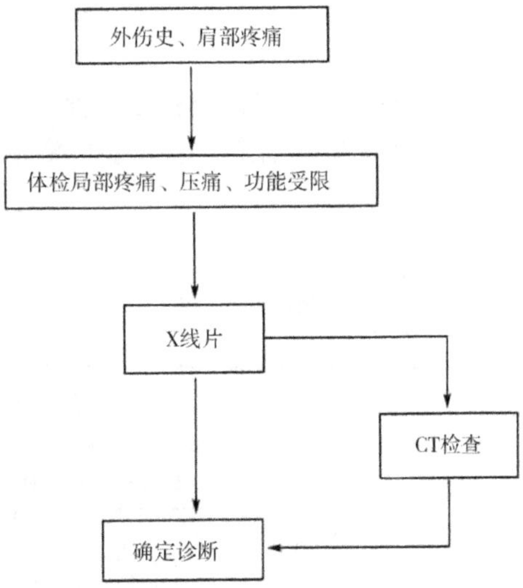

图 5-16　肩胛骨骨折诊断流程

三、治疗措施

肩胛骨骨折中绝大多数病例采用非手术方法治疗，由于血液循环丰富，骨折愈合较快，只有少数病例需行手术治疗。

1. 体部及肩胛冈骨折　一般经过保守治疗即可取得满意的结果，以三角巾悬吊上肢或将上肢固定于胸壁，伤后 48h 内骨折部位可以冷敷，以减轻水肿及出血，也可减轻疼痛。伤后 1 周，即可令肩关节做钟摆样运动，进行功能操练，防止肩关节粘连。有学者报道，肩胛体骨折移位超过 1cm，手术治疗者功能恢复较满意。

2. 肩胛颈骨折　对无移位或轻度移位的肩胛颈骨折，采用保守治疗，三角巾保护患肢 2 ~ 3 周，伤后 1 周内开始肩关节功能锻炼。

对有明显移位的肩胛颈骨折可采用尺骨鹰嘴牵引 3 ~ 4 周，再改用三角巾保护治疗，也可行手法整复，再以肩人字石膏固定 6 ~ 8 周。

肩胛颈骨折合并同侧锁骨骨折时，由于失去锁骨的支撑稳定作用，使得颈部骨折移位明显而且很不稳定，称为浮动肩，应行锁骨切开复位，并用钢板固定。锁骨骨折复位固定后，肩胛颈骨折也即得到大致的复位而不必手术治疗，并可获得相对的稳定。

3. 肩峰骨折　无移位的肩峰骨折，保守治疗即可，以三角巾悬吊上肢，症状消失后早期功能锻炼。对移位的肩峰骨折、骨折不愈合的肩峰骨折，应切开复位内固定，以张力带钢丝或钢板螺钉内固定，肩峰基底部骨折不愈合的可能性较大，早期切开复位内固定是良好的选择。

4. 喙突骨折　EVres Ⅰ ~ Ⅲ型喙突骨折一般可行非手术治疗，用三角巾保护 3 周。Ⅳ型及 V 型的移位骨折多需手术复位以松质骨螺钉固定，喙突骨折合并臂丛神经受压迫或通过肩胛切迹部位的骨折合并肩胛上神经损伤，经肌电图检查证实有冈上肌和冈下肌麻痹时，应行手术探查。

5. 肩胛盂骨折　对大多数无移位和轻度移位的肩盂骨折可用三角巾或吊带保护，一般制动 6 周，早期开始肩关节功能锻炼。

盂缘的小片撕脱骨折，一般是肱骨头脱位时由关节囊、唇撕脱所致，前脱位时发生在盂前缘，后脱位时见于盂后缘。肱骨头复位后，采用三角巾或吊带保护 3 ~ 4 周。

根据 Ideberg 分类来决定手术方案。

Ⅰ型骨折：如骨折移位大于 1cm，骨折块占关节面 1/4 以上，即有可能造成不稳定，需手术治疗。

Ⅱ型骨折：肱骨头移位，盂肱关节不对称，关节面台阶超过 0. 5cm，即有手术指征。

Ⅲ型骨折：关节面台阶超过 0.5cm，同时关节上方悬吊复合体损伤，就应考虑手术。

Ⅳ型骨折：关节面台阶超过 0.5cm，上下方骨折块有分离，即有手术指征。

Ⅴ型骨折的手术指征是：关节面台阶超过 0.5cm，关节面分离，肱骨头移位，盂肱关节不对称，肩关节上方悬吊复合体损伤伴关节盂移位。

Ⅵ型骨折：由于盂窝严重粉碎，不论骨块移位与否或有无肱骨头半脱位的表现，都宜行切开复位。如果肩上方悬吊复合体有严重损伤，可手术复位、固定，改善盂窝关节面的解剖关系。

6. 治疗流程（图 5–17）

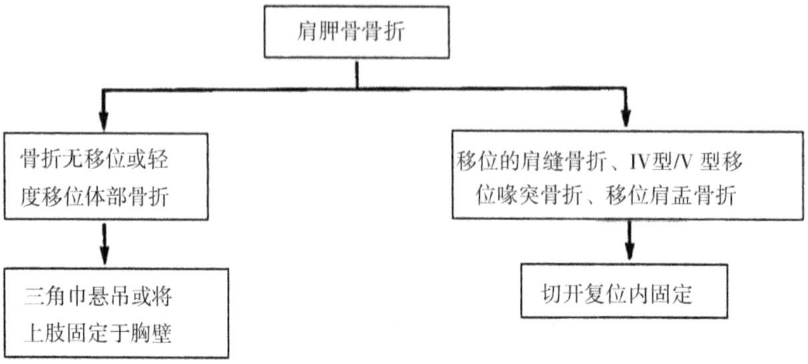

图 5–17　肩胛骨骨折治疗流程

四、预后评价

肩胛骨骨折极少需要做切开复位和内固定，大多数病例的处理为吊带悬挂上肢和早期主动活动，大多预后良好。少数骨折涉及关节内，移位较多或骨折不稳定时可能需要手术治疗，这部分患者如果处理不当可能引起肩关节疼痛和肩部功能障碍。肩胛骨骨折很少能获得令人满意的复位和内固定，幸运的是，即使有明显移位，结果常令人满意。

五、最新进展

由于肩胛骨骨折的复杂性及治疗方法的多样性，骨折的预后判定和疗效评价缺乏可比性和可信度。近来肩胛骨骨折的手术治疗有增多趋势，其最终疗效的评估仍需进一步研究。

第六章　下肢损伤

第一节　髋臼骨折

一、概述

髋臼骨折主要由于压砸、撞挤、轧碾或高处坠落等高能量损伤所致，多见于青壮年。由于其解剖复杂、骨折往往移位严重、手术暴露和固定困难等原因，以往治疗髋臼骨折多采用保守方法，但其最终的治疗结果往往不令人满意。因而，髋臼骨折的诊断和治疗对于多数骨科医师来说仍然具有挑战性，Letoumel 和 Judet 等经过长期艰苦的工作，为髋臼骨折的诊断和治疗奠定了基础。目前采用外科手术治疗髋臼骨折已成为治疗的主要方法。

分型：关于髋臼骨折的分类已有多种方法，其中以 Letoumel-Judet 分型最为常用。现重点对 Letoumel-Judet 分型及 AO 分型作一介绍。

1. Letournel-Judet 分型　Letoumel 和 Judet 主要根据解剖结构的改变进行分型，而不像大多数骨折分型那样，要考虑骨折的移位及粉碎程度，以及是否合并脱位等因素。根据髋臼前后柱和前后壁不同骨折组合，Letournel 和 Judet 将它们分为两大类、10 个类型的骨折。

（1）单一骨折。即涉及 1 个柱或 1 个壁的骨折，或 1 个单一骨折线的骨折（横断骨折），共有 5 个单一的骨折类型：

①后壁骨折：多见髋关节后脱位，髋臼后方发生骨折并有移位，但髋臼后柱主要部分未受累及。后壁骨折最常见，约占髋臼骨折的 23%。其放射学上有如下特点：前后位，可见一骨块影，与脱位股骨头重叠，臼后缘线缺如。其余 5 个放射学标记均完整。这种骨折与髋关节后脱位伴髋臼骨折不同：前者骨块大，多在 3.5cm × 1.5cm 以上，后者骨块小；前者无弹性固定，只需将伤肢伸直外展即可复位，但屈曲内收，可再脱位，后者手法复位后较稳定。闭孔斜位，对于后壁骨折最为重要：a. 可显示后壁骨折的大小。b. 股骨头可能处于正常位置，或处于半脱位及脱位。c. 前柱和闭孔环是完整的。髂骨斜位：a. 显示髋骨后缘、髋臼前缘及髂骨翼完整。b. 后壁骨折块和髂骨翼相重叠。CT 扫描检查：a. 可判断骨折块的大小、移位程度。b. 显示股骨头的位置。c. 最重要的是显示有无边缘压缩骨折。d. 关节内有无游离骨折块。

②后柱骨折：多见于髋关节中心性脱位，少数见于髋关节后脱位，其骨折发生率约为 3%。骨折始于坐骨大切迹顶部附近，于髋臼顶后方进入髋臼关节面，向下至髋臼窝、闭孔及耻骨支，但并不累及髋臼顶。后柱骨折的放射学特点如下：前后位，髂坐线、后缘线断裂，髋臼顶、髂耻线、前缘及泪滴完整；股骨头随骨块向内移位。闭乳斜位，显示前柱完整，偶尔可看到股骨头后脱位。髂骨斜位，清楚地显示

后柱骨折移位程度，而前缘完整。CT 扫描检查：a. 在髋臼顶部的骨折线为冠状面。b. 显示股骨头伴随后柱骨折的移位程度。c. 通常可看到后柱向内旋转。

③前壁骨折：见于髋关节前脱位，其发生率最低，约为 2%。骨折线通常从髂前下棘的下缘始，穿过髋臼窝底，达闭孔上缘的耻骨上支。其放射学上有如下表现：前后位，前缘出现断裂；髂耻线在其中部断裂。闭孔斜位，完整地显示斜方形的前壁骨折块；后缘完整；显示闭孔环断裂的部位——坐耻骨切迹处。髂骨斜位，显示髋骨后缘及髂骨翼完整；可见前壁骨折面。CT 扫描检查：显示前壁骨折的大小及移位程度。

④前柱骨折：前柱骨折的发生率为 4% ~ 5%。骨折线常起于髂嵴，终于耻骨支，使髋臼前壁与髋臼顶前部分离，也可起于髂前上棘与髂前下棘之间的切迹而向耻骨角延伸。此外，当骨折线位置较低时则由髂腰肌沟向耻、坐骨支移行部延伸并累及前柱下部。其典型的放射学表现为：前后位，髂耻线和前缘断裂；泪滴常常向内移位；闭孔环在耻骨支处断裂。闭孔斜位，对前柱骨折很重要，可看到股骨头随前柱骨折的移位程度、闭孔环断裂的部位；髋后臼缘完整。髂骨斜位，髋骨后缘完整；可看到竖起的骨块的截面。CT 扫描检查：显示前柱有移位程度和方向；可看到后柱是完整的。

⑤横断骨折：典型的横断骨折系骨折线横形离断髋臼，将髋骨分为上方的髂骨和下方的坐、耻骨。骨折可横穿髋臼的任何位置，通常位于髋臼顶与髋臼窝的交界处，称为顶旁骨折；有时骨折线也可经髋臼顶，称为经顶骨折；偶尔骨折线也可经过髋臼窝下方，称为顶下骨折。发生横断骨折其坐、耻骨部分常向内侧移位而股骨头向中央脱位。横断骨折占整个髋臼骨折的 7% ~ 8%。其放射学表现为：前后位，4 个垂直的放射学标记（髂耻线、髂坐线、前缘和后缘）均断裂；闭孔环完整，股骨头随远折端向内移位。闭孔斜位，为显示横断骨折的最佳位置，可看到完整的骨折线；闭孔环完整；显示骨折向前或后移位的程度。髂骨斜位，显示后柱骨折的移位程度及后柱骨折在坐骨大切迹的位置。CT 扫描检查：可判断骨折线的方向，在矢状面骨折线呈前后走向。

（2）复合骨折。至少由 2 个单一骨折组合起来的骨折为复合骨折。

①“T”形骨折：系在横行骨折基础上合并下方坐、耻骨的纵形骨折，这一纵形骨折垂直向下劈开闭孔环或斜向前方或后方，当纵形骨折线通过坐骨时闭孔可保持完整。与横形骨折相似的是，发生“T”形骨折时髋臼顶多不累及。“T”形骨折约占髋臼骨折的 7%。其放射学表现复杂，主要表现是在横形骨折的基础上存在着远端前后柱的分离，所以，除横形骨折的所有放射学表现外，还有以下特点：前后位片上远端的前后柱有重叠，泪滴和髂耻线分离；闭孔斜位上看到通过闭孔环的垂直骨折线；髂骨斜位上可能发现通过四边体的垂直骨折线。CT 扫描检查：前后方向骨折线的基础上，有一横形骨折线将内侧部分分为前后 2 部分。

②后柱合并后壁骨折：此类型骨折的发生率为 4% ~ 5%。其放射学表现如下：前后位，髂耻线和前缘完整，髂坐线断裂并向骨盆入口缘的内侧移位，可发现有股骨头的后脱位及后壁骨折块。闭孔斜位，可清楚地显示后壁骨折的大小及闭孔环的破裂；髂耻线完整。髂骨斜位，显示后柱骨折的部位及移位程度；证实前壁骨折完整。CT 扫描检查：所见同后壁骨折及后柱骨折。

③横断合并后壁骨折：约占 19%，在所有复合骨折中，仅次于双柱骨折而排在第 2 位。其放射学表现为：前后位，常见股骨头后脱位，有时可见股骨头中心脱位；4 个垂直的放射学标记（髂耻线、髂坐线、前缘和后缘）均断裂；泪滴和髂坐线的关系正常，闭孔环完整。闭孔斜位，可清晰显示后壁骨折的形状和大小；显示横断骨折的骨折线及移位闭孔环完整。髂骨斜位，可显示后柱骨折部位及移位程度；髂骨翼和髋臼顶完整。CT 扫描检查：所见同后壁骨折及横断骨折。

④前壁或前柱合并后半横形骨折：指在前壁和（或）前柱骨折的基础上伴有 1 个横断的后柱骨折，其发生率为 6% ~ 7%。前后位及闭孔斜位，可显示骨折线的前半部分，髂耻线中断并随股骨头移位，髂坐线及髋臼后缘线则因横断骨折而中断。髂骨斜位，显示横断骨折位于髋骨后缘。

⑤完全双柱骨折：2 个柱完全分离，表现为围绕中心脱位股骨头的髋臼粉碎骨折。其发生率高，约占 23%。前后位，股骨头中心脱位，髂耻线、髂坐线断裂，髋臼顶倾斜，髂骨翼骨折，闭孔环断裂。闭孔斜位，可清楚地显示分离移位的前柱骨折，移位的髋臼顶上方可见形如“骨刺”的髂骨翼骨折断端，

此为双柱骨折的典型特征。髂骨斜位，显示后柱骨折的移位及髂骨的骨折线。CT扫描检查：可显示髂骨翼骨折；在髋臼顶水平，前后柱被一冠状面骨折线分开。

2. AO分型　在Letoumel-Judet分类的基础上，AO组织根据骨折的严重程度进一步将髋臼骨折分为A、B、C3型。

A型：骨折仅波及髋臼的1个柱。

A1：后壁骨折。

A2：后柱骨折。

A3：前壁和前柱骨折。

B型：骨折波及2个柱，髋臼顶部保持与完整的髂骨成一体。

B1：横断骨折及横断伴后壁骨折。

B2："T"形骨折。

B3：前壁或前柱骨折伴后柱半横形骨折。

C型：骨折波及2柱，髋臼顶部与完整的髂骨不相连。

CI：前柱骨折线延伸到髂骨嵴。

C2：前柱骨折线延伸到髂骨前缘。

C3：骨折线波及骶髂关节。

二、诊断

临床主要表现为髋关节局部疼痛及活动受限，如并发股骨头脱位则表现为相应的下肢畸形与弹性固定。当发生髋关节中心脱位时，其疼痛及功能障碍均不如髋关节前、后脱位，体征也不明显。脱位严重者可表现患肢短缩。同时应注意有无合并大出血、尿道或神经损伤，以及其他部位有无骨折。

三、治疗

对于髋臼骨折，在治疗前应对患者进行全面、详细的评估，这些评估包括：患者的一般状况、年龄、是否合并其他损伤及疾病、骨折的情况、是否合并血管神经的损伤等。髋臼骨折多为高能量损伤，合并胸腹脏器损伤以及其他部位的骨折比例较高，常因大出血导致休克，在治疗上应特别强调优先处理那些对于生命威胁更大的损伤及并发症。关于髋臼骨折的治疗目前意见尚未完全统一，多数意见主张对骨折块无移位或较小移位者应行下肢牵引，对骨折块移位较大或股骨头脱位者则先行闭合复位及下肢牵引，对效果不满意者则应尽早行手术复位及内固定治疗，对无法行早期手术治疗者可非手术治疗，后期视病情行关节重建手术。

（一）非手术治疗

1. 适应证

（1）年老体弱合并全身多脏器疾病，不能耐受手术者。

（2）伴有严重骨质疏松者。

（3）手术区域局部有感染者。

（4）无移位或移位<3mm的髋臼骨折。

2. 非手术治疗的方法　患者取平卧位，采用股骨髁上或胫骨结节牵引，牵引重量不可太大，以使股骨头和髋臼不发生分离为宜。牵引时间一般为6～8周，去牵引后不负重做关节功能锻炼；8周后渐开始负重行走。

（二）手术治疗

1. 适应证　对髋臼骨折移位明显、骨折累及髋臼顶负重区或股骨头与髋臼对合不佳者，应手术复位及内固定。髋臼骨折的移位程度较难掌握，目前多数意见将3mm作为标准，当骨折移位超过3mm时一般应手术治疗。如骨折线位于髋臼顶负重区，尽管髋臼骨折移位较轻，但髋关节的稳定性较差，此时仍应考虑手术治疗。

2. 手术时机　除开放性损伤或股骨头脱位不能复位外，对髋臼骨折一般不做急诊手术。Letoumel 根据从髋臼受伤到接受手术治疗的时间，将髋臼骨折、手术治疗分为 3 个时间段（从受伤当天至伤后 21d，从伤后 21 ~ 120d，伤后超过 120d 进行临床对比研究认为，内固定在 2 周内完成的髋臼骨折，其治疗效果优良率超过 80%；如果时间超过 21d，由于有明确的病理改变出现在髋臼的周围软组织中，增加了手术显露、复位和固定的难度，影响术后效果。因此，多数学者认为，最佳手术时机一般为伤后 5 ~ 7d。

3. 术前准备　术前应对患者进行全面、细致的检查，对影像学资料应周密分析，根据骨折类型，确定手术方案，做到对手术途径、步骤以及术中可能遇到的困难心中有数。术前患者应常规备皮及清洁肠道，留置导尿，术前应用抗生素。

4. 手术入路　Letoumel 认为任何手术入路都无法满足所有类型髋臼骨折的需要，如果手术入路不当，则可能无法对骨折进行复位的固定，对于一特定类型的髋臼骨折而言，总有一个合适的手术入路。常用的主要手术入路有：Kcher-Langenbeck 入路；髂腹股沟入路；延长的髂股入路等。

一般来说，髋臼骨折类型是选择手术入路的基础。作者推荐的手术入路选择如下。

（1）对于后壁骨折、后柱骨折及后柱合并后壁骨折，一定选择后方的 Kocher-Langen-beck 入路。

（2）对于前壁骨折、前柱骨折及前壁或前柱合并后半横形骨折，应选择前方的髂腹股沟入路。

（3）对于横断骨折，大部分可选用：Kocher-Langenbeck 入路，如果前方骨折线高且移位大时，可选髂腹沟入路。

（4）对于横断伴后壁骨折，大部分可选用。Kocher-Langenbeck 入路，如果前方骨折线高且移位大时，可选前后联合入路。

（5）对于“T”形骨折和双柱骨折，则应进行具体分析，大部分“T”形骨折可经 Koc-her-Langenbeck 入路完成，大部分双柱骨折可经髂腹股沟入路完成。

5. 术中复位与内固定　髋臼解剖复杂，骨折固定困难。需要专用的复位器械和内固定物。最常用的器械包括各种型号的复位钳和带有柄的 Schanz 螺钉等。复位钳主要用于控制骨折块的复位，Schanz 螺钉拧入坐骨结节可控制后柱或横行骨块的旋转移位。而内固定材料为各种规格的重建钢板和螺钉。髋臼骨折的复位没有固定的原则，每一具体的骨折类型采取不同的方法。一般应先复位并固定单一骨折块，然后再将其他骨折块与已固定的骨折块固定到解剖复位。钢板放置前一定要准确塑形，以减少骨折端的应力。在完成固定后，检查髋关节的活动，同时注意异常声音或摩擦感，如有异常，可能有螺钉进入关节内。术中应行 C 臂透视以检查骨折复位及内固定情况。

术后伤口常规负压引流 24 ~ 72h。如果复位和固定牢靠，术后一般不需牵引。尽早开始髋关节功能锻炼，有条件者应使用连续性被动运动（CPM）器械进行锻炼，注意预防深静脉血栓形成（DVT）及肺栓塞。术后应定期复查 X 线片，以了解骨折愈合情况。开始负重时间应视骨折严重程度及内固定情况而定，但完全负重时间不应早于 2 个月。

第二节　髋关节后脱位

一、发病机制

无论是何种运动损伤，髋关节损伤的病理机制都有以下 3 个方面因素：①屈曲的膝关节前缘受到撞击。②膝关节伸直的情况下足底受到撞击。③大转子受力。极少数的情况下，暴力从后侧作用在骨盆上，而同侧的膝或足构成反作用力。髋关节后脱位多由间接暴力引起，当髋关节屈曲 90° 位，过度的内收并内旋股骨干，使股骨颈前缘以髋臼前缘处为支点形成杠杆作用；当股骨干继续内旋并内收时，股骨头受杠杆作用而离开髋臼，造成后脱位。当髋关节屈曲 90° ，外力作用于膝部沿股骨干方向向后，或外力作用于骨盆由后向前，亦可使股骨头向后脱位。有时可合并髋臼后缘或股骨头骨折。

没有系安全带的司机，在紧急刹车的时候，躯体以踩在刹车板上的右下肢为轴旋转向前，左膝在屈膝屈髋 90° 时撞击仪表盘。这样可以导致股骨头后侧脱位，通常不伴有骨折。如果髋关节屈曲较少，股骨头撞击髋臼后侧和后上部分，导致骨折脱位。

在股骨头脱出髋臼的时候可以导致股骨头骨折、压缩和划痕，在股骨头向前和后脱位撞击盂唇的时候，剪切力可以发生在股骨头上表面，前上面和后上面，圆韧带撕脱骨折经常可以见到。撕脱块可以从很小的软骨块到大的骨软骨块。这些松动的骨块可以在复位后卡在关节间隙内。不取出这种碎块可以导致游离体症状和关节软骨损害。

伴随股骨颈骨折的髋关节脱位可以由两种机制造成。首先暴力造成髋关节脱位，由于暴力仍未消散，股骨头顶在骨盆上，造成股骨颈和股骨干骨折；另一种机制是医源性损伤，在手法复位的时候导致股骨颈骨折。在所有报道的医源性股骨颈骨折中，都有股骨头骨折。这可能是由于外伤时股骨头吸收了大部分的暴力，导致没有移位的股骨颈骨折，这种骨折很难在复位前的 X 片上发现。因而，在复位之前必须认真观察股骨颈部有没有无移位骨折。另外，复位必须轻柔和控制力度，必须避免杠杆复位的方法。

二、分类

髋关节后脱位综合分型（图 6-1）。

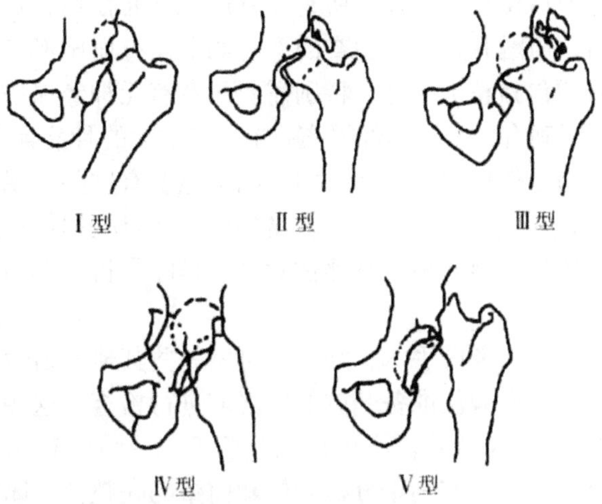

图 6-1　髋关节后脱位综合分型

Type Ⅰ：没有严重伴发骨折，复位后没有临床不稳。

Type Ⅱ：难复性脱位，没有严重的股骨头和髋臼骨折（复位指全麻下复位）。

Type Ⅲ：复位后不稳定或伴有关节内骨块，盂唇、软骨嵌顿。

Type Ⅳ：伴随需要重建稳定性或髋臼形态的骨折。

Type Ⅴ：伴随股骨颈或股骨头骨折（包括凹陷骨折）。

依据股骨头相对于髋臼的位置和伴有的髋臼、股骨近端骨折。Thompson 和 Epstein 将髋关节后脱位分为 5 个类型。

Ⅰ型：脱位伴有或不伴有微小骨折。

Ⅱ型：脱位伴有髋臼后缘孤立大骨折。

Ⅲ型：脱位伴有髋臼后缘的粉碎骨折，有或无大的骨折块。

Ⅳ型：脱位伴有髋臼底部骨折。

Ⅴ型：脱位伴有股骨头骨折。

历史上中心性脱位一词是指不同类型的髋臼内壁骨折后，股骨头向内移位。准确说应该属于髋臼骨折部分，现在临床已逐渐不用这个术语了。

三、临床表现

有髋关节脱位和骨折脱位的患者会感到非常不舒服，患者无法活动患肢，可能有患肢远端麻木。外伤常常是由高能量创伤造成，比如交通事故，工业事故或从高处坠落。

复合伤的患者常常感到多处疼痛而无法明确说出特定位置的损伤。胸腹部、脊柱、四肢都会导致功能障碍而且表现不同。很多患者在到达急诊室的时候已经反应迟钝或意识不清而无法配合医生检查和评估。

单纯髋关节后脱位的患者表现为髋关节屈曲、内收、内旋和肢体短缩。虽然单纯的髋关节脱位容易诊断，但在伴有同侧肢体损伤的时候这些脱位的典型表现会改变，当髋关节脱位伴有同侧髋臼后壁或后柱骨折时下肢会维持在中立位，下肢短缩则不明显。同侧股骨或胫骨骨折也会影响脱位的表现。

正常骨盆平片上股骨头的大小应该对称，关节间隙也是均匀对称。髋关节脱位患者的 X 片除了头臼关系改变外，后脱位的患者股骨头会显得较小，而在前脱位的患者则表现较大。正常的 Shenton 线应该光滑连续。大小转子的关系提示髋关节旋转的位置。同时也要注意股骨干是否处在内收或外展的位置，股骨干在后脱位处于内收位，前脱位则处于外展位。

四、治疗

在处理高能量损伤患者时，医生应想到可能存在的髋关节脱位。所有钝器损伤导致精神异常或伴有局部体征和症状，必须拍骨盆前后位片。同样，所有伴有严重下肢损伤、脊柱损伤或胸腹部损伤的患者必须拍摄骨盆前后位片。当然，清醒并且配合检查的患者如果没有血压不稳和局部症状体征就没有必要拍摄骨盆片。初次体格检查必须包括整个肢体。特别需要注意有无神经损伤。坐骨神经损伤很常见，在进行闭合或开放复位之前必须明确有无坐骨神经损伤，在一些重大的骨盆骨折还常伴有腰骶丛神经损伤。膝关节前侧的皮肤擦伤提示了暴力作用的部位和方向。如果患者有这些发现，还须排除是否有潜在的膝关节韧带损伤，髌骨骨折或股骨远端骨软骨骨折。骨盆环损伤和脊柱损伤也是常见的并发伤，必须注意这些部位的检查。最后，在手法复位前必须认真评估股骨颈排除骨折。必须拍摄股骨近端正位片来评估这个部位。

髋关节脱位的诊断确立后，如果考虑手术，则必须再做一些其他放射学检查。通常这些检查是在成功闭合复位后进行，有时候在难复性脱位准备开放复位之前进行检查。这些额外的检查包括以脱位的髋关节为中心摄前后位和内外旋 45° X 线片。必须仔细分析正位片明确有无骨软骨块嵌顿和关节间隙不对称。髂骨斜位片投射角度垂直后柱，有利于分析后柱和前壁的完整性。闭孔斜位可以很好地评估前柱和后壁。

CT 对于判断有无伴发的髋关节骨折很有帮助。隐形骨折、划痕骨折和其他骨折都能在 CT 上看清楚，同时能准确判断骨折块大小及移位的严重程度。能够评估股骨头，发现小的嵌顿碎片，判断股骨头和髋臼的一致性。如果在一个没有脱位表现的髋关节 CT 图像上的有气泡现象，提示关节曾脱位再自动复位。磁共振在髋关节创伤脱位中的价值并不明确。最近许多研究报道磁共振可以判断有无盂唇破裂、股骨头挫伤和微骨折、坐骨神经损伤、关节内碎片和骨盆静脉栓塞。特别是在 CT 正常但不稳定的髋关节中，MR 有助于判断潜在的盂唇破损。同位素扫描并不适合外伤性髋关节脱位后成像。Meyers 等建议用同位素扫描预测髋关节脱位后的股骨头改变，但是研究并没有显示这个方法有多少价值。

许多研究显示髋关节维持脱位的时间和后期的股骨头坏死有关，因而早期复位最重要，而伴随的髋臼和股骨头骨折可以亚急性处理。由于髋关节脱位患者经常伴有复合伤，一些伴有头部，腹部或胸部损伤的患者在进行全麻的时候可已进行快速闭合复位。在急诊室需要气管插管的患者也可以在气管麻醉下进行闭合复位。复位后髋关节稳定的患者可以进行牵引固定，但是牵引不一定必要。不稳定的髋关节脱位伴有骨折患者需要骨牵引，注意后侧不稳的患者保持患髋轻度外展外旋。进一步的手术治疗须等全身情况稳定后进行。

（一）闭合复位

快速复位是初步处理的目的。无论脱位的方向如何都可以用仰卧位牵引复位。如果有条件的话，最好在全麻下复位。如果不便立即进行全麻，可以在静脉镇静作用下进行闭合复位。注意在患者镇静起效前不要做复位的动作。

1. Allis 手法复位见（图 6–2）。患者仰卧于低平板床上或地上。术者站在患髋侧旁，一助手固定骨盆，术者一手握住患肢踝部，另一前臂屈肘套住腘窝。徐徐将患髋和膝屈曲至 90° ，以松弛髂股韧带和髋部肌肉，然后用套在腘窝部的前臂沿股骨干长轴用力持续向上牵引，同时用握踝部的手压小腿，并向内外旋转股骨，以使股骨头从撕裂关节囊裂隙中回到囊内，此时多可感到或听到股骨头纳入髋臼的弹响，畸形消失，然后伸直外展患肢，此手术成功的关键是手法轻柔，稳妥，以松解肌肉和减轻疼痛，如肌肉松弛不够好，术者不能把股骨头拉到髋臼附近，另一助手可用手将大转子向前下推，协助复位。

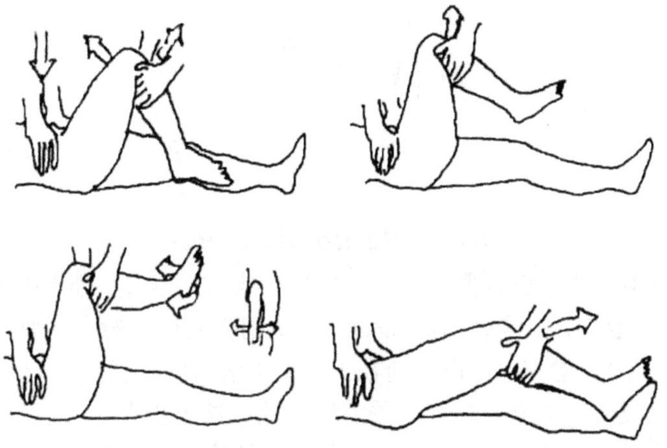

图 6–2　AJlis 复位手法

2. Bigclon 手法复位　见（图 6–3）。患者仰卧位，助手双手置于患者双侧髂前上棘固定骨盆，操作者一手握住患肢踝部，另一前臂置于患者屈曲的膝关节下方，沿患者畸形方向纵向牵引，然后于持续牵引下，保持内收内旋位，屈髋 90° 或 90° 以上。然后外展、外旋、伸直髋关节，股骨头进入髋臼内。即划一“问号”的方法，左侧为正问号，右侧为反问号，此方法需十分稳妥，不可猛力，其杠杆作用有发生股骨颈骨折的可能。

3. Stimson 的重力复位　法见（图 6–4）。患者俯卧于手术台上或车上，患肢下垂于桌边外，操作者握住小腿使髋膝关节屈曲 90° ，一助手固定骨盆，屈曲膝关节，在小腿后面施加纵向向下牵引，同时轻柔地内外旋股骨协助复位。

以上 3 种方法中，以 1、3 方法比较稳妥安全，也是最常用的复位方法。需注意的是由于有很大比例的患者具有复合伤，俯卧位有可能加重其他损伤。Bigclon 法在旋转复位时可能增加股骨颈骨折的风险。复位后应立即去拍摄髋关节正侧位片和骨盆正位片。分析 X 片确定关节对位是否良好，如果有髋臼骨折，则需要拍 Judet 位片。根据术后的体检和影像学检查，决定进一步的治疗方案，有不稳或髋臼内嵌顿的多需要手术治疗。

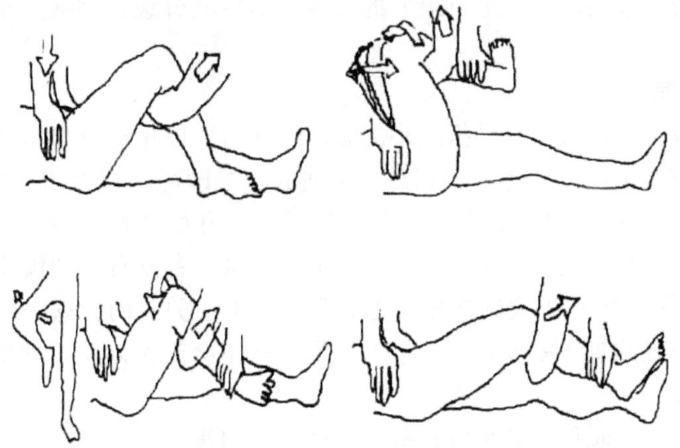

图 6–3　Bigclon 手法复位

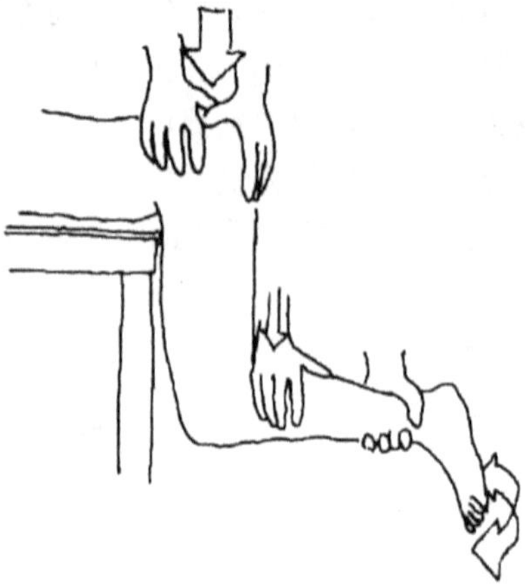

图 6-4 Sdmson 的重力复位法

如果静脉镇静下复位不成功，患者需要到手术室进行麻醉下复位，如果麻醉下复位仍然不能复位则需要立即切开复位。在开放复位前，应该拍摄 Judet 片，这两张斜位片对评估髋臼和制定手术计划很重要。条件允许的话，在复位前行 CT 检查，可以判断在平片上无法看清的关节内骨块或股骨头损伤。

一旦 X 线检查确定已复位，应立即检查髋关节稳定性。这个步骤最好在患者仍然处在静脉镇静作用下进行。如果有大的后壁或后上壁骨折，不应进行稳定性检查。在出现髋臼前后柱骨折移位的时候也不应做稳定性检查。髋关节屈曲至 90° ~ 95° 、旋转中立位，分别在内收外展和中立位，从前向后施加力量，如果感觉有半脱位，患者需要进一步检查诊断，牵引甚至手术。如果患者是清醒的，可能帮助医生判断有无不稳。Larson 回顾性研究了一系列髋关节脱位发现在 17 例明显放射学不稳或关节对合不良的患者中，每一个都最后发展成创伤性关节炎。因而最重要的原则是：如果有不稳，就需要手术探查和修复。

成功闭合复位和稳定性检查之后，患者应进行牵引等待 CT 检查。如果髋关节是稳定的，简单皮肤牵引就足够，于轻度外展位牵引 3 ~ 4 周，即可扶双拐下地活动，但 2 ~ 3 个月内患肢不负重，以免缺血的股骨头因受压而塌陷，伤后每隔 2 月拍摄 X 线片 1 次，大约在 1 年左右证明股骨头血供良好，无股骨头坏死方可离拐，逐渐恢复正常活动。复位后如果不稳，或有骨块或关节对合不良，应采用胫骨结节牵引，根据髋关节不稳的方向适当调整骨钉的方向。髋关节后侧不稳骨钉应从前外向后内，这样可以使下肢轻度外旋保持髋关节稳定，如果是前侧不稳则做相反的调整。

两种情况下可以考虑 MR 检查，一种是在没有髋臼壁骨折或关节内碎块，但是髋关节不稳定的情况下需要做 MRI 检查。MRI 可以发现一些髋臼盂唇撕脱。第二种情况是在平片和 CT 上显示无法解释的髋臼间隙增宽，MRI 可以显示嵌顿的骨块或软组织。MRI 是理想的了解关节间隙异常增宽原因的方法。因为它可以鉴别是盂唇嵌顿，关节软骨嵌顿或者仅仅是血肿。

体格检查和影像分析结束后，可以进行最后的分级。最后的分级根据最严重的损伤决定。根据最终的分型来决定治疗方案。

（二）各种脱位的处理

Ⅰ型：脱位指单纯脱位，没有伴发骨折或小的髋臼缘骨折。体格检查显示良好的稳定性，不需要手术介入。这些患者予以皮肤牵引，在患者感到没有不适的时候即可开始被动关节活动锻炼，6 周内避免髋关节屈曲超过 90° 和内旋超过 10° ，关节肿胀消退后可以开始扶拐下地活动，建议扶拐 6 ~ 8 周，扶拐的时间根据患者获得正常的肌力和正常的步态决定。如果患者没有达到预计的恢复可以进行 X 线片检查。如果 CT 上显示的关节内小碎块处在髋臼陷窝而不是卡在关节内，这个骨块就没有什么意义。这是非关节区域，在这个位置的骨块就像在膝关节外侧沟一样不会产生症状。如果患者后期出现症状，就有必要考虑手术取出碎片。

Ⅱ型：指无法闭合复位的脱位。如果股骨头已经回到髋臼窝而关节间隙增宽，根据导致间隙增宽的原因，最终的分型一般是Ⅲ、Ⅳ或Ⅴ型。如果难复性髋关节脱位在术中诊断是由于软组织嵌顿的原因，分型还是属于Ⅱ型。Proctor 报道梨状肌缠绕股骨颈导致无法复位。Bucholz 和 Wheeless 报道 6 例难复性髋关节后侧脱位，手术显露和尸体解剖发现髂股韧带一部分宽阔的基底部连同后壁移位的骨块阻挡了后侧脱位的股骨头回纳髋臼。

不管是什么原因导致Ⅱ型脱位，应该立即切开，采用 Kocher–Langenbeck 切口。手术中在复位之前，应该先检查髋关节，骨折块是否和缺损大小一致。关节要彻底冲洗去除碎块和碎屑。注意髋臼和股骨头软骨的损伤，在正确的牵引下，轻柔的手法复位，在大转子上使用骨钩牵引有利于增加关节间隙观察。直接在股骨头上用力使其复位可以避免下肢强力牵拉和扭转。成功复位后，检查稳定性，如果在屈髋 90° 的情况下后推仍然保持稳定，术后处理和Ⅰ型一样。如果发现关节不稳，需要探察明确原因。广泛的关节囊撕裂和盂唇破裂应该修复。关节内碎片嵌顿也是不稳的原因之一，术中检查 X 线可以帮助判断有无碎片嵌顿导致的关节间隙增宽。如果伴有股骨头或髋臼骨折，必须做内固定。

当面对一个广泛的髋臼骨折或难复性髋关节，应谨慎的做有限的切口进行手术和复位，全面的骨折内固定应该在伤后 3 ~ 10 天，血压稳定后进行。分阶段治疗重建更为可靠，理由如下：第一，在扩大的切口进行髋臼骨折复位内固定不利于一个严重损伤患者的看护；第二，立即髋臼手术导致大量失血，包括潜在的大量失血；第三，复杂髋臼骨折要求认真术前分析和计划，并需要转到有经验的医生那里治疗。

Ⅲ型脱位：没有伴发骨折，但是复位后的检查显示不稳或术后的影像学检查显示骨软骨或单纯软骨片或移位的盂唇嵌顿在关节间隙。如果没有伴发骨折也没有碎片嵌顿的髋关节复位后不稳，需要查 MRI。如果 MRI 图像显示广泛的盂唇分离，需要手术修复，小的盂唇分离和破裂或韧带和关节囊破裂更适合采用支具限制髋关节在稳定的范围内活动。如果支具固定 6 周后仍然不稳定则考虑手术探查和修复。关节内碎片不仅阻止关节复位，同样会导致关节软骨磨损。无论哪一种情况，如果碎片太小无法复位固定则必须取出。认真考虑切口以利取出碎片（见图 6–5）。切开关节囊的时候必须沿着髋臼缘切开以保护股骨头的血供。

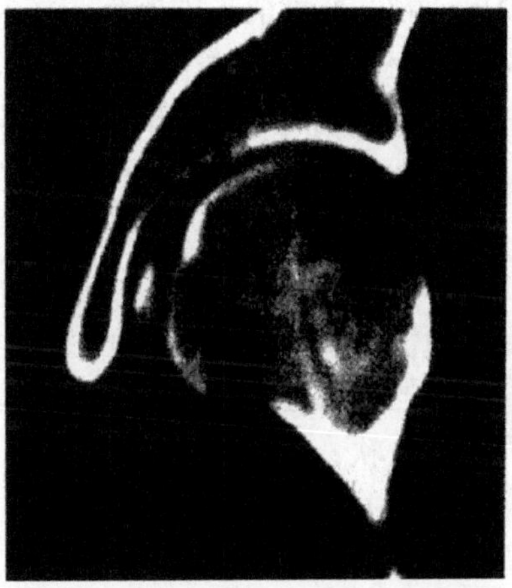

图 6–5　CT 显示髋关节内碎片

注意取出所有 CT 上发现的碎片。好的器械有利于取出碎片。有时候必须脱位髋关节来取出碎片。强力的脉冲灌洗有利冲出小的碎屑。术中必须 X 线检查并对比健侧明确关节对位情况，检查关节稳定性，了解稳定的活动范围。必要时术后再使用支具 6 周保持关节在安全范围活动。患者使用拐杖根据情况逐步下地活动，配合积极髋关节周围肌肉锻炼。肌力恢复后可在 6 周后弃拐。

关节镜仍处在发展中，最终可能对取出关节内碎片有意义。手术需要牵引，可以使用牵引床或 AO/ASIF 股骨牵引器。术中需要透视监视下以安全插入关节镜器械。术后处理和切开手术一样。

Ⅳ型脱位：指伴有大的髋臼骨折块，需要手术重建。手术可以重建髋臼的稳定性（图 6–6）。移位的髋臼柱骨折需要手术固定重建关节平整性。Letoumel 和 Judet、Mears 和 Matta 指出，成功骨折内固定后的效果令人满意。

Ⅴ型脱位：股骨头骨折伴髋关节脱位远期疗效都很差。Butler 做了一个治疗股骨头骨折的前瞻性研究。闭合复位不能解剖复位的股骨头骨块采用内固定，10 个患者中没有 1 个结果好的。Mast 报道一种抬举股骨头凹陷骨折的技术。将凹陷骨折处抬升，松质骨填压软骨下骨，不需要使用内固定，目前这种方法的远期疗效仍待验证。

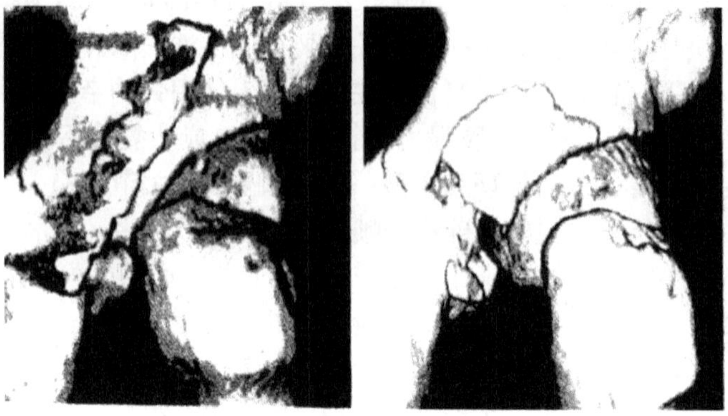

图 6-6 手术重建髋臼稳定性

第三节 髋关节前脱位

前脱位发生率远较后脱位低。Thompson and Epstein 根据股骨头的位置和伴随的髋臼骨折进行分类。文献报道仅占创伤性髋脱位 10% ~ 12%。长期随访研究显示前脱位的预后更差，这可能是由于相应的股骨头损伤所致。

（一）发病机制

作用机制以杠杆作用为主，当患髋因外力强力外展时，大转子顶端与髋臼上缘相接触。患肢再稍外旋，迫使股骨头由关节囊前下方薄弱区脱出，髋关节囊前下方撕裂。如果发生车祸时驾驶员并没有意识到危险，右脚常是放在油门踏板上，髋关节外旋外展。在这个位置，膝关节的内面撞击仪表盘，导致右髋极度外展外旋并向前脱位。髂股韧带一般保持完整。股骨头可向前下移位，停留在闭孔内或向上向前移位，停留于耻骨上支平面，偶尔能引起股动静脉循环障碍，或伤及股神经。

（二）分类

前脱位综合分类法。

Type Ⅰ：没有严重并发骨折，复位后没有临床不稳。

Type Ⅱ：没有严重股骨头和髋臼骨折的难复性脱位（指全麻下复位）。

Type Ⅲ：不稳定髋或伴有关节内骨块，软骨块，盂唇嵌顿。

Type Ⅳ：伴有需要重建髋关节稳定性或关节平整性的骨折。

Type Ⅴ：伴有股骨头或股骨颈骨折（骨折或凹陷）。

Epstein 将髋关节前脱位分类如下：

（1）耻骨方向（向上）。

①不伴有骨折（单纯）。

②伴有股骨头骨折。

③伴有髋臼骨折。

（2）闭孔方向（向下）。

①不伴有骨折（单纯）。

②伴有股骨头骨折。

③伴有髋臼骨折。

（三）临床表现

髋关节前脱位表现为下肢维持于外展和外旋、微屈的位置，并较健肢为长。在闭孔或腹股沟附近可触到股骨头，髋关节功能完全丧失，被动活动时引起疼痛和肌肉痉挛。有明确外伤史，X 线片可见股骨头在闭孔内或耻骨上支附近。

（四）治疗

对新鲜髋前脱位的治疗应尽早在麻醉下手法复位。

1. 整复手法　患者仰卧位，麻醉方法同后脱位，一助手把住骨盆，另一助手握住小腿，屈膝90°，徐徐增加髋部外展，外旋及屈曲，并向外方牵引即加重畸形手法，使股骨头与闭孔或耻骨上支分离。此时术者站在对侧，一手把住大腿上部向外下按压，一手用力将股骨头向髋臼内推进，同时在牵引下内收患肢，当感到股骨头纳入髋臼的弹响时即已复位，放松牵引后畸形消失，如手法复位失败，应早期切开复位。

2. 术后处理　与后脱位同，但在术后牵引固定时，应保持患肢于内收内旋伸直位。对极少数闭合复位失败者，不宜多次重复，应立即切开复位。造成复位失败的原因，多为嵌入软组织，如股直肌、髂腰肌和撕裂关节囊及股骨头嵌入关节囊的“扣眼”引起，Epstein 报道了前脱位后髂腰肌阻挡复位的情况。手术可以用 Smith–Peterson 入路，但是这个切口容易损伤股神经和股动静脉。可以采用其他一些暴露前侧关节囊的切口降低这种危险。复位后行皮牵引 3 周，然后扶拐下地行走。在闭孔脱位中，由于股骨头与闭孔前外侧相撞，易发生股骨头前上方压缩骨折，有些作者建议在当 CT 片上显示股骨头压缩 >2mm 时，应撬起压缩部位并植骨。

第七章　关节置换术

第一节　髋关节置换术

一、髋关节置换术的历史回顾

髋关节置换术不仅可以矫正髋关节畸形、消除疼痛、改善关节功能，而且大大提高患者的生活质量。因此在20世纪没有哪项骨科技术能像髋关节置换术那样同时吸引医学界和公众的高度关注。

一般认为，截骨后将软组织置于截骨端之间，是第1例髋关节成形术（Murphy），再加上Gluck发明的将象牙球安放到股骨颈上，并用螺钉和骨胶固定的技术掀开了全髋关节置换术的进程。髋关节置换术能够达到今天的效果，凝聚了无数骨科医师、材料学和工程技术人员的不懈努力和不断追求探索。它是在原始的髋关节成形术基础上，经历无数次失败逐渐发展而形成的。

（一）髋臼杯成形术

Smith–Peterson和他的同事观察到在从患者大腿内取出的玻璃碎片上有一层类似滑膜组织形成，由此推理用玻璃来做髋臼杯是否也会引起滑膜的生长，从而取得髋臼成形术的成功呢？他在1923年实施了第1个用玻璃材料的髋臼成形术。因为玻璃容易破碎，Venable和Stuck使用牙科的铬、钴和钼等合金（商品名Vitallium）材料来作为髋臼杯，随后Smith–Peterson在大量的实验中都用Vitallium作为髋臼杯材料。在临床回顾性研究中，做了髋臼成形术的患者只有半数成功地解除了疼痛；另外，髋臼成形术也不能解决骨缺损或畸形（如肢体短缩）等问题。尽管如此，髋臼成形术激发了人们对寻求重建关节的植入材料兴趣，这是迈向全髋关节成形术道路上的一个巨大进步。

（二）股骨头置换术

1939年，Bohlman因将铬–钴合金球用Smith–Peterson三翼螺钉固定到股骨头上而受到Moore的赞赏。同年，Moore和Bohlman构建了一种特殊的铬–钴合金股骨头假体，用于置换1例因骨巨细胞瘤破坏了股骨近端30cm结构。术后患者功能恢复非常好，直到因其他原因而去世。这被称为髋关节外科发展史上的里程碑，这一技术后来发展成为Moore型假体。

1. 短柄股骨头假体　1946年，Judet兄弟用丙烯酸酯做了1个带柄的股骨头假体，其柄可插入股骨转子间区域，通过骨水泥（PMMA）固定，初期效果十分满意。但很快发生松动和磨损，而且机体对丙烯酸酯碎屑产生严重的炎症反应，改用铬–钴合金后仍未获得成功。随后，Mckeever、Valls和Thompson以及其他一些人对这种股骨头假体做了大量的改进，但是大多数都没有成功。失败的主要原因是假体设计不符合生物力学原理，即在假体与骨界面存在超负荷的剪力。

2. 长柄股骨头假体　Moore通过总结他与Bohlman的经验发现股骨髓腔内柄比转子间较短的柄有更

好的机械支撑作用。在 19 世纪 50 年代早期，他将第 1 个 Vitallium 合金制作能够插入股骨髓腔内的股骨头假体植入患者体内。这种球形股骨头连接到长柄上最具代表性的有 Moore 型和 Thompson 型假体。Moore 型假体的颈领水平，其目的是为了保留更多的股骨颈，柄近端增大，以防术后下沉，背面有一侧翼，防止旋转，在柄的近端有一窗口，以便自锁。Thompson 设计了一种类似的，但不带孔的假体。在甲基丙烯酸甲酯骨水泥出现后，这种不带孔的假体可以作为骨水泥型假体。Thompson 型假体是头 - 颈领设计，有 1 个斜形股骨颈，术中需切除部分股骨颈，适用于治疗低位股骨头骨折、不愈合、坏死、股骨颈吸收及 Judet 假体失败的患者。Moore 型和 Thompson 型假体均在 1950 左右同时出现，引起骨科界的广泛关注。

3. 双动股骨头假体 Giliberty 和 Bateman 设计了一种复合承重的股骨头假体，这种假体带有 1 个套在股骨头假体上的髋臼杯，其可以相对于髋臼杯自由转动。其设计初衷是为了减少股骨头假体和髋臼软骨之间的摩擦。这种假体基本上是髋臼成形术和股骨头成形术的结合，通过骨水泥或压配固定于股骨髓腔内，在髋臼部假体下覆有一层聚乙烯，这就避免了金属和金属接触。现在对于双动头假体的使用有着很严格的指征，通常年轻的股骨头缺血坏死的患者是双动头置换的最佳对象。然而，难以接受的高失败率降低了人们对这种假体热情。

（三）全髋关节置换术

1948 年，Philip Wiles 发明了不锈钢制造的球 - 臼髋关节假体，但是植入体内后发生了机械性失败。

1. Mckee-Farrar 全髋关节 1951 年，美国 Mckee 和 Watson-Farrar 使用了不锈钢假体全髋关节置换术。他们在股骨侧使用了自己改进的 Mckee 的骨松质螺钉，并使用了金属的髋臼假体。Mckee 随后在 1956 年改进了这一假体，在股骨侧使用了 Thompson 的假体，在髋臼侧使用了球形的臼杯，这些都是用钴 - 铬合金制造的。

2. Charney 低磨损全髋关节 Charney 低磨损全髋关节的设计应用，是髋关节置换术发展历程上的一次重大理论性突破。他开创了全髋关节置换术（THR）的新时代，被誉为现代全髋关节置换术之父。Charney 采用超高分子聚乙烯（UMWP）作为髋臼假体或内衬材料，22mm 股骨头、髋臼和股骨假体均使用骨水泥固定，并采用经大转子截骨入路，通过术中抬高大转子以保持外展肌的张力而利于关节稳定。这种直径小的股骨头与直径相对大的臼窝相关节，股骨头在臼窝内产生扭矩相对小，符合工程学上的低磨损扭矩原理。

3. 金属髋臼杯与聚乙烯内衬髋臼假体 Harris 最早提出金属髋臼杯与聚乙烯内衬合用，逐渐被大家接受。Harris 还提出可用相同的聚乙烯内衬替换磨损的内衬。这种金属髋臼杯与可替换的聚乙烯内衬，成为最早的组合式假体，并成为 20 世纪 80 年代后期非骨水泥固定髋臼假体的标准式样。

（四）髋关节表面置换术

所谓的表面置换是为了更好的保留股骨上部的骨结构。在表面置换中，股骨头被加以塑形，以适合带上金属帽；髋臼的处理和全髋关节置换中的处理很相似，只是髋臼杯更大也更薄，这就增加了髋关节的活动度并降低了摩擦。1973 年，Amstuls 和其同事开始了他们 THARIES 表面置换的工作，同一时期，Wagner，Freeman，Gerard，Paltrinieri 和 Trentani 以及 Capello 和 Trancik 也设计了其他形式的表面置换假体。这些假体对于较年轻的患者相对较合适，但是因为高失败率，这种置换方式在当时没有被推广。随后，Amstutz 改进了表面置换的观念，并取得了一些早期的令人振奋的结果。

随着人们对表面置换兴趣的减退，出现了相对于表面置换和带柄固定较为保守的假体，即所谓的髓内固定装置。这种理念一直受到人们的关注，现在人们对其的兴趣也越来越大，自 20 世纪 20 年代最小限度截骨量假体出现至今，人们一直在断断续续地对这种设计的假体进行改进。

二、髋关节置换术的摩擦界面

（一）超高分子聚乙烯

超高分子聚乙烯（UHMW），其原料是一些超高分子聚乙烯粉末（或树脂），经过一系列加工成为假体，用于制造髋臼假体已经有 40 年的历史。John Charnley 爵士是第 1 个将聚乙烯应用于临床的人，他与 1962 年成功地将聚乙烯应用于全髋关节置换术中。大量的临床结果证明，以超高分子聚乙烯作为摩擦界面的髋关节假体远期临床结果相当满意，髋关节置换 10 年成功率达到 90% 左右。

然而，无菌性松动仍然是髋关节置换术后主要并发症，常常导致疼痛，功能下降和骨折。尤其是对于年轻和活动量大的患者，这是我们面临的挑战。聚乙烯磨损颗粒引发的骨溶解是髋关节置换术后无菌性松动和翻修的主要原因。多位作者报道，每年聚乙烯磨损超过 0.2mm 引起骨溶解的概率明显增大。每年线性磨损达到 0.1mm，发生骨溶解的风险增加 4 倍，每年容积磨损达到 $40mm^3$，发生骨溶解的风险增加 3 倍。

对聚乙烯磨损颗粒的研究驱使人们去寻找能够替代聚乙烯的人工关节材料。近年来研发了一系列低磨损髋关节假体，主要包括：高交联聚乙烯、陶瓷对陶瓷髋关节假体和金属对金属髋关节假体。

（二）高交联聚乙烯

超高分子聚乙烯经过 γ 射线或者电子束照射，然后经过热处理减少其中自由基，成为高交联聚乙烯。根据生产厂家不同，有的温度超过其熔点（137℃），有的低于其熔点。在与传统非交联高分子聚乙烯相比，一些体外实验表明，高交联聚乙烯能够戏剧性减少其磨损，第一篇 RSA 体内研究文献显示交联高分子聚乙烯磨损非常低，无不良反应。Digas 等报道了类似的临床结果，相对于普通非交联聚乙烯，术后 2 年随访 Mrads 电子束处理交联聚乙烯减少了 62% 的磨损。在体外人工关节模拟实验下，即使使用大号股骨头，或者是关节间隙放入游离体，高交联聚乙烯抗磨损性能仍然较好。但是相同实验条件下非交联普通聚乙烯的抗磨损性能确要差得多。

与硬质的关节配伍（陶瓷 - 陶瓷，金属 - 金属）相比，高交联聚乙烯的临床应用更方便。聚乙烯臼或内衬的使用不仅为骨科医师所熟悉，容易操作，而且不用担心金属过敏、血清中金属离子浓度过高和陶瓷碎裂等。

辐照除了可以引起聚乙烯分子交联外，残留自由基与氧分子作用后引起更多聚乙烯分子分裂，从而使聚乙烯脆性增加，抗疲劳强度下降。因此，γ 射线辐照可以使聚乙烯机械性能受到损害，特别是为了达到高交联而使用大剂量射线辐照，其结果是使聚乙烯抗疲劳和抗骨折强度降低。虽然通过加热退火可以减少残留自由基水平，增强聚乙烯远期抗氧化降解能力。然而只有超过材料熔点温度才能够完全清除自由基，但同时会引起聚乙烯严重变形，而低于聚乙烯熔点温度仅仅能够减少自由基，不能完全清除自由基，残留自由基的交联聚乙烯存在潜在的长期被氧化性的风险。

然而，高交联聚乙烯的临床应用时间很短，缺乏长期的研究报告。很多人工关节生产厂家都在生产自己的高交联聚乙烯内衬。用于产生交联的辐照方式、剂量、退火方法和最后的灭菌处理都不相同，在临床大量使用之前，对每一种产品进行小样本体内研究，评价其生物性及磨损特性是非常必要的。

（三）陶瓷对陶瓷髋关节假体

陶瓷被认为是生物惰性物质，置入人体没有全身和局部的不良反应。与超高分子聚乙烯比较，其磨损颗粒在激活破骨细胞分化和分泌细胞因子等方面要弱。

1. 陶瓷的生物力学特性　为了减少磨损而选择陶瓷关节的先驱是法国的 Boutin 医师，他在 1970 年开展了全氧化铝陶瓷髋关节。第一代氧化铝陶瓷由于缺乏生产标准和工艺，颗粒粗大，容易出现松动和股骨头碎裂等并发症。在过去 30 多年中，陶瓷品质的改进包括纯度的提高，精细结构的改善和烧结技术的提高，显著提高了陶瓷的生物力学性能。现在我们能够得到密度高、颗粒小、强度可靠的氧化铝陶瓷。

由于氧化锆具有更加精细的结构，其强度比氧化铝陶瓷高，抗碎裂强度是氧化铝的 2 倍，抗弯曲强度达到 500 ~ 1 000Mpa（氧化铝为 500Mpa）。因此氧化锆陶瓷能够显著减少股骨头碎裂，允许加工成更长的股骨头从而满足股骨颈延长的临床需要。氧化铝和氧化锆混合成分陶瓷的力学性能要比它们单一成分陶瓷好。

2. 陶瓷的摩擦特性　很多实验结果显示陶瓷磨损非常小。Affatato 报道，在体外髋关节磨损模拟实验机上，未见氧化铝以及氧化铝和氧化锆混合成分陶瓷的磨损颗粒。Firkin 报道陶瓷对金属关节的磨损比金属对金属关节低 100 倍。陶瓷对高分子聚乙烯关节的磨损要比不锈钢或者钴 - 铬合金对高分子聚乙烯小。在第三体损害的模拟实验中，氧化铝和氧化锆陶瓷股骨头损害轻，聚乙烯关节面的损害也比与金属配伍的关节轻。

陶瓷关节的低磨损在临床上得到了可靠的验证。Bos 报道，通过 4 ~ 8 年随访，陶瓷对聚乙烯关节的磨损颗粒要比金属对聚乙烯关节低 3 倍，体外模拟实验和体内试验氧化铝陶瓷关节使用 22 年效果都非常良好。陶瓷关节破损关节表面电子显微扫描照片显示，氧化铝和氧化锆陶瓷的磨损都非常低。

3. 陶瓷关节的失败　陶瓷关节的失败与陶瓷的材料特性、加工过程和外科植入技术有关，设计和制造工艺低劣的假体是失败的原始原因。股骨颈的锥度由 14/16 改为 12/14 后，股骨头碎裂明显降低。陶瓷关节碎裂概率小，即使碎裂后通过手术仍然可以解决。但很多外科医师仍然不愿意使用陶瓷关节，因为他们把关节碎裂看作灾难性后果。

对于陶瓷对陶瓷关节，股骨头与内衬之间会反复发生微分离及复位，在此过程中股骨头与内衬之间发生碰击是不可避免。由于股骨头和内衬都是硬性材料，它们对这种由碰击产生的应力吸收差，潜在地这种增高的应力容易导致假体移位和松动。另外，由于股骨颈与髋臼内衬之间碰撞导致髋臼杯与骨界面之间应力增加也是陶瓷对陶瓷关节可能易于发生松动性的潜在风险，同样是临床上最关心的问题之一。

（四）金属对金属髋关节假体

1. 第一代金属对金属髋关节假体　所有早期金属对金属髋关节假体都促进了现代全髋关节置换术的发展，其效果要比金属对聚乙烯关节好。然而，由于不锈钢质量较差、制造工艺差和缺乏牢固的固定，早期金属对金属髋关节假体没有取得十分满意的疗效。直到 20 世纪 60 年代末和 70 年代初，由 McKee 和 Farrar 研制的金属对金属髋关节取得了成功，所用材料为钴 – 铬 – 钼合金，头大小为 32 ~ 34mm。上述关节磨损率非常低，20 年长期随访显示，McKee–Farrar 金属对金属髋关节松动为 77%，而同期 Charnley 关节松动为 73%。第一代金属对金属髋关节假体在 7 年代消失的原因是同时代 Chamley 低磨损关节的效果要好。

2. 第二代金属对金属髋关节假体　瑞士的 Weber 是首先认识到金属 – 金属关节的低磨损与关节的松动率低有关系的人士之一。他观察到工艺很好的第一代金属 – 金属关节临床和影像学表现都非常好。在上述观察基础上，Weber 和他的工程团队开始研制第二代金属对金属髋关节假体。主要技术标准包括：28mm 头和内衬之间的合理公差；选择锻造而不是铸造技术优化钴 – 铬 – 钼合金表面；发展符合关节摩擦学的股骨头和内衬球形形态；良好的质量控制。自从采用上述工艺标准制造的 Metasul 第二代金属对金属髋关节假体在临床上以来，目前世界上已经有超过 150 000 例关节置入人体。

材料的相互影响，直径与公差，表面形态和摩擦等因素对金属 – 金属关节磨损的影响要比对金属 – 聚乙烯关节大。第二代金属对金属髋关节能够达到上述条件，临床结果非常满意。对翻修回收的 Metasul 关节进行分析显示，第 1 年磨损为 25μm，以后降低到每年 5μm，与金属 – 聚乙烯关节比较，容积磨损降低 60 倍。

3. 第三代金属对金属髋关节假体　第三代金属对金属髋关节假体因为采用大头和小公差，实现了液膜摩擦，同时减少了撞击，因此磨损和松动发生概率降低。

4. 金属 – 金属磨损颗粒　金属 – 金属关节的磨损颗粒要比聚乙烯小。Doomn 发现来自 McKee–Farrar 和 Metasul 关节的磨损颗粒直径都 <0.1μm，透射显微电镜发现钴 – 铬 – 钼界面关节磨损颗粒呈圆形或者椭圆形，大多数直径 <50nm（6nm ~ 0.8μm），金属 – 金属关节周围的巨噬细胞要比金属 – 聚乙烯关节周围少。

接受金属 – 金属关节置换的患者血清和尿液中钴和铬金属离子浓度升高，1 年后逐渐降低，且在患者淋巴结、肝、脾金属离子。但是没有证据显示血清和中钴和铬金属离子浓度升高与癌症有关。

三、髋关节置换术的假体固定

假体固定方式至今仍是髋关节置换术中争论的重点。甲基丙烯酸甲酯骨水泥的发明是人工关节发展史上又一个里程碑。Charnley 在 1958 年第 1 次用甲基丙烯酸甲酯很好的固定了髋臼和股骨侧假体。他的不朽之作"Anchorage of the femoral head prosthesis to the shaft of the femur"成了全髋关节置换史上的一个转折点。Charnley 证明了假体的牢固固定是可能的，他自己把他对全髋关节成形术的贡献总结为："要对股骨髓腔进行扩髓，然后用大量的骨水泥填塞到其中，再将股骨柄插入骨水泥中。"

将聚甲基丙烯酸甲酯（骨水泥）引入临床是 Charnley 爵士对髋关节置换的三大贡献之一。它对人工关节外科具有十分重要的临床价值，是人工关节发展史上的一个重要里程碑。自 1960 年代初 Charnley 倡导的骨水泥作为人工关节的生物材料以来，人工关节置换术的临床效果大为提高。

尽管骨水泥技术在临床使用中仍相当成功，但骨水泥臼杯在远期影像学评价中的松动率仍很高。据报道 20 年骨水泥臼杯影像学松动率可高达 48%。由于骨水泥和骨水泥灌注技术本身缺陷，第一代骨水泥技术失败率高，远期随访有较高的假体周围骨溶解和无菌性松动现象。由于这种失败骨水泥材料有关，进而提出了“骨水泥病”这个新概念，这使得抛弃骨水泥固定模式，研制新的生物固定性假体成为当时潮流。

20 世纪 80 年代初，出现了多种非骨水泥固定型假体设计，主要是利用假体表面的微孔层使骨组织长入或通过假体外形上的改进使之紧密嵌入髓腔，达到非骨水泥固定的目的。生物固定型假体尽管解决了一些骨水泥固定所带来的问题，但同样存在假体中、远期骨溶解和松动等并发症，其发生率与骨水泥假体相似。

同期骨水泥技术得到了很大的改进，采用第二、三代骨水泥技术固定的假体，其中、远期的良好疗效也陆续得到证实。人们又重新考虑骨水泥固定假体的使用价值，骨水泥假体重新得到重视。

（一）骨水泥固定技术

骨水泥型 THA 的效果可以根据髋关节置换的“代”进一步细分。第一代 THA 包括了未使用超级合金的柄及一些拥有尖锐而狭窄内侧缘的设计。骨水泥是通过手填充入股骨髓腔，并且没有使用髓腔塞。第二代技术使用了超级合金并有宽的内侧边的柄，髓腔使用骨水泥塞并且骨水泥是通过骨水泥枪采用倒退的方式注入。第三代技术加用了股骨假体表面处理以增强柄—骨水泥固定，并且使用真空离心技术减少骨水泥的空隙率。在许多更新的柄的设计中，近侧与远侧隔离片被用于确定假体的中心位并达到骨水泥套的平衡。

1. 第一代 Charnley 全髋关节置换　John Charnley 先生引入的全髋关节置换的设计与技术仍然是所有其他假体比较的金标准。Berry 等人回顾了在 Mayo Clinic’s 使用的这种假体 25 年的临床结果。在 1969 年 5 月与 1971 年 7 月间共连续进行了 2 000 例 Charnley 全髋关节置换。这种股骨假体使用了光滑表面不锈钢整体，所谓的平背 Charnley 假体，与 1 个 22.25mm 股骨头。患者的平均年龄是 63.5 岁。有 82% 患者的诊断是骨关节炎。在这 2 000 个髋中，有 97% 的患者完成了 25 年随访或随访至翻修手术、假体取出或死亡。最长的随访时间是 28.4 年。未因任何原因取出假体的生存率是 80.9%。25 年无菌性松动的生存率是 89.8%。25 年髋臼与股骨假体无菌性松动的生存率近似。在最初 15 年的研究中，由于无菌性松动导致的股骨翻修数量多于髋臼翻修数量。但是在最后 10 年中股骨翻修的数量则少于髋臼翻修的数量。进行关节置换术时的年龄是影响耐久度的唯一重要原因，并且对每个年龄段来说，进行关节置换的时间越早，因无菌性松动的翻修率越高。男性的无菌性松动率大约是女性的 2 倍。类似的，Neuman 等人报道了在 <55 岁患者的假体生存率为 88.3%，而 >55 岁患者的假体生存率为 89.3%。

Charnley 假体的远期结果优于其他第一代骨水泥柄。Pavlov 报道了 512 个 Charnley-muller 髋关节置换 15 年的随访结果并发现需要翻修的失败率达 40%。Dunn 和 Hamilton 报道了使用相同股骨柄的 185 个髋术后 10 ~ 14 年的随访中松动率达 40%。第一代柄的其他设计（除了 Charnley 以外）包括可以导致高骨水泥应力的窄而锐利的内侧缘及导致骨水泥局限性非薄的几何形状。

2. 第二代骨水泥全髋关节置换术　Mulroy 和 Harris 报道了 105 个不同设计的通过第二代骨水泥技术置入的初次股骨假体的 10 ~ 12.7 年（平均 11.2 年）的随访结果。在最终的随访中，有 2 个股骨假体因为松动进行了翻修，并且有 1 个有明确的松动，总的无菌性松动率为 3%，有 6.8% 的患者发生了局限性骨内膜骨溶解。

Stauffer 报道了也是使用第二代骨水泥与 HD-2 柄的 222 个髋关节置换 8.8 ~ 11.5 年（平均 9.6 年）的随访结果。无菌性松动股骨翻修率为 3.2%，确定的影像学股骨假体松动率为 4.9%，无无菌性松动 10 年生存率为 95%。

从瑞典关节登记系统得到的数据显示使用第二代骨水泥技术可以改善柄的生存率。总的来说，这些数据支持使用髓腔塞及使用骨水泥枪逆向填充股骨髓腔可以改善骨水泥柄的生存率。

3. 第三代骨水泥全髋关节置换术　Oishi 等人报道了 100 例使用第三代水泥技术及股滑侧 Harris 预涂层假体的混合型 THA（非骨水泥臼杯与骨水泥柄组合）6 ~ 8 年（平均 7 年）的结果。只有 1 例患者发生了需行翻修术的股骨假体松动，并且未发现有股骨假体影像学的松动。6% 的患者发生了局灶型股骨骨溶解。

使用第三代骨水泥技术的更远期随访结果正在陆续被报道。Duffy 等人回顾了 Mayo Clinic 使用 Precoat Stem 及第三代骨水泥技术的经验。他们对 90 例诊断为骨关节炎并使用 Precoat Plus 柄的初次全髋关节置换术进行了平均 12 年的随访，有 4 例（5%）因无菌性松动、假体剥离及骨溶解进行了翻修。所有 4 例无菌性松动初始的骨水泥等级均较低。12 年无无菌性松动的总生存率为 95%。Clohisy 与 Harris 报道了使用 Precoat 柄的 121 例初次全髋关节置换所达到的较好的效果。在平均 10 年的随访中，只有 1 例股骨假体因无菌性松动需要进行翻修，其余有 3 例股骨假体出现了影像学的松动。

骨水泥技术的进步只是明显减少了股骨柄假体的松动发生率，对髋臼假体的松动问题并没有带来大的改变。在长期的随访研究中，对超高分子聚乙烯髋臼假体的骨 - 骨水泥界面进行影像学观察，透亮线的发生率由 25% ~ 100% 不等。Stauffer 报道了 Mayo Clinic 使用骨水泥无金属外杯髋臼假体 10 年的临床经验，影像学透光线发生率接近 100%。现在大多数学者赞同骨水泥聚乙烯髋臼假体应用于 65 岁或 70 岁以上，或者可用于髋臼假体固定的宿主骨量少于 50% 的患者。

（二）非骨水泥固定技术

当今不需要骨水泥的生物学固定方法已被广泛的认可和接受。非骨水泥假体理论上有许多优点，包括假体安装方便；通过调整聚乙烯内衬的角度，可以更有效地防止术后脱位；对髋臼磨损患者的翻修，只需更换内衬，操作简单，并已在许多取回假体的研究中发现有骨长入。自从 20 世纪 90 年代早期，非骨水泥型臼杯的使用大量增加并且成为北美地区大部分患者首选置入物。

非骨水泥型假体的适应证主要是年轻的、活动量较大的患者。从理论上说，非骨水泥型假体需要满足以下要求：达到即刻的稳定；达到长期的生物学固定；提供良好的生物学相容性和长期的骨质重建。为实现这些目的，两种设计理念的假体被采用：紧压配合、大锁定、表面光滑的假体；紧压配合、微锁定、表面粗糙的假体。

最佳的表面特性是能够提供骨长入，表面微孔直径是 150 ~ 400μm。允许骨组织结合或贴附于植入体表面的 3 种处理方式有：金属球珠，金属丝网，等离子喷涂。表面微孔密度，结合强度，和孔的特性与不同的处理方式有关。当选择一个假体时，表面处理的 3 个方面因素应该考虑，即有孔涂层是片状分布还是环形分布；表面涂层是部分的，近端的或广泛的；表面是否应用陶瓷做了进一步增强，如羟基磷灰石，磷酸三钙或生长因子。

四、髋关节置换术的围术期处理与康复

现代人工关节置换技术是 20 世纪骨外科学的一次革命性进展。虽然髋关节置换术显示出优良的效一价比，由于其是高风险、高技术特点，随着置换关节使用时间的延长，以部分不可避免地会出现磨损和松动等并发症，必须严格掌握手术适应证和禁忌证。接受髋关节置换术的老龄患者越来越多。老龄患者全身功能衰退，同时常有重要脏器的功能损害或失代偿，手术耐受性差，增加了围术期的风险和处理难度。围术期的康复指导有助于提高术后关节功能和减轻术后疼痛，促进全身尽快恢复健康。

（一）手术适应证

1. 髋关节骨关节炎　这是目前临床上常见的采用人工髋关节置换术治疗的老年性髋关节疾病之一。当髋关节骨关节炎患者无痛行走距离小于 500m，保守治疗效果不佳，影响工作和生活时，即可考虑手术治疗。

2. 髋部骨折　是一种老年人常见的创伤，也是人工髋关节置换术的又一大类适应证。据统计，美国每年有 25 万髋部骨折患者，直接经济损失为 200 亿美元。髋部骨折的类型众多，概括起来，需要关节置换手术的有以下几种情况。

（1）老年股骨颈移位骨折，骨愈合可能性较小。

（2）老年股骨颈移位骨折，全身情况差，不宜久卧床者。

（3）股骨颈陈旧骨折，因各种原因延误治疗或治疗后出现骨折不愈合或股骨头缺血坏死者。

（4）股骨颈骨折、转子间骨折或髋臼骨折前髋关节已有病变，如骨关节炎、类风湿关节炎或股骨头缺血坏死等，且病变已具备关节置换指征。

（5）股骨颈骨折、转子间骨折或髋臼骨折愈合后，出现继发骨关节炎、骨坏死和关节畸形引起疼痛和功能障碍。

3. 股骨头缺血坏死　其病理机制尚有待研究。老龄患者中常见的病因有激素性、乙醇性、外伤性或特发性，对于晚期股骨头已经塌陷的患者，人工髋关节置换术是消除疼痛，改善功能的有效措施。

4. 髋关节发育不良或先天性髋关节脱位　是一种较常见的髋关节疾病，国内平均发病率为 3.9‰。尽管在新生儿期有专科医师进行普查，但仍有漏诊，直至成年后出现不可逆的假臼骨关节炎方来院就医。对于这类患者，若出现患髋疼痛伴腰部疼痛或健侧髋或膝关节疼痛者，人工髋关节置换术不失为一种有效的治疗方法，但手术难度较大。

5. 类风湿关节炎　侵犯的下肢关节以膝关节为主，髋关节受累的程度往往相对较轻。晚期类风湿髋关节炎患者可出现股骨头中心型脱位和严重骨质疏松，人工髋关节置换术的远期效果较差。

6. 强直性脊柱炎　其发病率为 0.5% ~ 2.3%，发病的高峰期在 30 ~ 40 岁，老年发病者少见。若髋关节病变药物效果不好，出现髋关节畸形、功能障碍者，可考虑手术治疗。

7. 由于髋关节感染、外科手术后残留关节强直　在老年阶段出现下腰痛、同侧膝关节疼痛或对侧髋、膝关节出现疼痛，可考虑行人工全髋关节置换术。另外，髋关节融合术后出现假性融合伴疼痛或非功能位融合，也是人工全髋关节置换术的适应证。

8. 老年髋部骨肿瘤　患者有以下几种情况可以采用人工全髋关节置换术。

（1）低度恶性肿瘤患者，或转移性肿瘤，但预期寿命较长的患者。

（2）瘤样病损，如嗜酸性肉芽肿、色素绒毛结节性滑膜炎，对于色素绒毛结节性滑膜炎，术中滑膜切除应力求彻底，同时术后要采取放疗，否则瘤样病变会很快复发，破坏骨质，造成假体早期松动。

（二）手术禁忌证

1. 绝对禁忌证　全身或局部的任何活动性感染；关节主要运动肌瘫痪或肌肉肌腱等组织破坏造成主动屈伸功能丧失者；各种原因引起的骨组织严重缺损，估计术后假体难以保持稳定者；老年衰竭患者，无法耐受手术。

2. 相对禁忌证　神经性关节病变；老年性精神障碍，不能有效配合治疗；老年体弱，内科疾病复杂，手术耐受性差；过度肥胖。

（三）围术期处理

1. 合并常见内科疾病的术前处理　如下所述。

（1）高血压：对于合并有高血压的老龄患者，适度控制血压可以尽可能避免术中血压出现大的波动。但不主张行大幅度降压治疗，以保证较高灌注压，满足重要脏器的供血和供氧。一般而言，将舒张压控制在 80mmHg 左右是较理想的状态。但是术前血压经常维持在 160/100mmHg 左右的病例，术后心血管意外发生率低，不刻意将血压降得过低。

抗高血压治疗必须持续到手术当天，可以于术日晨用少量清水将当天的药物吞服。但使用某些降压药物的高血压患者，术前应采取停药措施。例如使用利舍平类药物控制高血压者，术前应停药 3d。因为利舍平类药物可以减弱心肌和血管对儿茶酚胺的反应性，在麻醉时可能导致心动过缓和低血压，术前注射阿托品可防止上述不良反应。术前使用单胺氧化酶抑制药如帕吉林者，术前也需停药，因此类药物可能加重麻醉药、安眠药的降压作用。

对于难以控制的重度高血压或需要急症手术、但未正规治疗的高血压患者，可静滴硝普钠控制血压，其药效快、作用强、持续时间短，能直接扩张小动脉及静脉血管。在给药过程中，须严密监测血压和心率，随时调整用量。

（2）心脏疾病：对于有冠心病病史的老龄患者，术前应详细询问近期有无病情加重，表现为不稳定性心绞痛或是心前区疼痛时发时愈。如果冠状动脉疾患已经稳定，心电图重复检查无变化，无心绞痛症状或者心绞痛发作后经过了3个月以上已稳定者，可施行择期手术。如患者长期接受β肾上腺能阻滞药治疗心绞痛，不能术前突然停药，因为心脏的部分阻滞作用需要继续维持数天，一旦手术后发生心绞痛，患者非但得不到药物的有效治疗，且停药还可导致一段时间的β肾上腺能活性增高，可能因此产生不良的临床后果。对伴有冠状动脉供血不全的患者，术前应用双嘧达莫和吲哚美辛，不但能扩张冠状血管，而且对处于高凝状态的老年患者，能防止和减少深静脉栓塞及肺栓塞的发生。

手术前3个月曾有心肌梗死者，再发生率高达33%；手术前4～6个月曾有心肌梗死者，再发生率为16%；心肌梗死后6个月以上手术者，再发生率为5%；手术前无冠心病临床表现者，围术期心肌梗死发生率低于0.2%。因此如果不是挽救生命的急症手术，应尽可能推迟至少3周，纯属择期手术尽可能推迟半年以后。

大多数室上性快速心律失常，可用洋地黄类控制；而室性快速心律失常，可用利多卡因控制。偶发期前收缩或阵发性室上性心动过速对手术耐受力无影响，频发室性期前收缩者在麻醉和手术时因缺氧会使期前收缩增多，宜及时治疗。心房纤颤一般经洋地黄类药控制心室率在80～90/min，可耐受手术，危险性并无明显增加，但应随时警惕发生栓塞性并发症的可能。无症状的一或二度房室传导阻滞一般可耐受手术，但在麻醉及手术时须防止迷走神经张力增高而传导阻滞发展为三度。三度房室传导阻滞者，有发生阿斯综合征或心源性休克的可能，若非紧急情况，不宜手术。右束支传导阻滞而心功能良好者对手术无明显影响，完全性左束支传导阻滞发生于严重心脏病，需加注意，双侧束支传导阻滞者危险性增大。凡三度房室传导阻滞、有阿斯综合征病史，完全性左束支传导阻滞，完全性右束支传导阻滞并左束支分支传导阻滞者。当必须手术治疗时，需做充分准备，如术前、术中用异丙肾上腺素或阿托品以提高心室率，或最好先安置临时起搏器，使心室率稳定于生理水平或传导改善，以防止可能的意外发生。

（3）肺功能障碍：若最大通气量和肺活量低于预计值60%、动脉氧分压低于6.67kPa、动脉二氧化碳分压高于7.20kPa、血氧饱和度低于90%，耐受外科手术的能力就显著下降。

对有慢性支气管炎、肺气肿及呼吸功能不全的老年患者应做积极的手术前准备。①手术前戒烟，术前戒烟2周能降低肺部并发症的发生率，术前戒烟8周能使气道黏膜充分恢复功能；②指导患者做深呼吸训练和咳嗽、咳痰练习，每小时不少于10次，有利于扩张肺组织，增加气体交换量，排除分泌物及痰液；③每天做雾化吸入治疗，可根据病情适当加入抗生素，解痉药物和蛋白溶解药；④口服祛痰药物，如碘化钾溶液或祛痰剂等；⑤手术前应做痰培养，参考药物敏感实验结果选用广谱预防性的抗生素；⑥对有哮喘患者，应定期吸氧，应用β-受体兴奋药物解除支气管痉挛，必要时可加用地塞米松等激素类药物；⑦有阻塞性或限制性通气损害的患者，可用支气管扩张药和间歇正压呼吸作为术前准备；⑧对有大量脓痰患者，除使用全身抗生素之外，应帮助患者体位引流，3/d，每次15min，必要时于手术前做好预防性气管切开。肺功能障碍患者，其手术危险性与肺功能损害程度相平行。术后多数肺部并发症发生于原有肺部疾病。休息时尚不能维持足够通气的患者，只允许行紧急抢救生命的手术。呼吸功能代偿不全患者，择期手术应延至肺功能已最大限度的恢复时施行。

（4）糖尿病：无论择期手术还是急症手术，对60岁以上的老龄患者应把血糖与尿糖的检查作为常规。对有糖尿病史或正在治疗中的老龄患者要全面了解患者的糖尿病控制情况，特别是要掌握有无老年糖尿病急、慢性并发症发生，以便制定合理的手术计划。老龄糖尿病患者大手术治疗中不仅要防止出现高血糖，而且更要防止低血糖发生。一般认为老龄糖尿病患者血糖控制在6.0～11.1mmol/L（110～200mg/dL），施行择期大手术是比较安全的。术前用口服降糖药物或用长效胰岛素来控制血糖的老龄糖尿病患者，如需接受大型手术，则要在围术期数日内改用短效胰岛素，这样比较容易控制血糖水平。用胰岛素控制的患者，手术日早晨测定空腹血糖后，小手术停用胰岛素，大手术可用平时胰岛素用量的一半；术中需要1h测血糖1次，术后每6h测1次血糖。关节外科患者常常术后很快即能进食，因此没有必要在术后使用大量葡萄糖液。如果需要使用则根据1∶4或1∶6胰糖比在葡萄糖溶液中直接加入短效胰岛素，然后逐步恢复至患者术前的糖尿病治疗和控制状态。老龄患者病情波动很大，因手术的应激反应，胰岛素的需要量可能增加，也可能突然下降。因此，需要胰岛素控制的老龄糖尿病患者，术后要定时测血糖和尿糖，以便及时调节胰岛素的用量。老龄糖尿病患者，特别是伴有各种急慢性并发症者，原则上应尽量避免急诊手术。如必须急诊手术同时又对患者过去的病情了解较少时，除要急查禁食血糖、尿糖外，还要检查血钠、钾、氯化物、pH 和 HCO_3^-、酮体等项。如血糖控制在 11.1 ~ 13.9mmol/L 范围内，pH 超过 7.3，HCO_3^->20mmol/L，尿酮阴性，才能比较安全地施行急诊手术。

（5）血小板减少：对血小板减少的老龄患者，术前应详细询问患者的皮肤瘀点瘀斑、牙龈出血以及外伤出血史，查全血图、肝肾功能，备血及浓缩血小板，必要时请血液科会诊。患有血小板减少的老龄患者，使用腰麻或硬膜外麻醉时存在血肿形成压迫脊髓的风险，且瘫痪一旦出现，即使立即行椎管减压手术也不能完全避免永久性神经损害的可能性。因此，有凝血功能障碍的血小板减少的患者应选择全身麻醉。血小板（80 ~ 99）$\times 10^9$/L 患者按正常患者处理；（50 ~ 79）$\times 10^9$/L 患者术中补给全血或血浆即可，术前不需要特殊处理；血小板 <50 $\times 10^9$/L 患者术中输入血小板 1 ~ 2U、全血 400 ~ 800mL，渗血明显时给予止血药，在不影响疗效的情况下，手术力求轻、柔、快、简。

对于全髋关节置换，当血小板 <50 $\times 10^9$/L 时，患者所需输入的全血及血小板量明显增加，因此建议全髋置换术中及术后 48h 内的血小板应保持在 50 $\times 10^9$g/L 以上。

目前血小板减少的治疗方法主要有丙种球蛋白疗法、激素疗法、输入浓缩血小板等。术前及术中输入浓缩血小板是一种重要的治疗方法，对绝大多数血小板减少的老龄手术患者，输入血小板能提高患者的血小板水平，防止术中及术后出血。唐孝明等人的研究发现，血小板减少患者接受 1 ~ 2U 血小板输注治疗后，血小板计数平均上升 25 $\times 10^9$/L，并且无明显的不良反应发生。

（6）低蛋白血症：当总蛋白 <52g/L，白蛋白 <25g/L 时，临床上即可诊断低蛋白血症。低蛋白血症是判断营养不良的最可靠指标之一，而营养不良又与手术后并发症和死亡率的增高密切相关。手术前如发现低蛋白血症时，应予纠正。对于拟行大型手术的老龄患者，可选用 5% 等渗白蛋白溶液或 20%、25% 的浓缩白蛋白溶液。

（7）肾功能障碍：血清肌酐测定及 24h 内生肌酐清除率是评价肾功能较可靠的指标。当肌酐测定值为 185.6 ~ 291.7 μmol/L，24h 肌酐清除率为 51 ~ 80mL/min 表示肾功能轻度损害，对手术耐受力的影响不大；当肌酐测定值为 362.4 ~ 512.7 μmol/L，24h 肌酐清除率为 21 ~ 50mL/min 为中度肾功能损害，手术可能加重肾功能损害，手术后容易发生感染、切口愈合不良等并发症，手术前需接受适当的内科治疗；当肌酐测定值为 627.6 ~ 733.7 μmol/L，24h 肌酐清除率 <20mL/min 为重度肾功能损害，手术后并发症的发病率高达 60%，病死率为 2% ~ 4%，手术前需进行有效的透析处理。

对于老龄患者合并有肾功能障碍，手术前应努力设法改善肾功能，进低盐、优质蛋白饮食；及时纠正水、电解质紊乱；选用对肾脏损害最小的抗生素，如青霉素类和头孢菌素类；慎用血管收缩药，一般血管收缩药均可使肾内小动脉收缩，导致肾血流量显著减少、加重肾损害，尤其是剂量较大、使用时间较长则肾损伤更为严重。

严重肾功能损害的患者由于促红细胞生成素分泌减少，一般都有贫血。治疗时首先应纠正贫血，通过多次输血使血红蛋白维持在 10g/dl，血浆白蛋白维持在 30g/L。具有血液透析指证时（血情肌酐水平 > 600 μmol/L，肾小球率过滤 <5mL/min），一般在手术前 1d 透析 1 次，使肌酐、尿素氮等指标接近正常水平，血液酸碱平衡矫正，电解质浓度接近正常，再行手术治疗。手术中须注意补充失血量、防止低血压，保持水、电解质、酸碱平衡，禁用对肾有毒性作用的药物。避免大量失血。

（8）长期使用肾上腺皮质激素患者：有些老龄患者由于治疗某些疾病的需要（如类风湿性疾病、结缔组织病等），较长时间使用肾上腺皮质激素类药物，从而抑制了下丘脑、垂体合成和释放促皮质激素释放激素（ACTH），对这类患者在施行外科手术时应特别注意。因为较长时间使用肾上腺皮质激素治疗的老龄患者将会出现肾上腺皮质的反应性降低，特别是应激反应较大的大、中型关节手术后，将会出现肾上腺皮质功能不全的一系列临床表现，包括嗜睡、乏力、顽固性低血压、高热、心动过速、恶心、呕吐，严重的患者可出现昏迷、休克。

对于曾较长时间使用肾上腺皮质激素或者术前短期内曾大量使用过肾上腺皮质激素的老年关节外科患者，术中术后处理包括：①术中和术后当天静脉内滴注氢化可的松各 100mg，术后第 1 天 100 ~ 200mg；术后第 2 天给 100 ~ 200mg；术后第 3 天改为 50 ~ 100mg，随后可以停药或转为患者手术前长期用药剂量。②当临床上出现肾上腺皮质功能不全危象时，立即静脉滴注氢化可的松 100mg，以后每 8h 再滴入 100mg；第 2 天用量可在 300 ~ 500mg，待病情稳定后 3d 可开始逐渐减量。③为减少激素对切口感染和愈合的负面影响，该组患者应选择较广谱、高效的预防性抗生素，并适当延长切口拆线时间。

2. 术后处理　如下所述。

（1）休克：当手术后患者出现烦躁不安、心率增快、脉压缩小、尿量减少，即可诊断为休克。若神志淡漠、反应迟钝、面色苍白，呼吸浅快、脉搏细速、血压下降（收缩压 <90mmHg）时，患者已进入休克抑制期。因失血而引起的低血容量休克，治疗以补充血容量和止血为主。正常人血容量 5 ~ 7L，发生中度休克时，失血量为全身血容量的 20% ~ 40%；严重休克时，失血量约为全身血容量的 40% 以上。观察血容量是否补足的重要指标是动脉血压、中心静脉压及尿量。当中心静脉压升至 0.98mmHg（10cmH_2O），脉压差 >4mmHg，尿量 >30mL/h，说明休克好转，血容量已补足；若中心静脉压已升至 1.47mmHg（15cmH_2O）而血压仍偏低，应考虑心力衰竭或静脉血管床过度收缩，需用强心药物治疗。根据实验研究，在毛细血管处的氧运送，血细胞比容为 30% 时的效果要优于血细胞比容为 50% 时。因此，在补充血容量的时候，应组合交替输入红细胞悬液、胶体液和晶体液，使血细胞比容控制在 30% ~ 35% 范围。在补充血容量同时，应该尽快止血。否则，尽管积极输血、补液，血容量仍不会恢复，休克也不能有效纠正。

此外，休克的治疗还有赖于纠正酸碱平衡失调，改善微循环，防止 DIC 和多器官衰竭。休克能降低患者对感染的抵抗力，应该在抢救开始时，即加大抗生素剂量，预防手术部位和肺部发生感染。

（2）深静脉血栓形成：深静脉血栓形成常见于老龄患者关节外科手术后，其中髋部手术后的发生率为 40% ~ 80%，发生于近躯干部的深静脉者占 20% ~ 30%。深静脉血栓形成后的最大危险是血栓脱落、循环至肺引起肺栓塞，发生率在 4% ~ 8%，其中 1% ~ 3% 的患者可因抢救无效而死亡。

深静脉血栓形成约 50% 发生在术后第 1 天，约 30% 发生在术后第 2 天。深静脉血栓形成发生的机制是手术后血液处于高凝状态，静脉血液回流缓慢，以及血管内膜的直接损伤。深静脉血栓形成多发生在下肢深静脉，尤其是好发于小腿腓肠肌静脉丛，以左侧多见。Dauer 等通过静脉造影检查发现血栓起源于小腿静脉者占 80%。Kakkar 应用放射性纤维蛋白原试验，也证实绝大多数的血栓形成起源于小腿。

如果血栓形成体积小，仅阻塞腓肠肌内小静脉，则表现为踝以下肿胀，皮肤苍白，伸直患肢、患背屈时小腿肌肉深部疼痛（Homan 试验阳性），挤压腓肠肌时疼痛加重并有紧张痉挛感（Neuhof 试验阳性）。当血栓阻塞腘静脉时，小腿 1/3 以下部位肿胀，皮肤苍白及凹陷性水肿，腘窝内腘静脉呈条索状的轻压痛。当血栓形成体积大、阻塞股静脉及股深静脉时，典型的表现为整个下肢肿痛、苍白、皮肤发凉、表浅静脉怒张、Homan 试验阳性、腓肠肌和沿股静脉有压痛、远端动脉由于肢体水肿和动脉痉挛而搏动减弱，即通常所说的股白肿（phlegmasia alba dolens）。当下肢发生大量静脉血栓形成，髂内、外静脉、有时下腔静脉均受累时，肢体明显水肿及青紫，压痛广泛，在青紫区出现瘀点，发凉、紧张疼痛感，远端动脉搏动消失，下腹部也可有疼痛及压痛，还可能有心率加快、呼吸急促、体温升高、血压下降，甚至发生休克，此即所称股青肿（phlegmasia cerulea dolens），属急性暴发型深静脉血栓形成。

深静脉血栓形成的诊断依据除临床表现（肢体肿胀、皮肤苍白、Homan 试验阳性、静脉呈条索状、有压痛等）以外，为了进一步明确诊断及阻塞部位、范围，可进行 Doppler 超声、静脉造影、电阻抗体积描记、放射性核素等检查以帮助诊断和治疗。

已发生静脉血栓形成的患者，应卧床休息、抬高患肢、限制活动。对病程不超过 72h 者，可给予尿激酶或链激酶溶栓，链激酶有抗原性、致热性，不理想；尿激酶系人体衍化物，无抗原性、无毒性，应首选。为促使血栓加速溶解，可给人体纤溶酶。但纤溶酶可引起出血、发热及变态反应，使用时须注意。在溶栓治疗的同时，可加用肝素抗凝治疗，抗凝疗法的作用是防止血栓蔓延及再发生而不是消除血栓。

小腿腓肠肌静脉血栓形成的治疗以非手术疗法为主。髂－股段静脉血栓形成，血栓易脱落、并发肺栓塞；下肢静脉血液回流发生障碍，严重者，肢体末端坏死或发生顽固性血栓静脉炎，故除用抗凝、祛聚治疗外，应争取早期手术摘除血栓。早期，血栓尚未与静脉壁附着，易于摘除，手术效果较好；晚期，血栓引起炎症，致血栓与静脉壁黏着、静脉瓣受损，手术效果差。为防止血栓脱落，引起肺栓塞，可经皮置入腔静脉滤器或将栓塞静脉的近心侧结扎。

深静脉血栓形成的治疗应以预防为主。对好发的患者，手术后应抬高患肢，早期开始肌肉等长收缩训练，促进静脉和淋巴回流。对于不能主动活动的患者，应协助患者早期活动，经常翻身及变换体位，鼓励患者咳嗽、深呼吸，防止下肢血液淤滞。或以电刺激腓肠肌、使之收缩等均有利于促进静脉血液回流，从而降低深静脉血栓形成的发病率。对于深静脉血栓形成的高危人群，手术后短期内可考虑使用小剂量肝素抗凝及静滴低分子右旋糖酐祛聚。用抗凝药过程中，应定时监测凝血时间及凝血酶原时间，如发现有出血倾向，立即停药。

（3）肺栓塞：肺栓塞是血栓堵塞肺动脉或其分支引起肺循环障碍的临床综合征。手术后突然发生原因不明的胸痛、呼吸困难、心率增快、血压低，甚至休克等表现时，应想到肺栓塞的可能性。胸部 X 线摄片对小的肺栓塞诊断帮助不大。当胸部 X 线摄片正常时，可做肺扫描检查，如为肺栓塞，可见患处血流灌注减少，但非特异性检查，不过，肺扫描正常时，可除外肺栓塞。最可靠的诊断方法是肺血管造影，可显示不同大小的肺血管截断或充盈缺损。

预防肺栓塞的根本方法是预防下肢深静脉血栓形成。肺栓塞一旦发生，应及早进行正确的治疗，否则，可能有生命危险。肺栓塞的治疗应根据发病时间、栓塞的部位、范围及临床表现而定。除一般治疗包括吸氧、辅助呼吸、纠正低血压、止痛及给抗生素以外，选择溶栓、抗凝，或手术治疗，包括肺动脉血栓摘除术，下腔静脉滤器置入术，血栓动脉切除术。一般而言，根据血压和右心室动力学改变来选择肺栓塞的治疗方案：正常血压和右心室动力正常时，可考虑单纯抗凝和下腔静脉回流的控制。低血压或低右心室动力学时，可选择抗凝加溶栓治疗或用导管和外科行去栓子治疗。

（4）急性肾功能不全：一般来说，在尿量减少同时，每日血肌酐增加 8.4 ~ 176.8mol/L（1 ~ 2mg/dL），血尿素氮升高 3.6 ~ 10.7mmol/L（10 ~ 30mg/dL），则急性肾功能不全的诊断可以成立。老年人肌肉萎缩、肌酐生成减少，因此在肾功能不全时，血肌酐可能正常或仅轻度增高。此时可参考血－尿尿素氮比值，手术后早期发生的急性肾功能不全，血一尿尿素氮的比值常在 1 ∶ 15 ~ 1 ∶ 8。

急性肾功能不全的治疗根据临床进程的不同而各有侧重。在积极治疗原发疾病的基础上，少尿期应严格控制水、钠摄入，“量出为入”；注意饮食和营养，控制蛋白摄入量；纠正代谢性酸中毒和高钾血症；对于经积极治疗并使用利尿药后，仍持续少尿或无尿，氮质血症进行性加重，出现意识障碍者，应果断采取透析治疗。透析的方法依病情及手术性质而定。非腹部手术或血液循环不平稳的患者，选用腹膜透析，透析液中可加入抗生素，由于腹膜吸收性能强、经肾排泄慢，故剂量宜小。刚做过腹腔内手术或发生过腹腔内并发症的患者，宜选用血液透析，其缺点为对心血管稳定性有一定影响。连续性肾脏替代疗法（又称血滤）可以 24h 连续进行，对人体的生理功能影响较小，不仅溶质清除能力优于常规血透，而且克服了后者所具有的血流动力学不稳定。多尿期的治疗重点是维持水、电解质和酸碱平衡，控制氮质血症，防治各种并发症，进入多尿期 1 周后，肌酐、尿素氮逐渐降至正常范围。此时可适当增加蛋白质摄入，已利于肾细胞的修复和再生。恢复期的患者已有活动能力，要避免过度劳累，定期随访监测肾功能，严格限制肾毒药物，防止肾再次受损。

非少尿型急性肾功能不全的病理生理基础尚不清楚，患者尿量正常，甚至增多，与氮质血症的升降呈平行关系，手术后第 10 天最多，第 20 ~ 22 天恢复至正常。病情较少尿者为轻，如处理及时，往往预后良好。治疗方法包括限制进水量；给予低蛋白高热量饮食，根据氮质血症下降的程度递增蛋白质摄入量；按照血、尿电解质浓度补充钠盐及钾盐，维持水电解质及酸碱平衡。

急性肾功能不全的老龄患者发生感染时，很少出现炎性疼痛。例如：发生溃疡穿孔并发弥漫性腹膜炎者，仅表现肠麻痹而无腹痛。对此特点，临床医师应有足够的重视。

（5）尿路感染：尿路感染是老年人关节外科术后较为常见的并发症，尿路感染的致病菌中最常见的是大肠埃希菌，其次为变形杆菌、葡萄球菌和铜绿假单胞菌等。慢性及有并发症的感染，可由衣原体或支原体引起。急性膀胱炎的临床表现是尿频、尿急、尿痛，偶有排尿困难，体检可有耻骨上区压痛。尿液浑浊或呈脓性，镜检可见较多的红细胞及脓细胞。感染自膀胱上行可引起急性肾盂肾炎，多见于女性患者。主要表现是高热、寒战、全身疼痛、食欲缺乏、恶心呕吐，体检常有肾区压痛、叩击痛。尿镜检可发现大量白细胞和细菌，尿培养阳性，菌落计数每毫升感染尿液细菌数在 10 万以上。

尿路感染的治疗包括：①全身支持治疗，大量饮水，维持每日尿量在 1 500mL 以上，有利于炎性物质排出；②根据致病菌，选用敏感抗菌药物，用药时间需持续至症状好转，尿中脓细胞消失，连续 2 次尿培养阴性；③对症治疗，口服颠茄类药，以解除膀胱痉挛，口服碳酸氢钠碱化尿液，降低酸性尿液对膀胱的刺激，全身疼痛者可适当使用解热镇痛药。老龄患者预防尿路感染的关键，首先在于保持足够尿量的同时防止尿潴留；其次术中导尿时，需严格执行无菌操作；术后留置导尿时，应保持尿袋处于低位，防止尿液倒流引发感染，同时应定期冲洗膀胱及更换尿袋。

（6）肺部感染：老年人手术后很容易并发肺部感染，肺部感染的早期症状多表现为体温轻度升高，由于咳嗽不明显，容易被术后正常吸收热所掩盖，导致漏诊，但此期肺部听诊可闻及少量湿啰音。如治疗不及时，病情进展，多发展为支气管肺炎，患者呼吸增快、体温升高、咳嗽咳痰症状加重、但有时痰液黏稠不易咳出。肺部听诊，呼吸音变粗糙，双侧中下肺可闻及哮鸣音和干湿啰音。X 线摄片检查可见肺纹理增粗。血常规检查显示白细胞总数和中性粒细胞分类计数均增多。

肺部感染的治疗原则是全身支持治疗的同时，积极去除发病原因，治疗肺部炎症。抗生素的治疗应首先针对临床常见致病菌，足量有效用药，待细菌培养结果明确后再做调整。痰液黏稠不易咳出时，给祛痰药和雾化吸入。肺部感染的预防应从手术前开始，方法是注意保暖、避免受凉，加强口腔护理；鼓励患者进行咳嗽及深呼吸训练，增加肺泡通气量；严格呼吸治疗器械的消毒；鼓励患者术后早期坐起，拍背咳嗽，必要时雾化吸入，以保持呼吸道湿润，痰液稀释易排出。

（7）急性呼吸窘迫综合征：急性呼吸窘迫综合征是由多种肺内外病因导致的一种以急性呼吸窘迫和难治性低氧血症为特点的严重的肺部并发症。其共同的病理生理改变是弥漫性肺损伤，造成肺毛细血管通透性增加和肺表面活性物质减少，肺泡萎缩，导致肺内通气 / 血流比例失调，生理无效腔增加，功能残气量减少，肺顺应性降低。

急性呼吸窘迫综合征的临床表现除原发病如创伤、休克感染等相应症状和体征外。主要表现为突发性、进行性呼吸困难、气促、发绀，常伴有烦躁、焦虑。急性呼吸窘迫综合征的典型病程可分为四期：损伤期、相对稳定期、呼吸功能衰竭期、终末期。诊断依据为有发病的高危因素，且排除心源性肺水肿；突发性进行性呼吸困难，呼吸频率加快 > 30/min，心率加快，一般氧疗无效；血气分析显示在给氧条件下 PaO_2<8kPa（60mmHg），$PaCO_2$>6.66kPa（50mmHg）；胸部 X 线片检查可见两肺弥散性浸润阴影。

急性呼吸窘迫综合征的治疗方法包括基础疾病治疗和呼吸功能支持两部分。基础疾病的治疗指去除致病原因,维持足够能量供应,纠正水电解质、酸碱失衡. 改善微循环,要求每日出入液量呈轻度负平衡(入量少于出量 500 ~ 1 000mL）。呼吸功能支持包括：①给氧，吸气中氧含量应维持在 40% ~ 50%，以免氧中毒，多数患者将 PaO_2 保持 >8kPa（60mmHg）即可。②如鼻导管给氧不能缓解缺氧状态，呼吸窘迫症状加重，PaO_2 持续降低，则应采用呼气末正压通气。呼气末正压通气（0.49 ~ 0.98mmHg，5 ~ 10cmH_2O）能有效地扩张萎缩的肺泡和小气道，改善肺内通气 / 血流比例。但是，呼气末正压会影响上下腔静脉血回流，在患者血容量偏低时，可导致左心室排血量减少，血压下降。因此临床应用呼气末正压通气时首先要保证有效循环血容量足够，同时呼气末压力不应过高（0.49 ~ 0.98mmHg，5 ~ 10cmH_2O）。其他常用治疗包括应用大剂挺皮质类固醇，保护毛细血管内皮细胞，缓解支气管痉挛，抑制后期肺纤维化；应用支气管扩张药，降低气道阻力。为了防止弥散性血管内凝血，可给予肝素。预防感染和治疗感染引起的 ARDS，应使用敏感性强的抗生素。

（8）多器官衰竭综合征：多器官衰竭综合征系指同时或序惯性发生 2 个或 2 个以上器官或系统不能进行正常的功能活动而产生的一种综合征，简称 MODS（Multiple Organ Dysfunction Syndrome）。

MODS 的临床表现可以归纳为两个方面，全身炎症反应的表现和器官功能不全的表现。全身炎症反应的表现包括：体温高于 38℃或低于 36℃；心率 >90/min；呼吸频率 >20/min，过度通气，PaO_2<30mmHg；白细胞 >12×10^9/L 或幼稚细胞 >10%。各器官功能不全的特点如下：①心力衰竭：气急、端坐呼吸、咯血性泡沫痰、颈静脉怒张、心界扩大、心率快、肝大；②循环衰竭：面色苍白、四肢发凉、心排血量减少、血压低，需要血管活性药和（或）机械方法来维持；③呼吸衰竭：呼吸困难、急促，肺容量减小，血 PaO_2<6.6kPa（50mmHg），需用机械辅助呼吸来维持气体交换；④胃肠道衰竭。呕吐或由鼻胃管吸出大量的棕褐色胃液、肠麻痹、腹胀、黑粪；⑤肝衰竭：持续性黄疸，血总胆红素 >34.2μmol/L，且有进行性加深趋势，SGPT 超过正常值 2 以上，晚期可发生肝性脑病；⑥肾衰竭：少尿或无尿，尿 Na^+>40mmol/L，血肌酐 >176.8μmol/L，需要透析治疗；⑦凝血系统衰竭：皮肤黏膜有广泛出血点或瘀斑，切口渗血，弥散性血管内凝血，血小板减少，纤维蛋白原降低，纤维蛋白降解产物增加；⑧免疫系统衰竭：中性粒细胞的吞噬及杀菌能力减退，可导致全身性感染；⑨中枢神经系统衰竭：患者神志模糊、感觉迟钝、谵妄、昏迷。

MODS 的治疗主要包括 4 个方面的内容：积极治疗原发疾病，消除综合征的诱发因素；积极支持或替代衰竭器官的生理功能，减轻器官负荷；营养支持，维持能量正平衡；针对炎症介质的治疗。

（四）康复锻炼

1. 术前功能锻炼　术前功能锻炼与术后功能锻炼同样重要，通过术前功能锻炼一则可以增强老龄患者的体质、增加关节周围肌的力量；二则可以帮助患者了解术后康复的一般程序，术后尽快适应功能锻炼，恢复关节功能。

术前功能锻炼计划主要包括肌力训练、关节活动度锻炼、负重和行走锻炼。由于关节结构异常和疼痛，关节疾病患者术前多存在患肢不同程度的肌力下降或肌肉萎缩，因此进行关节周围肌的肌力锻炼非常重要。锻炼方法以关节主动屈伸、展收、旋转为主（抗阻或不抗阻），若是下肢关节，则还需辅以负重和行走锻炼，包括助行器的模拟使用。被动锻炼对于增加关节活动范围有所帮助，但如果不结合主动锻炼，则不仅肌力无恢复，而且增加的活动范围也很容易因为新生胶原组织的沉积而丢失。

少数老年性智能障碍患者，如果术前不能在医师指导下完成锻炼和学会使用助行器，则手术应暂缓进行。对于关节屈曲挛缩的患者，一般不主张进行术前牵引。术前皮肤牵引会干扰肌力锻炼和关节活动度锻炼的时间，术前骨牵引则还存在针孔潜在感染的可能性，是关节置换手术的禁忌。

2. 术后早期功能锻炼　术后功能锻炼的目的一则在于促进老龄患者增强肌力、增加关节活动度、恢复体力和动作协调性；二则在于帮助患者早日下床，避免老龄患者长期卧床可能出现的并发症。在术后功能锻炼中，应遵循早期主动、因人施教、循序渐进和全面锻炼四大原则。早期主动原则是指术后麻醉作用消失后即可开始指导患者进行肌肉的等长收缩活动。有研究表明，术后如不早期锻炼关节，新生胶原组织在术后第 2 天即开始迅速沉积在关节周围，这种随意沉积的胶原纤维将限制关节的运动。机械应力可调节新生胶原纤维的沉积方向，术后立即开始关节运动可使胶原纤维沿应力方向沉积，从而将瘢痕对关节活动度的限制降低到最低。多数学者认为，在术后立即进行功能锻炼，有利于患者关节功能恢复和减少并发症。

规律的功能锻炼可增加患者下肢的血液循环，预防血栓形成，保持髋部正常的肌力和关节活动度，并逐渐恢复日常活动能力，这对于老龄患者的完全康复非常重要。在手术结束麻醉清醒后患者应立即开始功能锻炼，应告知患者，早期功能锻炼在开始可能会引起一些不适，但将有利于后期的恢复。

床上练习动作包括：踝关节屈伸练习，膝关节伸直练习，髋关节屈曲、外展练习。以上动作 1h 做 10 ~ 15min，每天锻炼 8h。

站立练习从术后次日开始，老龄患者在初次下床站立时很容易出现直立性低血压，因此需要主管医师或护士在场指导监护。以后当患者体力重新恢复后，就可以独自站立练习了站立练习动作包括站立位直腿抬高练习，站立位髋关节屈曲练习，站立位髋关节外展练习。以上站立练习每天做 3 次，每次重复 10 遍。

行走练习在站立练习成功后即可开始。对于老龄患者，术后 1 周内以每天 3 ~ 4 次，每次 10 ~ 15min 的行走练习为宜。考虑到老年患者的记忆力减退，因此在行走练习的指导方法上应注意简洁。助行器和拐杖的使用方法都可总结为：助行器（拐杖）先向前移动一小段距离，先迈患肢，再迈健肢。上下楼梯练习时，应记住“好上坏下”，即上楼梯时健肢先上，下楼梯时患肢先下。上下楼对于锻炼肌力及耐久度是一个非常好的练习。

五、髋关节翻修

髋关节翻修是关节外科医师面临的挑战之一。面临的困难主要有假体取出、骨缺损重建、假体与固定方法选择等，每一步都与手术是否成功有密切关系，需要认真考虑。

（一）髋关节翻修率和原因

初次髋关节置换术后的翻修率各国报道不一。美国2002年报道翻修病例占髋关节置换病例的17.5%，瑞典关节登记系统显示翻修率为7%，澳大利亚翻修率达14%。随着患者寿命延长，人工关节假体在体内时间延长，翻修率必然增加；同时由于患者对生活质量的要求提高，全髋关节置换在部分年轻关节疾病患者中的应用，这些患者活动量大，关节假体磨损增加，也会使翻修率增加。因此，随着全髋关节置换的患者增加（数量增加）和寿命增加（假体存留时间延长）及年轻患者增加（磨损速度快），必然会使髋关节翻修病例增多。

国外报道全髋关节置换术后翻修的原因包括：骨溶解假体松动占70%左右，关节不稳占10%～15%，感染占5%～7%。而我国翻修原因与国外有所不同，国内髋关节翻修原因中感染病例比例较高，是值得重视的问题。

（二）髋关节翻修术中假体取出

髋臼和股骨假体的取出要求暴露充分，完全在直视下操作，尽可能保留骨量。取出松动的髋臼和股骨假体，无论是骨水泥还是非骨水泥型，尚可容易。手术难度主要集中在取出没有松动的假体，股骨骨水泥鞘和断裂的远段股骨柄。

1. 稳定固定髋臼的取出　取出没有松动的骨水泥型髋臼假体时，下列方法单独使用或者组合使用，常常能够奏效，包括使用摆锯将聚乙烯内衬切割成4块；聚乙烯内衬上钻洞，拧入皮质骨螺钉，使聚乙烯杯与骨水泥界面分离；髋臼杯中心钻孔，拧入带T形把手的螺丝锥，向外拉出髋臼杯；借助薄型骨刀打入髋臼杯与骨水泥之间，将髋臼杯撬离骨水泥。

取出无松动的非骨水泥型髋臼假体，首先要取出聚乙烯内衬。薄型骨刀打入内衬和金属杯之间，将二者分离；或者在内衬中心钻孔，拧入螺丝钉，螺钉尖顶住金属外杯，使内衬与金属杯自动分离解脱。如果固定金属杯的螺钉头部磨损深陷于金属臼杯，无法用丝锥取出，用金属磨钻将螺头部磨削变小，取出金属髋臼杯后，再用小骨刀剔除螺丝钉周围骨质，暴露螺钉，然后使用专门的断钉取出器取出断钉。

Zimmer公司的Explant髋臼杯取出器利用股骨头替代物作为杠杆的支点，通过弧形的切割刀片在金属髋臼杯假体与宿主骨的界面切割，进一步旋转金属杯使假体与骨床分离，能最大限度保留髋臼骨量。在固定牢固的金属杯内注入骨水泥，固定聚乙烯内衬与金属杯，强度可靠，效果满意。

2. 稳定固定股骨柄的取出　首先清除股骨假体肩上区的所有的软组织和骨赘，这是不损伤股骨大转子而取出股骨假体的关键步骤。股骨假体取出过程中，一定要暴露充分，争取在有良好光源条件下直视操作，动作轻柔，助手与主刀密切配合，尽可能避免术中发生骨折。股骨髓腔近端骨水泥取出较为容易，在骨水泥横断面上，呈放射状多处凿开，再凿入骨与骨水泥界面，轻轻撬拔掉骨水泥碎片，钳夹取出。骨皮质常常变薄而且脆性大，要注意保护，避免骨折。

股骨柄远端骨水泥和断裂的远段股骨柄取出难度大，骨丢失多，发生骨折的风险高。有两种技术可采用：①股骨柄中远段开窗技术；②股骨大转子延长截骨术。股骨大转子延长截骨操作较简单，保证了直视下取出假体及骨水泥，骨损伤小，不影响翻修假体的固定，截骨面容易愈合，用于上述复杂病例翻修，优势明显。股骨截骨的长度需要根据股骨柄和骨水泥固定长度而定，术前应做好模板测定，翻修假体柄远端超过截骨远端长度应大于股骨直径2倍，至少5cm。使用电动摆锯或高速尖头磨钻自大转子的基底部向远端实施转子截骨术，外侧的截骨块的宽度应该达到近端股骨干直径的1/3。取出假体和骨水泥后还纳骨块，钢丝或线缆固定。

对于股骨柄与骨水泥分离而骨水泥与骨结合牢固而又能够排除感染的骨水泥鞘，可以保留。采用 Tap-out、Tap-in 技术直接在原来骨水泥鞘内安放骨水泥柄（cement within cement），经过 11 年随访，没有股骨翻修和假体松动，柄下沉与初次髋关节置换相似，效果理想。

（三）髋关节翻修骨缺损的重建

骨缺损是髋关节翻修的主要棘手问题之一。骨缺损的处理结果直接影响到翻修假体的稳定性和远期效果，因此，有效修复骨缺损，重建骨的解剖结构，是髋关节翻修术取得成功的关键因素之一。

髋臼骨缺损 AAOS（American Academy of Orthopedic Surgeons，AAOS）分类简单，容易为广大医师掌握，在临床上应用最为普遍。而股骨骨缺损 Paprosky 分类法考虑了股骨干的支持能力，提出了 3 个骨缺损的基本类型，对股骨假体的选择具有指导作用，明确定义了需要异体骨的支持，在临床上广泛应用。

骨缺损的重建方法主要有颗粒骨和结构骨移植。颗粒骨移植主要用于重建髋臼包容性骨缺损和股骨髓腔内植骨，颗粒移植骨起到充填和支架作用，新生血管能够较快长入骨小梁之间和颗粒骨之间，新骨形成先于骨吸收，植骨区力学强度持续升高。在植入颗粒骨过程中，常常使用打压植骨技术（impact graft），临床效果普遍达到 10 年生存率 90% 以上。

较严重的 AAOS 分类 Ⅰ 型和 Ⅲ 型髋臼骨缺损，通常需要结构性骨移植，其优点在于能够对假体提供结构性支撑和恢复缺损处的解剖结构，假体 10 年生存率达到 88.5%。结构性骨移植早期取得了良好的效果，但是随着移植骨再血管化和重塑可导致其被吸收和塌陷，严重者引起髋臼假体的松动和移位。结构性移植骨往往被纤维组织包裹，再血管化程度低，移植骨与假体接触面很少有骨长入，而宿主骨与假体接触面则有大量骨长入。

骨盆连续性中断型骨缺损是髋关节翻修手术中最难处理的问题，并发症高，可以采用钢板将髋臼前后柱固定，或者使用髋臼增强环，并且在骨缺损处植骨。最终结局取决于骨盆中断处是否愈合，如果发生不愈合，一切内固定只能起到临时支撑作用，最终都会松动和失败。

（四）髋关节翻修假体和固定方法的选择

当髋臼骨缺损经植骨修复后，需要采用恰当的髋臼假体重建髋臼，假体分为非骨水泥和骨水泥型两种，非骨水泥型假体要比骨水泥型假体应用得广泛。

1. 非骨水泥髋臼选择与固定　非骨水泥型假体要求髋臼臼缘保留 2/3 以上，且臼底完整或者臼底至少 50% 的面积可以与髋臼杯表面接触。如果髋臼骨缺损，臼缘完整，假体可被骨性髋臼缘环抱的包容性骨缺损或缺损较小的节段性骨缺损，经适当的非结构性植骨后，可用非骨水泥型髋臼杯，其远期效果较好。对于较严重的髋臼节段型骨缺损患者，虽然通过大块结构骨移植能够恢复髋臼解剖结构，创造非骨水泥假体植入条件。但是由于假体与活性宿主骨接触面积小，不利于骨长入假体表面，从而影响固定效果。另一方面，由于结构移植骨爬行替代过程中出现骨吸收要影响假体的固定效果。

对形态类似椭圆形的髋臼骨缺损，Oblong 假体的使用取得了较理想的效果。Oblong 假体 2 个不同直径半球状重叠在一体，金属外壳整个表面为多孔涂层，外形为椭圆形。假体置入后可以恢复髋关节旋转中心，获得早期稳定性。主要适用于髋臼顶部骨缺损（AAOSI/ Ⅲ型），不可能通过无限扩大髋臼前后柱来接纳安放大直径的髋臼假体；如果髋关节旋转中心较对侧上升 15mm 以上，选择 Oblong 假体的优越性更加明显。对一些严重节段型骨缺损髋臼，例如 AAOS Ⅲ 型髋臼，选择骨小梁金属加强杯能够获得早期稳定性和远期骨长入。

2. 骨水泥髋臼的选择　如果髋臼缘缺损 1/3 以上，骨性髋臼对假体的环抱固定作用减弱，则宜采用骨水泥型髋臼杯。单纯骨水泥型假体应用髋臼翻修的松动率高而逐渐弃用，主要用于骨质情况较差的患者，可以获得假体即刻稳定性。如果骨缺损巨大，应该考虑应用髋臼增强环罩，然后在罩内置入骨水泥型髋臼假体。髋臼增强环罩（Cage）的一侧或两侧带有侧翼，侧翼上有许多螺孔，供不同方向的螺钉固定，可以牢固地将环罩固定到髂骨、耻骨和坐骨上，为重建髋臼提供了一个解剖支架，增强了髋臼的稳定性。对置入的异体骨提供支撑固定，安放比增强环罩小 2 ~ 3mm 的骨水泥假体，便于术者调整髋臼的位置。这些髋臼重建装置，可以为异体骨提供机械性保护，有利于骨愈合和改建，从而对聚乙烯髋臼假体提供有效支撑，维持髋关节的旋转中心。

3. 非骨水泥股骨柄的选择　与初次髋关节置换不同，股骨翻修缺乏骨松质小梁对骨水泥的嵌合作用，骨水泥型股骨假体远期效果不如非骨水泥型假体。多数时候，股骨近端存在腔隙性或者节段性骨缺损，近端固定非骨水泥型假体并不适合于股骨翻修。广泛涂层远端固定的股骨假体应用较为广泛。广泛涂层股骨假体还具有既可承受轴向压力，也可承受抗旋转扭力的特点，应用于具有良好骨量的股骨，可提供即刻假体稳定，并为骨长入创造了条件。S–ROM 和 MP 等组配式假体同时追求假体近端和远端的最稳定化，通过干骺端锥形外套与股骨柄组合，能够较好地恢复髋关节的旋转中心，提供良好的股骨近端和远端匹配，恢复髋关节偏中心距和肢体长度。对于股骨骨缺损患者，单纯使用股骨组配式翻修假体而不进行骨移植，随访结果令人鼓舞，10 年只有 4% 出现假体松动。

4. 骨水泥股骨柄的选择　股骨近端仅有少量骨缺损（AAOS Ⅱ型Ⅰ区Ⅰ度），可选择骨水泥型长柄假体，中远期效果与组配式、近端固定生物型假体相当；而股骨髓腔宽阔，股骨皮质菲薄，单纯使用骨水泥固定假体效果不佳者，可行股骨髓腔内嵌压植骨，重建新的股骨髓腔，然后使用骨水泥固定股骨假体；股骨近端严重混合型骨缺损时，先行结构性骨移植重建骨缺损，然后使用骨水泥股骨假体。如果取出初次置换的骨水泥柄后骨水泥鞘没有松动，能够排除感染，可直接在原来骨水泥鞘内安放骨水泥柄。

六、重视全髋关节置换术的有关问题

我国全髋关节置换术正处在普及与提高阶段，在普及中应该规范患者选择、假体和固定方式的选择，以及规范操作技术。尽量选择耐磨损界面和良好固定假体，减少磨损而引起的骨溶解和假体松动。

加强术后定期随访非常重要。通过定期随访，及时了解患者功能状况，从而进行针对性的功能康复指导；随访中也可以早期发现骨溶解，特别是局限性骨溶解，通过及时处理，尽可能避免由于骨溶解引起的假体松动。

重视围术期处理，减少髋关节置换术的感染率。要减少全髋关节置换术后感染发生，根本措施在于重视围术期的处理，术前通过问诊和查体要了解患者有无皮肤、牙齿、耳鼻喉、泌尿系统和呼吸系统等隐匿感染。如果患者存在体内隐形感染，应在术前进行处理，直至感染控制，血沉和 C– 反应蛋白正常才能进行髋关节置换手术。术前 1 个月内要避免关节腔穿刺，预防性抗生素一般选择 1 代或者 2 代头孢菌素，手术前 30min 给药，术后使用 1 ~ 2d。

建立髋关节登记系统。开展髋关节置换登记，便于比较不同假体、不同患者以及不同手术医师的治疗结果。始于 1979 年的瑞典国家髋关节登记系统（The Swedish National Hip Arthroplasty Register），目前有 80 家医院向该系统提供数据，每年大约有 12 000 例髋关节置换术后患者的资料进入该系统。在假体评价、减少关节翻修以及假体效价比比较等方面收到了非常显著的效果，其数据广泛地被世界各国骨科医师应用。我国在有条件的医院可以率先启动髋关节登记系统，积累临床数据，提高髋关节置换效果。

第二节　膝关节置换术

一、膝关节的功能解剖

（一）骨性结构

膝关节由股骨远端、胫骨近端和髌骨共同组成，从而形成髌骨关节、内外侧胫股关节，即膝关节的三间室。

股骨远端形成内外侧股骨髁（femoral condylars），中间为髁间窝。外侧髁髌面较大而突起，能阻止髌骨向外脱位。股骨两髁侧面突起部分形成内外上髁，内外上髁连线（Insall 线）与股骨滑车的前后线（Whiteside 线）垂直，两者均可作为术中股骨截骨的参考线（图 7–1）。

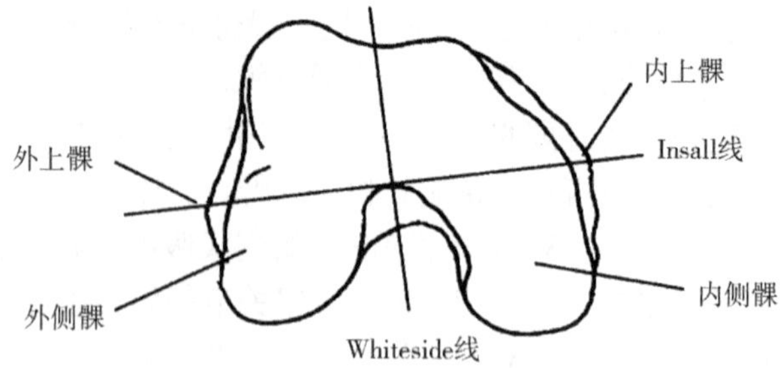

图 7-1　股骨远端结构

胫骨上端关节面形成胫骨平台，后倾 3° ～ 7° 、内翻约 3° （图 7-2），胫骨平台的这种结构对于胫骨截骨及假体的安装都有重要意义。胫骨外侧平台前 1/3 为一逐渐上升的凹面，后 2/3 则呈逐渐下降的凹面，内侧平台则呈一种碗形凹陷，胫骨平台这种特殊的凹面结构允许膝关节在水平面上有一定的旋转活动。

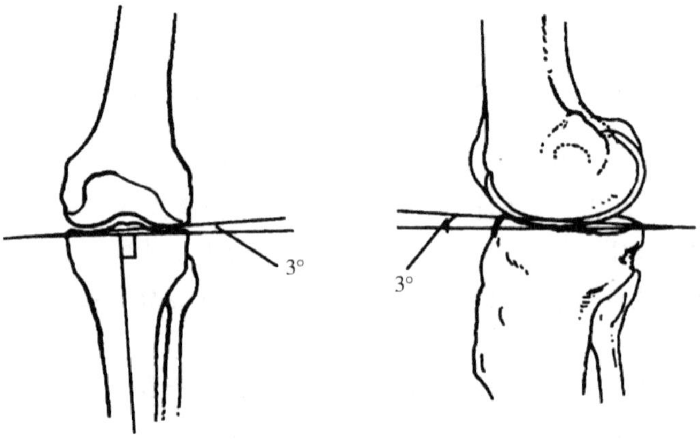

图 7-2　胫骨平台内翻和后倾

胫骨平台中央为髁间隆起，可限制膝关节的内外移动并避免股骨在胫骨上过度旋转。胫骨上端前方有一三角形隆起，称为胫骨结节。髁间隆起及胫骨结节均可作为胫骨截骨时的定位标记。

髌骨是人体最大的籽骨，与股骨形成髌股关节，起着增加股四头肌力臂和做功的作用。髌股关节由静力和动力两种结构维持。髌骨两侧有内外侧支持带，它是维持髌骨的静力性平衡机制。股四头肌内侧头附着于髌骨内缘 1/3 ～ 1/2，有对抗髌骨外移的动力性稳定作用。股内侧肌与股外侧肌的同步性收缩是维持动力性稳定的关键，因而股内侧肌的起点异常或肌肉收缩失同步可以引起髌骨轨迹异常。股四头肌肌腱、髌骨及髌韧带构成伸膝装置。

（二）肌肉

膝关节周围肌分为伸膝肌和屈膝肌两大群。

1. 伸膝肌　主要为股四头肌，其中股直肌越过髌骨表面后延伸为髌韧带，构成伸膝装置的重要部分；股外侧肌沿髌骨上缘 2 ～ 3cm 处延续为腱性组织，组成外侧支持带的一部分；股内侧肌组成内侧支持带的一部分，膝关节伸直最后 10° ～ 15° 时股内侧肌起主要作用，内侧髌旁入路人工膝关节置换术时由于股内侧肌受损因而患者术后早期常出现伸膝无力；股中间肌肌纤维向下止于股直肌深面和髌骨上缘，其下深部有少许肌束止于关节囊，起伸膝和牵拉关节囊的作用。

2. 屈膝肌　包括股二头肌、半腱肌、半膜肌、缝匠肌、腘肌、股薄肌和腓肠肌。半腱肌越过内侧副韧带，同缝匠肌、股薄肌一起互相重叠交织形成鹅足，止于胫骨上端内侧，与内侧副韧带形成一个鹅足囊。半膜肌腱增强关节囊的后内角，部分纤维反折形成腘斜韧带，起屈膝、内旋胫骨及稳定膝关节后方的作用。

（三）韧带组织

1. 前交叉韧带　上端附着在股骨外髁内侧面，下端附着在胫骨髁间前方，并与内外侧半月板前角相连接，其纤维分为前内侧和后外侧两部分。前交叉韧带在膝关节屈曲时松弛，完全伸直时紧张，屈曲约 45° 时，前交叉韧带最松弛。其作用在于防止股骨向后脱位、胫骨向前脱位及膝关节的过度伸直和过度旋转。

2. 后交叉韧带　上端附着在股骨内髁外侧面，下端附着在髁间后缘中部，部分纤维与外侧半月板后角相连。屈膝时，后部纤维松弛，而其他部分紧张。其作用在于防止股骨向前脱位、胫骨向后脱位及膝关节过度屈曲。

3. 内侧副韧带　分为浅深两层（图 7–3），浅层由前方的平行纤维和后方的斜行纤维组成，起于股骨内上髁，前部纤维向前下止于胫骨上端内面，与鹅足止点后方相邻。后部纤维在膝关节内后方与半膜肌交织，止于胫骨内侧髁后缘，参与形成腘斜韧带。充分伸膝时，内侧副韧带浅层的平行纤维及斜行纤维紧张；屈膝时，斜行纤维松弛而平行纤维紧张并在深层纤维表面向后移动从而维持关节的稳定。因此，人工膝关节置换术中纠正内侧挛缩时应首先松解内侧副韧带浅层的后部。膝关节内侧关节囊在内侧副韧带浅层深面时增厚形成内侧副韧带深层。内侧副韧带深层、鹅足各肌腱与内侧副韧带浅层之间均有滑囊形成以利于活动。

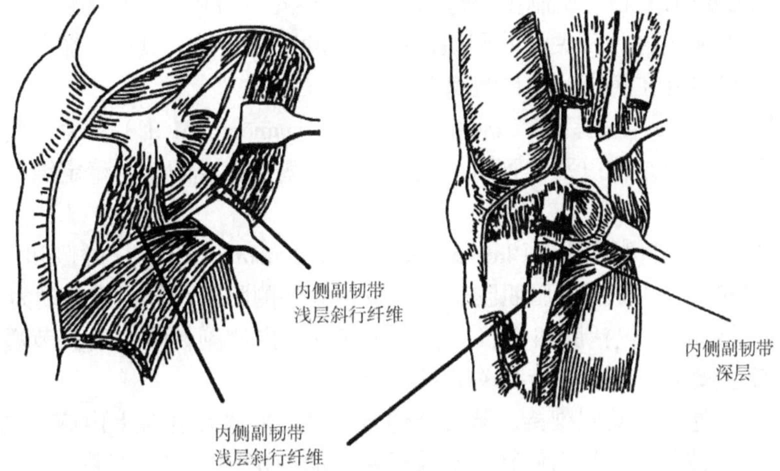

图 7–3　内侧副韧带浅层和深层

4. 外侧副韧带　位于膝关节外侧后 1/3，起自股骨外上髁，止于腓骨茎突。充分伸膝时，外侧副韧带紧张，屈曲时则松弛。

5. 腘斜韧带和弓状韧带　腘斜韧带为半膜肌的反折部，自胫骨后上方斜向上外，止于股骨外上髁后方，与关节囊后部融合防止膝关节过伸。腘斜韧带表面有腘动脉经过。关节囊后外侧部纤维增厚，形成弓状韧带，越过腘肌腱，向上附着于股骨外上髁的后面，向下附着于腓骨小头和胫骨外侧髁的边缘。

（四）半月板

半月板是关节内唯一没有滑膜覆盖的组织，周缘厚，内侧薄，下面平坦，上面凹陷，切面呈三角形，半月板的前后角借纤维组织连接固定于髁间棘周围。内侧半月板较大，呈“C”形，前窄后宽，与关节囊紧密结合，其后角与半膜肌相连，故有一定活动度。外侧半月板较小，呈 2/3 环形，前后角大小相当，半月板周围与关节囊的紧密结合被腘肌腱所打断，并在后关节囊上形成腘肌裂孔，故外侧半月板较内侧板的活动性更大。在它的后端，有一坚强的斜行纤维束附着于股骨内侧髁，与后交叉韧带相邻，根据其与后交叉韧带的关系，分别称之为半月板股骨前后韧带，又称第 3 交叉韧带。位于前面者又称之为 Humphry 韧带，位于后面者又称为 Wrisberg 韧带。在两板的前方有膝横韧带。半月板只有外缘 10% ~ 30% 由邻近关节囊及滑膜的血管供血，损伤修复后可愈合，其他部位血供较差。

（五）关节囊、滑膜、脂肪垫及滑囊

膝关节关节囊薄而松弛，本身对关节的稳定无多大作用，周围有韧带加强。

膝关节滑膜是全身最大的滑膜，内衬在关节囊内侧。关节内多数无血管组织依赖关节滑膜分泌的滑液获得营养，部分滑膜隆起形成皱襞。

膝关节内脂肪垫充填在髌骨、股骨髁、胫骨髁和髌韧带之间，将关节囊的纤维层与滑膜分开，具有衬垫和润滑的作用。

膝关节周围有很多肌腱，因此滑囊也较多。

（六）血管及神经

膝关节由股动脉、腘动脉、胫前动脉和股深动脉发出的分支构成动脉网。旋股外侧动脉降支、膝最上动脉均发自股动脉，分别行于膝关节外侧和内侧，参加膝血管网；膝上内侧和外侧动脉均由腘动脉发出，与其他动脉吻合；膝中动脉从腘动脉发出，供应腓肠肌和关节囊，不参加膝血管网。膝下内外侧动脉均发自腘动脉，与其他动脉吻合。股深动脉第 3 穿支也发出分支参与膝关节血管网的血供。膝关节前部由股神经的肌皮支、闭孔神经前支及隐神经支配。部分患者全膝关节置换术后可出现髌骨外侧局部皮肤麻木，与隐神经至髌骨外侧的分支受损有关。

二、膝关节的生物力学

（一）膝关节的力学稳定

膝关节面表浅、匹配度小，其稳定机制主要包括3个方面：关节面和半月板提供的几何稳定性；关节囊、关节周围韧带提供的外在稳定性；膝关节周围肌肉提供的动态稳定性。其中，膝关节最大的稳定结构是提供动态稳定的肌肉和提供外在稳定的韧带组织。

1. 内侧稳定结构　包括内侧副韧带（medial collateral ligament，MCL）、后内侧关节囊、内侧半月板和交叉韧带组成的静力稳定结构以及半膜肌、股内侧肌和鹅足构成的动力稳定结构，其中 MCL，是最重要的静力稳定结构。

2. 外侧稳定结构　包括外侧副韧带（lateral collateral ligament，LCL）、外侧和后侧关节囊、交叉韧带组成的静力稳定结构和股二头肌腱、腘肌腱、髂胫束、股外侧肌扩张部组成的动力稳定结构。

3. 对抗胫骨前移的结构　包括股四头肌、前交叉韧带、内侧副韧带和后关节囊以及半膜肌腱和腘肌腱。膝关节后方稳定主要有后交叉韧带和关节囊维持。

膝关节旋转稳定由上述结构共同维持，膝关节伸直位时，股骨在胫骨上内旋，股骨胫骨关节面匹配最好、侧副韧带和交叉韧带紧张，从而使膝关节获得最大的稳定性。在人工膝关节假体设计中，稳定性与关节的活动度是一对矛盾，但两者均是膝关节正常功能所必需的，人工关节置入后的稳定更多地依赖于关节周围的结构，尤其是侧副韧带的平衡。

（二）膝关节的运动

1. 膝关节的屈伸活动　膝关节正常屈伸范围约为 145°。在矢状面，膝关节的屈伸活动并非围绕着同一个旋转中心，而是在运动过程中产生多个瞬时旋转中心（图 7–4）。在不同的屈伸角度描出的瞬时旋转中心可在股骨髁上形成一个“J”形曲线。

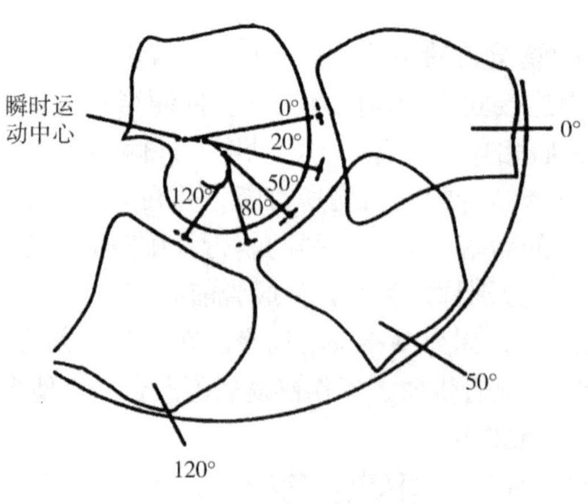

图 7–4　膝关节瞬时运动中心

在膝关节屈伸活动中，由于交叉韧带的存在，膝关节屈曲时，胫骨和股骨之间不仅存在滑动还存在滚动。屈膝时股骨和胫骨的接触面相对后移、股骨在胫骨上发生后滚运动（roll back），伸膝时接触面则发生前移、股骨在胫骨上发生前滚运动（roll forward）。一般认为，膝关节从伸直到屈曲 20° 的运动方式主要是滚动，而从屈膝 20° 到完全屈曲则主要是滑动。

2. 膝关节的旋转活动 膝关节在完全伸直前具有一定的旋转活动。不同的屈膝角度下膝关节的旋转程度不同。如果以股骨髁为参照，膝关节屈曲 90°，胫骨可出现 20° 的内旋；反之，伸膝时，伴有胫骨外旋 20°。胫骨棘对阻止膝关节旋转有一定的作用。当股骨试图越过胫骨棘时，膝关节的软组织张力将明显增加，从而组织膝关节的进一步旋转。

3. 膝关节的侧方活动 除屈伸、旋转运动外，作用于足部的力量还可以使膝关节产生轻度侧方运动。伸膝位，关节内外翻活动范围约 2°，屈膝时增至 8° 左右。

4. 髌骨的活动 髌骨的活动和其与胫骨结节的位置、Q 角、下肢力线及骨性解剖有关。在膝关节整个屈曲活动过程中，髌骨滑动范围约为 7 ~ 8cm。

在日常生活中，膝关节具有一定的屈伸范围才能完成相应的动作。步行时，约需 70°，上下楼梯需 100°，从椅子坐起需 105°，坐低沙发需要 115°，地下拾物 117°，上下台阶时所需活动度还与身高和台阶高度有关。行走时，膝关节外展约 8°。

综上所述，膝关节的运动不是一个简单的屈伸运动，而是一个包含屈伸、滚动、滑动、侧移和轴位旋转的复杂的多方向的运动模式。所以，模仿膝关节生物学运动的假体设计是极其复杂的。

（三）膝关节的负荷与磨损

日常生活中，膝关节承受着很大的负荷，膝关节的受力与体重、肌力、活动、膝关节解剖异常（如内外翻畸形等）等有关。

平地行走时，膝关节作用力主要有：地面反作用力、髌韧带拉力和胫股关节压力。膝关节站立位的静态受力为体重的 0.43 倍，行走时可达体重的 3.02 倍，平地快速行走时可达体重的 4.3 倍，上楼梯时则可达体重的 4.25 倍，下楼梯时可达体重的 4.9 倍。

髌骨受力包括股四头肌肌力、髌韧带拉力和髌股关节压力，它们形成一个平衡系统。髌股关节压力随膝屈伸程度和受力发生变化。站立位屈膝 30° 时，髌股关节压力与体重相当，屈膝 60° 时，髌股关节间压力升至体重的 4 倍，屈膝 90° 为体重的 6 倍。上台阶时髌股关节受力可达 3.3 倍体重，下台阶时重力使股骨有向前移动的倾向，这主要靠髌股关节的反应力和后交叉韧带的张力来对抗。Q 角的改变会使髌股关节面受力发生改变。

膝关节磨损与关节面接触面积大小等密切相关。膝关节借关节软骨、半月板、滑液等完善关节面匹配、减少接触应力，并均匀分布负荷。人工膝关节虽能模拟正常膝关节部分结构与功能，但仍有很大差距。

（四）下肢轴线（图 7-5）

1. 解剖轴 为股骨和胫骨的中心纵轴。

2. 机械轴 为膝关节伸直位髋关节、膝关节、踝关节中点的连线。生理条件下，此轴线为一直线，与站立时的负重线一致。股骨机械轴是股骨头中心与膝关节中心的连线，胫骨机械轴为膝关节中心与踝关节中心的连线，胫骨机械轴与解剖轴基本一致，股骨和胫骨解剖轴形成一向外 170° ~ 175° 的角，即胫股角。股骨解剖轴与机械轴形成 5° ~ 10° 的生理外翻角。外翻角与股骨颈干角、股骨颈长短、股骨内外翻等几何结构有关。

3. 膝关节线 股骨关节线为股骨远端的切线，股骨关节线与股骨解剖轴形成一向外约 81° 的角。正常情况下，胫骨平台关节线与股骨关节线平行，因此胫骨关节线与胫骨轴线向外形成约 93° 的角。站立时双脚并拢，关节线与地面平行，机械轴向内倾 2° ~ 3°。把脚略向外移，使机械轴与地面垂直，则关节线内端下移，形成 2° ~ 3°。行走时关节线与地面平行。

4. 股骨髁上线 即通过股骨内、外上髁的水平线，相当于内外侧副韧带止点的连线（图 7-5）。股骨髁上线与股骨解剖轴形成平均约 84° 的角，与关节线成 3°。股骨髁上线与下肢机械轴几乎垂直。

（五）膝关节置换术后的生物力学

人工全膝关节置换（total knee arthroplasty，TKA）的目的主要包括，消除疼痛畸形，恢复关节的正常功能，要求置入的人工关节能长期存活。具体来说，就是要求能替代病变结构、下肢负荷有合适的机械传导、尽可能恢复运动功能等。

从外表看，TKA 术后的膝关节和正常的膝关节相似，但实际上二者有很大的区别。一方面，TKA 术后的膝关节是发生了病理改变的膝关节；另一方面，虽然膝关节假体的表面与正常的股骨和胫骨关节面相似，但它们的几何学是完全不同的。

生理状况下，膝关节周围韧带上的负荷仅相当于它们所能承受负荷的 30%。正常的韧带可被拉伸 3%，并能恢复到原始长度，如果进一步拉伸，韧带将发生变形；当被拉伸到 9% 时，韧带将发生断裂。TKA 术中，关节面和半月板几何形状提供的膝关节内在稳定性被破坏。如果切除交叉韧带，那么交叉韧带的机械力学功能及神经功能（本体感觉）也将被破坏。术中，肌肉也不可避免地遭到部分破坏。因此，TKA 术后膝关节原有的内在稳定性和部分外在稳定性被破坏，这就需要利用假体本身的内在稳定性和必要的软组织平衡技术来重建膝关节的稳定。TKA 术后膝关节的稳定性来源于假体的几何形状和它们的位置，如果通过假体的设计来获得膝关节稳定性，负荷就不可避免地被传导到骨 - 假体界面上。所以，设计者应该设法使传导到骨 - 假体界面上的负荷变小。

当膝关节的关节面和交叉韧带被切除后，正常膝关节的滚动一滑动机制就不复存在。目前，后稳定型假体一般是采用各种后稳定装置来重建膝关节的后滚运动，但如果某个运动是由假体产生的，就会有更大的负荷传导到界面上，假体就更容易松动。

总之，关节面提供的内在稳定性和交叉韧带提供的外在稳定性被破坏得越多，对假体的内在稳定性要求越高，这对于假体的长期固定来说是有害的。因此，TKA 术后的膝关节稳定性最好由关节外的稳定结构来提供（肌肉、韧带和关节囊等）。

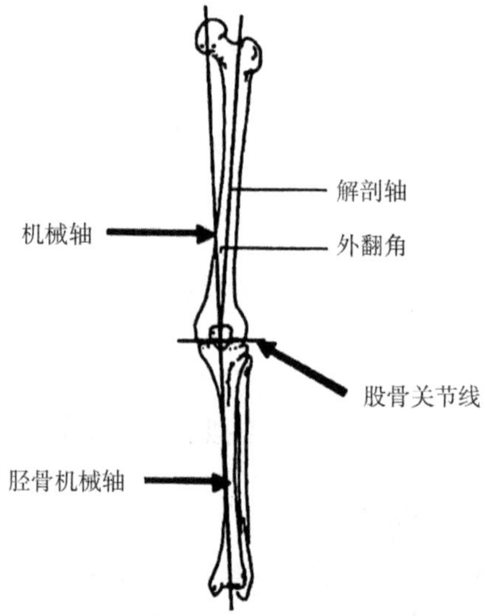

图 7-5 下肢轴线

三、适应证及禁忌证

（一）适应证

人工全膝关节置换术的主要适应证为膝关节重度疼痛和功能障碍，相对适应证包括畸形和不稳定，但只有在正规保守治疗（包括理疗、药物治疗以及改变日常生活方式等）无效时，才可考虑手术。其具体适应证包括以下五点。

1. 骨关节炎（osteoarthritis，OA） 站立位 X 线片上膝关节间隙明显狭窄和（或）伴有膝关节内外翻畸形，其症状已明显影响关节活动和生活的病例，经保守治疗不能缓解者。

2. 类风湿关节炎（rheumatoid arthritis，RA）、强直性脊柱炎（ankylosing spondylitis，AS）及其他炎性关节病的膝关节晚期病变 RA 及 AS 患者的平均年龄较 OA 小，但关节周围结构挛缩。因此对 RA 及 AS 患者的疗效不应期望过高。

3. 血友病性关节炎（hemophilic arthritis） 血友病性关节炎晚期患者，膝关节功能障碍和（或）畸形明显，对工作生活影响很大，X线片上骨质破坏严重者。

4. 创伤性关节炎 如胫骨平台骨折后关节面未能修复而严重影响功能的病例。

5. 其他 如膝关节或股骨、胫骨干骺端的感染、膝关节骨软骨坏死不能通过常规手术方法修复、膝关节周围肿瘤切除后无法获得良好重建的病例。

（二）禁忌证

1. 膝关节周围或全身存在活动性感染为手术的绝对禁忌证。

2. 膝关节肌肉瘫痪或神经性关节病变如帕金森综合征等。

3. 膝关节周围软组织缺损行TKA术后假体可能外露，必要时在整形手术之后或同时进行膝关节置换术。

4. 其他无症状的膝关节强直、过高的生理或职业要求、一般情况差、严重骨质疏松、依从性差不能完成功能锻炼等。

四、膝关节置换术的术前准备

（一）术前教育

术前对患者进行系统的指导是术前准备的重要环节。首先要向患者做好自我介绍，向患者告知术前生理和心理准备、术后处理措施和术后恢复过程，这样有利于患者对医师产生信赖、促进患者功能恢复、提高患者满意度。根据患者病因学情况、病变程度、并发的疾病，向患者告知手术风险及可能的预期效果。如果不对患者进行这些教育，患者的期望值过高或患者对医师失去信任，那么无论多么成功的手术也不能使患者满意。另外，术前还需指导患者行股四头肌功能锻炼以促进术后康复。

（二）体检

全面检查脊柱、髋关节、踝关节等以排除这些部位同时患病的可能。

体检时还应注意有无牙龈炎、皮肤破溃等可能引起感染的病灶。应注意检查膝关节有无陈旧性伤口、慢性蜂窝织炎、下肢足背动脉搏动情况。记录患者膝关节活动度、稳定性、伸膝装置张力和股四头肌肌力。

（三）放射学检查

TKA术患者的放射学检查应包括：站立位双下肢负重全长相、患膝正侧位、髌骨轴位相。下肢全长相有助于正确判断下肢的机械轴和解剖轴，并有利于判断下肢有无畸形，包括关节外畸形。膝关节正位片上应评估内侧和外侧间隙的关节面、有无骨赘及软骨下骨的情况。侧位片上，观察髌股关节情况及关节内有无游离体。髌骨轴位相能更好地评估髌股关节的对线、关节间隙和关节面的情况，有利于观察髌股关节是否存在髌骨脱位等。

五、人工膝关节假体的选择

随着技术进步及运动等研究的发展，现已设计出多种类型的膝关节假体。人工膝关节假体可有多种分型方法。

（一）固定方式

按固定方式分型，膝关节假体可分为骨水泥型、非骨水泥型和混合型。

骨水泥固定始于20世纪60年代末，至20世纪80年代取得了飞速发展。骨水泥的聚合过程需数分钟，可分为液体期、面团期和固体期。骨水泥的液体期和固体期不易受外界因素的影响，而面团期则对外界因素比较敏感。降低温度可延长液体期到面团期的时间，湿度也有同样的作用，但作用有限。真空技术和离心技术可将骨水泥的疲劳寿命提高到136%。对于TKA骨水泥鞘，多数文献认为骨水泥鞘的理想厚度是2mm，但并没有明确的规定，而且股骨和胫骨侧的骨水泥厚度也是不一样的。胫骨侧由于存在很大的应力，因此需要骨水泥提供坚强的支撑。

非骨水泥型和骨水泥型一样可以取得良好的长期效果，而且没有骨水泥并发症，对骨骼的损伤较小，但主要适用于年轻、活动量较大的骨关节炎患者，而且对手术的要求较高。非骨水泥型TKA中，仅股骨侧的固定是成功的，因而目前很少采用。

混合型TKA目前尚缺乏长期随访资料。在混合型TKA中，一般推荐采用骨水泥型胫骨和髌骨假体、非骨水泥型股骨假体。

（二）限制程度

按限制程度可将膝关节假体分为全限制型、高限制型和部分限制型。全限制型假体术后膝关节只限于单一平面活动，容易引起假体一骨水泥一骨界面应力集中，中远期假体松动、感染等并发症的发生率很高，常用的为人工铰链式膝关节假体，仅适用于膝关节翻修术、骨肿瘤重建术或有严重骨缺损及关节稳定性差的病例。高限制型假体以CCK、TC3等为代表，主要用于侧副韧带严重受损的初次置换或关节不稳定的翻修术。部分限制型假体以后稳定型（PS）或称后交叉韧带替代型（CS）及后交叉韧带

（CR）保留型假体为代表。后交叉韧带替代型假体通过胫骨垫片中央的凸起和相应的股骨髁间凹槽替代后交叉韧带的功能，其优点是适应证广，对于后交叉韧带功能不全或因膝关节屈曲挛缩无法保留后交叉韧带的病例无疑是最好的选择。后交叉韧带（CR）保留型假体保留的后交叉韧带维持了关节稳定性，因而允许胫骨关节面采用低限制设计从而获得更大的关节活动度。

（三）后交叉韧带保留型和替代型假体

1\. 后交叉韧带保留型假体　其优点在于，后交叉韧带能增强膝关节的稳定性、分散应力、控制股骨在胫骨上的后滚运动并保留其本体感觉。但后交叉韧带保留型TKA中，胫骨平台后倾角度偏小或屈曲间隙过紧会产生杠杆作用，导致胫股关节之间应力过大，增加聚乙烯的磨损。如果胫骨平台后倾过大或PCL功能丧失，伸膝时胫骨将会向前发生半脱位，屈膝时则会发生胫骨后侧半脱位。后交叉韧带保留型TKA中，关节线升高或降低都会对TKA的手术效果产生明显影响。另外，老年患者的后交叉韧带往往发生了退变或强度降低，对于这些患者不应该选择保留后交叉韧带。

2\. 后交叉韧带替代型假体　后交叉韧带替代型TKA软组织平衡更简单，可以很好地矫正膝关节严重畸形，不强调恢复关节线的高度，且膝关节的运动力学更接近正常、垫片磨损较小。

（四）固定垫片和活动垫片假体

固定垫片假体已有30年的历史、效果确切。人体膝关节除了屈伸运动以外，还有旋转、滑移、内外翻等多种形式的运动，从而使应力传导至胫骨假体的金属底座与聚乙烯垫片之间，引起聚乙烯垫片的下表面磨损。磨损产生的微小聚乙烯颗粒会引起明显的骨溶解，从而损害TKA的长期疗效。因此，假体设计必须解决胫股关节的高匹配度与旋转自由度之间的矛盾。

活动垫片型假体体现了人体膝关节的运动力学特点。聚乙烯垫片与胫骨和股骨假体形成双面关节，垫片上关节面与股骨假体部分或完全匹配下关节面平坦可在胫骨假体上旋转及前后左右移动。因而同时具有活动性与限制性，解决了假体胫股关节间轴向旋转和内外翻运动的问题，减少了传递至假体－假体或假体－骨水泥界面的应力，延缓了假体松动。体外模拟实验表明，与固定垫片假体相比，活动垫片假体接触面积较大，磨损较小；静态及动态分析提示活动垫片假体聚乙烯表面压力较小；模拟扭转压力或假体旋转不良时，活动垫片假体压力分布较固定垫片假体均匀，压力峰值较小。但需要说明的是，活动垫片假体可再分为很多类型，并不是所有的活动垫片假体都是一样的。根据不同的分类方法，活动垫片假体可进一步分为旋转平台和活动半月板假体、旋转平台膝和高屈曲旋转平台假体等。年轻患者术后功能要求高，我们建议采用高屈曲旋转平台膝。

六、膝关节置换术的手术入路

（一）皮肤切口

人工膝关节置换术的皮肤切口包括：膝正中切口、偏内侧弧形切口和偏外侧弧形切口。其中以膝关节正中切口最为常用，它可以方便手术显露，术后切口愈合也很好（图7-6）。如果患者膝关节局部有陈旧性切口，则尽可能利用原切口。自髌骨上极近端约5cm，止于髌骨下极远端约3cm，切开皮肤后，沿切口进一步向下切开皮下脂肪层和浅筋膜层，直达伸膝装置，然后在浅深筋膜之间向两侧适度游离内外侧皮瓣。不要过多剥离，也不要在皮下脂肪层进行剥离，因为皮肤的血供是由深部组织到深筋膜再到

皮肤的，所以皮瓣一定要有一定厚度，否则，可能会引起皮肤坏死、感染，影响伤口愈合和术后功能锻炼。

（二）关节囊切口

1. 内侧髌旁入路（图 7–7）　该入路优点是难度小，切口延长方便，显露充分，神经血管创伤小，大多数膝关节手术都可经此切口完成。不足之处在于不利于显露膝关节后方结构、也不宜于膝关节外侧手术。但并发症较少，最常见的是切口愈合不良，其次是隐神经髌下分支损伤，患者术后出现膝关节前外侧皮肤麻木。内侧髌旁入路切断了股四头肌肌腱的内 1/3，术后早期患者伸膝功能受一定程度的影响，尤其是伸直最后 20°。较严重的并发症是髌韧带断裂，常在勉强翻转髌骨时发生。

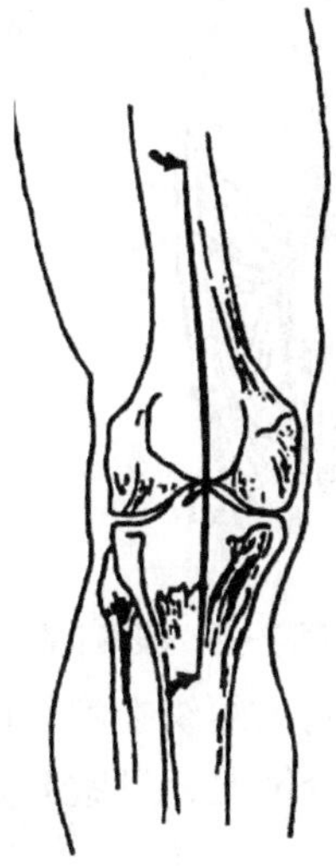

图 7–6　前正中切口

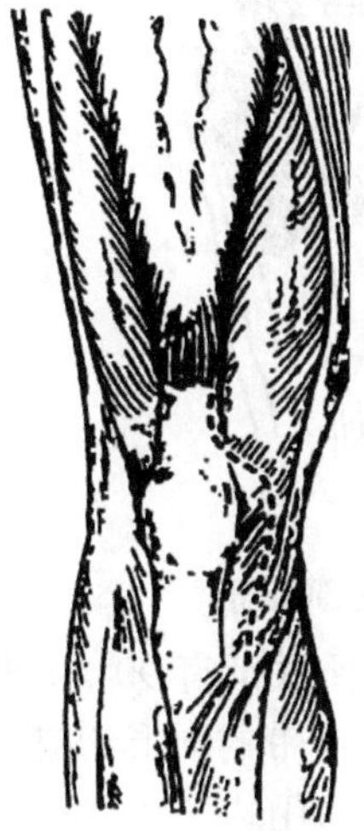

图 7–7　内侧髌旁入路

沿股中间肌肌腱和股内侧肌之间切开，向下距离髌骨内缘约 5mm 切开关节囊及髌支持带至髌韧带内侧，延伸至胫骨结节内侧约 1cm 处。髌骨内缘保留 0.5 ~ 1.0cm 的腱组织，使两侧有足够坚强的软组织便于缝合伤口。必要时，为进一步显露可作股四头肌腱近端斜行劈开以便于翻转髌骨。切开内侧支持带、关节囊和滑膜，进入关节腔。

内侧关节囊切开后，清理髌上囊、髌下脂肪垫和内外侧间隙内的纤维性粘连组织，暴露胫骨近端。一般首先做胫骨近端内侧结构的骨膜下剥离。适度屈膝，将内侧支持带从胫骨表面剥离，向后直达后内侧半膜肌肌腱附着处。当内侧胫骨解剖到半膜肌止点附近时，屈曲外旋胫骨有利于减轻伸膝装置张力，方便膝关节的显露并避免髌韧带撕裂。可通过剥离内侧副韧带浅部、扩大胫骨内侧骨膜下解剖范围进行膝关节的内侧松解。

处理外侧胫骨时，应由里向外，从股外侧肌延伸到胫骨近端做外侧松解，这样可以游离和延长影响髌骨翻转的髌骨外侧索，减小翻转髌骨时髌韧带的张力。

伸膝位翻转髌骨，然后缓慢屈膝，注意观察髌韧带止点的张力情况，如果太紧，将切口向股四头肌近端延伸。如果暴露已经很充分，也可以不翻转髌骨。也有作者认为，翻转髌骨时过度牵拉股四头肌，可能造成患者术后股四头肌肌力下降、影响术后功能恢复，因此建议将髌骨向外侧脱位而不翻转髌骨。

切除内外侧半月板和前（后）交叉韧带，向前将胫骨平台脱位。咬除股骨、胫骨和髌骨骨赘，如果滑膜增生严重，尽量予以切除，从而减少周围软组织张力并避免术后假体撞击和软组织嵌入。

如股四头肌挛缩或膝关节强直，传统切口显露膝关节困难，可采用股直肌离断、股四头肌 V–Y 成形术或胫骨结节截骨术。

（1）股直肌离断（图 7–8）：这种方法是在传统的内侧髌旁入路的基础上，将近端切口 45° 斜向股直肌外上方，在靠近股直肌腱腹联合处，离断股直肌。这种方法简单易行，不会伤及外侧膝上动脉，不影响术后康复和股四头肌功能。但该入路改善膝关节的显露效果有限，对于严重膝关节僵硬患者，可能需要采用显露效果更为良好的股四头肌 V–Y 成形术等其他方法。

（2）股四头肌 V–Y 成形术（Coonse – Adams 入路，图 7–9）：主要适用于股四头肌长期挛缩、膝关节强直、其他手术入路无法满足要求的膝关节。此入路要求股四头肌功能基本正常，肌肉收缩能力良好，否则改行胫骨结节截骨入路。自股四头肌肌腱切口顶端接近股四头肌腱腹联合处另做一个与肌腱切口方向成45° 夹角的向外下方的延伸切口，切断股四头肌，此时股四头肌腱连同髌骨、髌韧带，向远端翻转，完全显露膝关节前方结构。

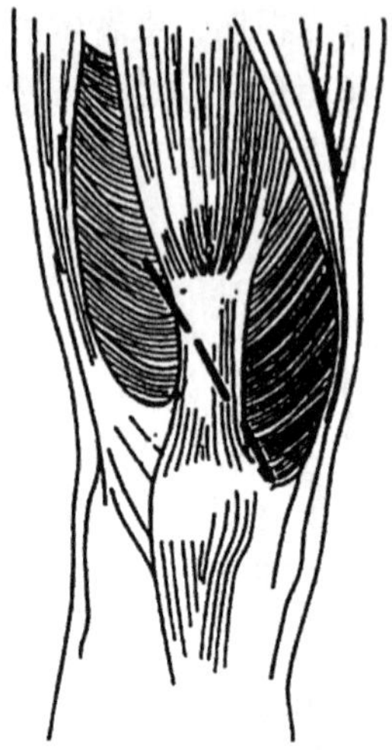

图 7-8　股直肌离断

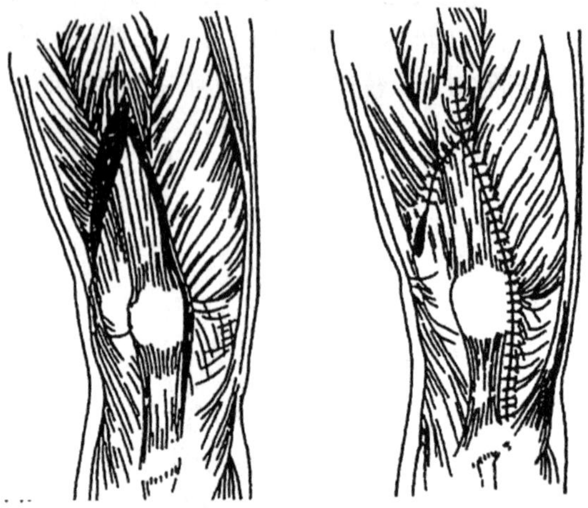

图 7-9　股四头肌 V-Y 成形术

关闭切口时，在允许膝关节有 90° 屈膝的前提下，尽可能将软组织在解剖位缝合，防止伸膝装置的过度延长，对髌骨外侧支持带的斜形切口，可根据髌股关节对合情况，只做部分缝合，这对髌骨外脱位或半脱位可起到外侧松解作用。

（3）胫骨结节截骨术（Whitesides）：胫骨结节截骨入路可用于伸膝装置重新对线、髌股活动轨迹异常、需要充分显露僵直膝关节、纠正胫骨结节位置异常、松解挛缩伸膝装置。膝前内侧髌旁内侧入路切口，向远端延伸，止于胫骨结节下 8 ~ 10cm。骨膜下显露胫骨内侧近端胫前嵴，用电锯自内向外截取一块包括胫骨结节和胫骨前嵴近端在内的长约 7cm、近端厚度约 2cm，远端宽度 1.2 ~ 1.5cm，厚度约 1cm 的骨块。骨块外侧缘仍与小腿软组织、筋膜、股四头肌扩张部相连，以保留血供。截骨完成后将整个骨块向外翻转，手术完成后骨块复位，可用 2 ~ 3 枚皮质骨螺钉固定或用钢丝结扎固定。但螺钉可能造成植骨块局部应力异常，容易出现骨折，所以通常采用钢丝捆绑固定截骨块。从胫骨内后穿入 3 根钢丝，其中 1 根经截骨块近端穿出，防止截骨块移位，另外 2 根从胫骨外侧穿出，出孔位置要高于内侧入孔。

2. 股内侧肌下方入路（Southem 入路）　该入路最大的优点是保护了伸膝装置。其次，该入路有利于保护髌骨血供。走行在股内侧肌中的膝上内侧动脉，是构成膝关节血管网的重要组成，内侧髌旁入路常损伤该动脉。该入路适应证与内侧髌旁入路一样，但不适用于翻修术、胫骨近端截骨史和肥胖患者。另外，该入路对外侧间室的暴露不如内侧间室，所以严重畸形或关节僵硬的患者也不适用。

屈膝 90° ，自距髌骨上极约 8cm 处，沿膝前向下至胫骨结节内侧旁开 1cm 处，切口皮肤、皮下脂肪、浅筋膜层。钝性分离股内侧肌与其下方肌间隔，然后向前牵开股内侧肌肌腹。在髌骨中部水平，横断股内侧肌肌腱关节囊移行部 2 ~ 3cm。接着，向前外侧提拉髌骨，从髌上囊、经髌下脂肪垫、向下至胫骨结节，切开关节囊。伸膝位向外翻转髌骨，然后逐渐屈曲膝关节。如果髌骨翻转困难，可进一步松解髌上囊或向近端分离股内侧肌肌腹与股内侧肌间隔的连接。

3. 前外侧入路（外侧髌旁入路）　前外侧入路主要适用于严重外翻畸形患者。因为严重外翻畸形时，常规内侧髌旁入路对膝外侧结构暴露不充分，对膝外侧挛缩组织松解不彻底使外翻畸形矫正不足。另外，内侧髌旁入路切断了髌骨的内侧血供，而且膝外侧支持带松解会进一步破坏髌骨血供，造成髌骨血供障碍或坏死。该入路不利之处在于手术技术要求高，膝关节内侧结构保留不充分，髌骨翻转较困难，膝关节外侧需用髂胫束或筋膜修复外侧组织缺口。

膝前稍外侧做皮肤弧形切口，胫骨结节处旁开 1.5cm，远端止于胫骨结节以远 5cm 处。切口皮肤、皮下组织和浅筋膜层，向内侧剥离髌骨支持带浅层纤维直至伸膝装置边缘，切开深筋膜进入关节腔。切开深筋膜时距离髌骨外缘 1 ~ 2cm，经 Gerdy 结节内缘，距胫骨结节外 2cm，向下进入小腿前肌筋膜。截除胫骨结节并连同髌骨一起向内翻转，保留髌下脂肪垫，屈膝 90°，显露关节。

4. 经股内侧肌入路　该入路的优点在于不损伤股四头肌腱和股内侧肌的附着，保护伸膝装置的完整。主要缺点在于术中显露较内侧髌旁入路差。肥胖、肥大性关节炎、胫骨高位截骨史和屈膝 < 80° 的患者，不宜采用该入路。

屈膝位，采用标准的膝前正中切口，依次切口皮肤、皮下组织和浅筋膜，向内侧分离，显露髌骨和股内侧肌与股四头肌肌腱交界的位置，钝性分离股内侧肌，然后距离髌骨内缘 0.5cm 向下，远端止于胫骨结节内侧 1cm，切开关节囊。

七、膝关节置换术的手术要点及软组织平衡

显露后，膝关节手术的要点在于截骨和假体的安装及软组织平衡。

TKA 手术包括 5 个截骨步骤。不管采用骨水泥型还是非骨水泥型固定，这 5 个步骤是相同的。对于常规 TKA，在截骨并去除骨赘后，根据韧带的平衡情况决定是否还做其他处理。

TKA 的 5 个基本截骨步骤包括（图 7–10，7–11）：胫骨近端截骨，股骨远端截骨，股骨前后髁截臂，股骨前后斜面截骨，髌骨截骨。对于后交叉韧带替代型假体，需进行髁间截骨并去除后交叉韧带。

股骨与胫骨截骨的先后顺序无明确要求。如果膝关节相对较松弛、胫骨平台显露容易，则可先行胫骨截骨，此时可参考胫骨的截骨面确定股骨假体的外旋。如果膝关节紧张或后倾较大，胫骨平台难以充分暴露，则先行股骨截骨。

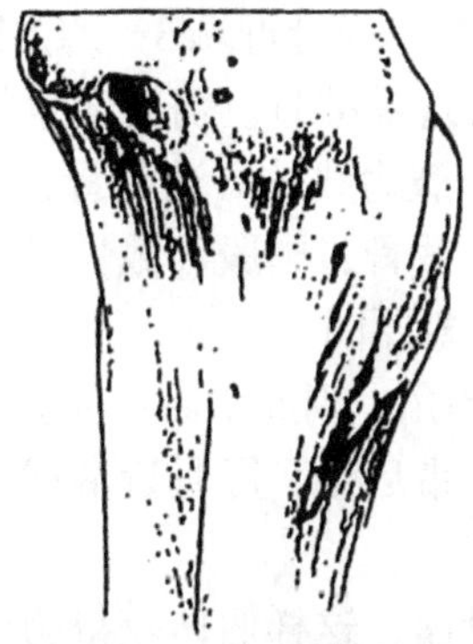

图 7–10　胫骨平台截骨

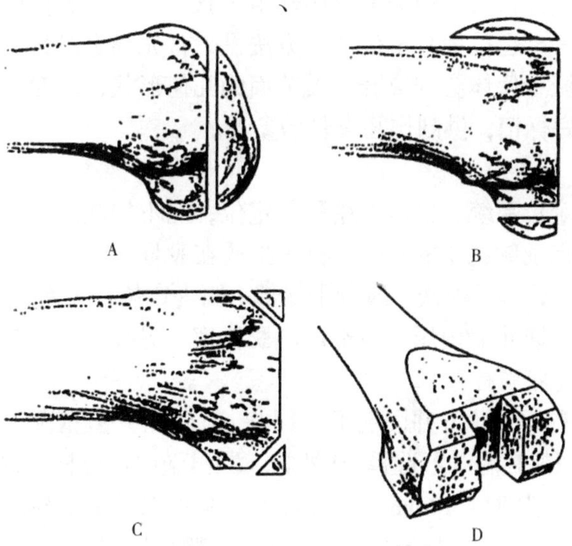

图 7–11

A. 股骨远端截骨；B. 股骨前后髁截骨；C. 股骨前后斜面截骨；D. 股骨髁间截骨

（一）胫骨截骨

一般认为，术中只要能做到准确运用，髓内、髓外定位的临床效果应该是完全一致的。髓内定位的关键是准确选择髓腔入点，通常在前交叉韧带止点的外侧缘与外侧半月板前角附着部之间或胫骨结节中内 1/3 对应的位置。确认方向正确后即可钻孔开髓。开髓口应比髓内定位杆的尺寸略大，以利于髓腔引流。髓腔定位杆插至合适位置后，固定截骨模块。此时，取出定位杆，保留截骨模块。髓外定位时，定位杆沿胫前肌向下，与胫骨前缘平行，指向距骨中心。需要注意的是，胫骨平台中心与距骨中心的连线为力线方向，而距骨中心位于内外踝中点偏内侧 3 ~ 5mm。因此，在采用胫骨髓外定位时，不要将定位杆远端直接对准内外踝连线中点，而应稍偏内侧，并处于第二趾上。

胫骨截骨的厚度应与胫骨假体的厚度相等。大多数情况下，胫骨垫片的厚度可选择 10mm，因此，截骨的位置应在正常胫骨平台下 10mm。存在骨缺损时，一般不应为了消除骨缺损而任意加大截骨的厚度，残留的缺损根据情况做相应处理。如果残留的缺损仅有 1 ~ 2mm 时，可增加截骨厚度以消除缺损；但对较大的缺损，应先按 10mm 厚度截骨，然后根据残留缺损情况决定进一步处理方法。对内外侧胫骨平台都有骨缺损的患者，不能一味强调截骨量和替换假体厚度对等的原则，因为随着截骨厚度的增加，胫骨骨质的强度减弱，还会损伤侧副韧带的附着结构，影响关节线的位置。此时，应根据具体情况，采用自体、异体植骨或垫片加强等方法来进一步处理。

在冠状面上，胫骨截骨有两种方法。最常用的一种是胫骨截骨面与下肢力线垂直。由于正常胫骨平台存在 3° 左右的内翻角度，因此这种方法切除的平台外侧骨量要多于内侧。另一种方法是，使截骨面与胫骨关节面相平行、与下肢力线呈 3° 内翻，此时胫骨平台内外侧截骨量相等。但临床研究发现，内翻造成的不良后果要远远超过外翻者，而且，胫骨近端 3° 的内翻截骨并不能明显改善临床效果。因此，大多数学者倾向于垂直于下肢力线行胫骨近端截骨。需要注意的是，无论胫骨采取哪种截骨方式，股骨截骨必须与其相对应。如胫骨采取垂直下肢力线的方法截骨，那么股骨截骨时应有 3° 外旋或股骨假体具有相应外旋角度。如果垂直于胫骨平台截骨，则股骨截骨时无须外旋。临床上最常见的是胫骨截骨时过度内翻，胫骨定位系统安装不当是其主要原因。

正常胫骨关节面有一 3° ~ 7° 的后倾角，因此术后假体关节面同样应有一向后 3° ~ 7° 的倾斜角，以便膝关节屈曲活动的完成。如果假体不带后倾，胫骨近端截骨时需有一定的后倾角度；如果假体本身具有后倾角度，则垂直下肢力线截骨即可。

胫骨假体应尽可能多的覆盖胫骨截骨面，这样假体获得的支撑就越大。但临床上，假体很难完全与截骨面匹配。如果假体前后径较截骨面略小，应将假体偏后放置，因为胫骨后方骨质强度大。但如过度偏后，可能加重对后交叉韧带磨损及增加关节周围软组织张力。胫骨假体内外旋及内外侧位置的安装，可依据股骨假体的位置为参考，也称为自定位法。方法是，首先确定股骨假体试模的位置，然后安装胫骨假体试模，屈伸膝关节，胫骨假体会顺应胫股关节面的几何形状自动对合股骨髁。然后根据胫骨假体试模的位置在胫骨皮质上做好标记，供制作胫骨骨槽参考。

（二）股骨截骨

股骨截骨一般选用髓内定位系统，也可选用髓外定位，但不如髓内定位准确。髓腔入点位于股骨髁间切迹中点、后交叉韧带止点前缘约 10mm 处。将手指放在股骨干前方有助于估计钻孔的方向。为保证髓内定位杆的准确性，定位杆近端必须抵达股骨干峡部。髓内定位杆表面带有纵向减压槽，或者呈中空，使脂肪组织能顺利流出髓腔，防止髓内压过高造成脂肪栓塞。另外，髓内定位杆入点较定位杆直径大，也有利于脂肪组织流出、防止脂肪栓塞。

1. 股骨远端截骨　安装髓内定位杆并固定于外翻 4° ~ 6° 。一般情况下，对于内翻或中立位膝关节，可选择 5° 外翻截骨，而对膝外翻患者可选择 70 外翻。取出髓内定位杆，以外侧髁为基准，要求截骨的厚度与假体的厚度相等，通常为 8 ~ 12mm。一般认为，截骨水平位于髁间切迹最低点，与髓内入孔处平齐时即可获得合适的截骨厚度，截骨合适时，截骨块一般呈横“8”字形。在骨质硬化时，摆锯锯片偏离骨面的趋势，并因此导致对线不良和安装假体试模困难，因此截骨时必须注意这一点。

2. 股骨前后髁截骨　股骨前后髁截骨决定了旋转程度，直接影响屈膝时的内外翻稳定性和髌骨轨迹。

前髁截骨面过高会增加髌骨支持带张力，阻碍膝关节屈曲或导致髌骨半脱位；截骨面过低会引起股骨前侧切迹，造成局部应力增加导致骨折的发生。

绝大多数股骨假体要求有 3° ~ 5° 外旋。一般估计，内侧后髁比外侧后髁多截 2 ~ 3mm 就能保证术后屈膝间隙内外对称、内外侧副韧带平衡。在胫骨平台假体垂直下肢力线的前提下，术前胫骨平台的内外翻程度决定了股骨假体的内外旋方向及程度。术前胫骨平台内翻的患者，要求股骨内侧后髁多截一些，使股骨假体处于外旋位。不过，原则上外旋应不超过 5° ，否则会引起关节内外旋失衡。相反，当胫骨平台外翻时，则要求股骨假体处于内旋位。但在实际中，由于膝外翻患者存在髌骨外侧支持带紧张，此时如将股骨假体内旋将会加重髌骨脱位倾向。因此，对于膝外翻患者，股骨假体也应置于轻度外旋位。

目前有 4 种评价股骨假体外旋的方法。

（1）3° 外旋测定法（图 7–12）：参考股骨后髁连线，以此线为参考，再作一条 3° 外旋线，后者即为假体的外旋角度。如后髁有明显骨缺损，该参考线的正确性就值得商榷。

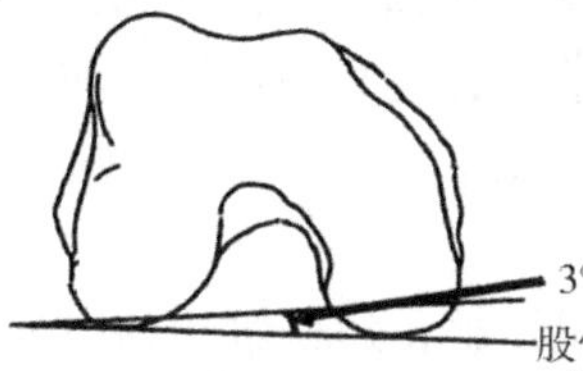

图 7–12　外旋测定法

（2）张力下四方形屈曲间隙法：在股骨髁截骨前，先完成胫骨平台的截骨，然后在屈膝位，在关节间隙内置入撑开器，使关节内外侧软组织保持一定张力，然后根据屈膝间隙“四边形”成形原则，调整股骨内外后髁的截骨量，这样也因此确定了股骨假体的外旋程度。该方法要求充分平衡好膝关节内外侧支持带，松解挛缩的关节囊，但临床上有时不容易做到这一点。

（3）经股骨内外上髁连线（Insall 线）：在实际操作中，准确确定股骨内外上髁的最高点有一定困难，但在股骨前后髁均有破坏的情况下，该连线成为唯一的可参照依据。

（4）股骨髁前后轴线（Whiteside 线）：即髌骨滑槽最低点与股骨髁间窝中点连线，该线的垂线即为股骨假体的外旋角度。该参考线术中容易确定，其准确性有赖于髌骨滑槽结构的完整，严重髌股关节炎的患者局部结构常有破坏。各种方法各有利弊，为保证假体准确的旋转，通常综合运用多种方法。

确定股骨假体外翻和外旋角度后，就要测量其型号。常用的方法有前参考和后参考两种方法。

前参考法就是以股骨前方皮质为参考，先切割前髁，然后以此截骨面为参考确定假体大小及内外后髁的截骨量，前髁截骨量为一确定的厚度。这种方法的优点是可避免前髁截骨过多出现股骨髁上骨折的可能。当股骨髁测量大小介于两种型号之间时，如果选择小一号的假体，则后髁多截骨，屈曲间隙相对增加；如果使用大一号的假体，则后髁截骨减少，屈曲间隙减小。不过，目前大部分膝关节假体相邻型号的差距只有 2 ~ 3mm，因此对屈膝间隙的影响不是非常明显。

后参考法时首先确定后髁截骨厚度，通过调整前髁截骨厚度调节与股骨假体的匹配关系。这种方法屈膝间隙稳定，但存在股骨前方皮质切割的问题。

3. 股骨前后斜面及髁间截骨　在截骨模块的引导下，这些截骨相对较容易。

安装股骨假体时，在允许的情况下，应尽可能将股骨假体适当外移，从而减少髌骨外侧脱位的倾向。

（三）髌骨截骨

翻转髌骨，去除其边缘的滑膜和脂肪组织及增生的骨赘，显露髌骨边缘。要注意正确掌握髌骨截骨厚度。大多数髌骨的厚度为 25m，一般常用的假体厚度为 10mm。因此，截骨后的髌骨应保留 15mm。髌骨过厚会使支持带紧张，增加外侧半脱位的风险；髌骨过薄会增加骨折的风险。髌骨截骨分两步进行，第 1 步截除中央嵴，然后调整髌骨厚度，第 2 步截骨面应与髌骨前面及股四头肌肌腱止点处平行，同时应检查股四头肌肌腱与髌骨上极的关系，截骨面应在股四头肌肌腱止点上 1mm 并与之平行。修整髌骨边缘、钻孔。

髌骨假体应尽可能多的覆盖髌骨截骨面，但在某些情况下，当截骨面大于髌骨假体时，宜将圆弧形假体偏内放置。如果允许假体在髌骨截骨面上下移动一定范围，应向上安置髌骨假体，这样假体就可以获得更多的骨组织的支撑。

（四）内翻畸形的软组织平衡

膝关节内翻畸形主要表现为内侧或内后方稳定结构的挛缩，外侧稳定结构多无明显松弛。因此，软组织平衡以松解挛缩的结构为主。其中，内侧副韧带的松解通过骨膜下剥离胫骨内上止点。

根据内翻畸形的严重程度，可以逐步松解内侧副韧带的浅层、深层、鹅足，必要时可以松解比目鱼肌深层、半膜肌胫骨干骺端附着点。松解过程中，反复作外翻应力实验检查松解是否满意。

（五）外翻畸形的软组织平衡

膝关节外翻畸形的软组织平衡是人工膝关节置换的难点，一方面外侧稳定结构的解剖构成复杂；另一方面，膝关节外翻时常伴内侧稳定结构的松弛。不过，膝关节外翻的软组织平衡同样以松解挛缩的软组织结构为主。膝关节外翻时，可能需要松解的软组织结构包括：髂胫束、弓形韧带、外侧副韧带、腘肌、股二头肌、腓肠肌外侧头、外侧髌旁支持带、后交叉韧带等。与内翻畸形的软组织平衡一样，术中应该边松解边评估软组织平衡情况，以逐步进行松解。

（六）屈曲畸形的软组织平衡

膝关节屈曲挛缩时应该分步进行软组织松解，边松解边检查伸膝间隙的情况。第一步，首先平衡膝关节内侧或外侧软组织，使膝关节在冠状面上线达到平衡。在合并内翻畸形的患者，膝关节侧方平衡后屈曲畸形也可获得明显矫正。第二步，松解后方挛缩结构。切除半月板和交叉韧带后，极度屈曲膝关节，沿股骨后髁及髁间窝后上缘向上骨膜下剥离后方关节囊。第三步，松解腓肠肌在股骨上的起点。第四步，如果经以上处理后，伸膝间隙仍然很紧，应考虑增加截骨。但要注意，增加截骨会影响关节线的位置，从而改变关节的机械力学，因而应慎重。

八、术后并发症及防治

（一）术后疼痛

TKA 的手术目的是获得一个无痛、稳定、功能良好的关节，因此，疼痛的缓解程度是评价手术成功与否的一个重要指标。术后早期疼痛多由于手术创伤、软组织组织炎性反应等引起。针对术后早期疼痛，可有多种处理方法，如硬膜外置管给药、静脉止痛泵、术中关节腔药物注射、神经阻滞、哌替啶、非甾体类药物等。目前，有人提出超前镇痛的概念，即术前即开始给予止痛药物以降低痛阈。

（二）深静脉血栓栓塞（deep venous thrombosis，DVT）

DVT 是人工关节置换术后的主要并发症之一。邱贵兴等报道，关节置换术后 DVT 的发生率增高，未预防组为 30.8%，预防组为 11.8%。但绝大多数是无症状性 DVT，体检时发现小腿、踝部软组织肿胀、腓肠肌压痛。DVT 严重者可发生肺栓塞，甚至可造成死亡。临床中怀疑 DVT 时常进行下肢静脉彩超以明确诊断。目前常规给予低分子肝素预防性抗凝，常用药物有速碧林、克赛等。此外，可使用足底静脉泵或下肢脉冲加压装置以促进静脉回流，以减少 DVT 的发生。术后早期下地活动也有助于预防 DVT。但已经发生 DVT 的患者不能采用以上加压装置，并应限制活动、将患肢抬高、增加抗凝药物剂量。

（三）切口愈合不良

切口愈合问题与手术技术直接相关。因此，注意手术细节及仔细关闭伤口非常重要。一般而言，避免伤口缝合过紧，切口边缘要整齐以便于对合并恢复组织的解剖层次。

（四）对线不良

由于对下肢力线重要性的认识的提高及手术器械的改进，目前，对线不良的发生率较以前明显减少，但严重的对线不良会导致假体磨损和松动。

（五）假体松动

假体的松动与磨损是一个长期的并发症。临床主要表现为活动后疼痛；X 线检查出现透明带或透明带增宽，有时与低毒感染所致松动很难鉴别。常与手术技术相关，如对线不良、软组织平衡缺陷、骨水泥技术不到位，此外，亦与肥胖、活动量及负荷量过大等有关。

（六）假体周围骨折

TKA 术后可发生胫骨干、股骨干骨折，也可发生胫骨平台、股骨髁的骨折，其发生率为 0.3% ~ 2.5%。大部分骨折发生在术后 3 年左右。摔倒等外伤是骨折的常见原因。保守治疗适用于骨折无移位或轻度移位但通过手法复位能维持稳定的病例。骨折断端 <5mm、成角畸形 <10° 或骨折粉碎程度较轻者，也可考虑非手术治疗。对保守治疗无效或无保守治疗指证者，应行切开复位内固定。

（七）感染

文献报道 TKA 术后感染发生率为 2% ~ 4%，常引起关节的疼痛和病废，一旦发生，将给患者带来灾难性的后果。发生感染的高危因素中，宿主的免疫系统最为关键，服用免疫抑制药的患者容易发生感染。其危险因素还包括，肥胖、糖尿病、类风湿关节炎，口服激素、免疫抑制药、抗凝药等也是术后感染的危险因素。另外，手术时间延长、术后血肿形成等都容易促使感染发生。

感染分为浅部和深部感染。浅部感染指的是皮肤、皮下组织的感染，及时外科干预，包括伤口换药、引流、清创等可防止深部感染的发生。深部感染指的是感染进入关节腔。革兰阳性菌是最常见的致病菌，包括葡萄球菌、链球菌和肠球菌等。

急性感染的临床表现与一般化脓性感染一样，患膝局部红肿热痛明显，诊断不难。但临床上，很多患者其临床表现不是很明显，疼痛是最常见的关节感染症状。常用的诊断感染的检查项目有：血白细胞、血沉（ESR）、C- 反应蛋白（CRP）、关节穿刺培养、放射学检查、核素扫描等。白细胞、ESR、CRP 敏感性强，但特异性差。关节穿刺培养是诊断感染的最直接依据，而且有助于选择敏感抗生素。X 线片上出现假体松动、局灶性骨溶解、骨透亮线范围进行性扩大等应怀疑感染的可能。核素扫描对诊断感染有较高的特异性和准确性。目前用手临床的放射物质主要有：亚甲基二磷酸 ^{99m} 锝、枸橼酸 ^{67} 镓、^{1111} 铟白细胞。

TKA 术后感染的治疗方法包括，保留假体的长时间抗生素抑菌治疗、切开或关节镜下引流清创；更换假体的一期／二期再置换；挽救性的关节切除成形术、融合术、甚至截肢术。在所有术式中，以二期假体再置换效果最肯定。抗生素长期抑菌治疗不确切，治愈率只有 6% ~ 10%，仅适用于病情严重、无法耐受手术治疗者。关节镜下冲洗清创术成功率只有 16% ~ 38%。切开冲洗清创治疗适用于感染持续时间在 2 ~ 4 周以内，没有皮肤窦道、致病菌对抗生素敏感、假体固定良好且放射学没有骨组织感染征象（骨髓炎或骨溶解）的患者。如果严格筛选患者，该方法的成功率可达 60% ~ 83%。与保留假体的方法相比，再置换术临床效果相对可靠，因此应用最为广泛。二期再置换术成功率可达 97%，感染复发率低。目前多数主张在首次清创后使用抗生素 6 周，两次手术的间隔常为 3 个月。关节切除成形术适用于下肢多关节受累，术后功能要求低或身体条件差无法耐受再次手术的患者。膝关节融合术是术后感染的传统治疗方法，适用于伸膝装置严重破坏、持续性感染、骨缺损严重关节周围软组织条件差等患者。截肢术是治疗感染的最后措施。

九、术后功能康复

TKA 术后的康复技术存在一些争议，一般可采用自由的方式，即鼓励患者在可耐受的情况下，逐渐增加活动量，但要避免术后早期进行过度锻炼，否则会出现关节肿胀和僵硬等问题。

术后第 1 ~ 3 天：患者关节出血、肿胀、炎性反应较重，此时主要指导患者在床上进行功能锻炼。术后第 1 天进行股四头肌等长收缩及膝关节和踝关节屈伸活动。术后第 2 ~ 3 天，指导患者增加练习直腿抬高。另外，在主动活动的基础上，给予 CPM 机辅助功能锻炼并有助于预防 DVT。

术后 3 ~ 7 天：床旁站立行走。患者在助行器或助行车的辅助下，从床旁站立开始，逐渐过渡到床旁、病室、病房行走。

术后 7 ~ 14 天：巩固膝关节屈伸功能并练习步态。此时可尝试脱离辅助工具进行独立行走，但注意活动量要小，并根据患者的耐受程度进行调整。

术后 14 天至 3 个月：此时可出院，出院时一般要求膝关节屈曲达到 100° 以上。这个阶段主要是进一步巩固已获得的功能，根据患者恢复情况安排好随访，了解患者功能恢复情况并做好下一阶段的康复计划。

术后 3 个月以后：患者病情基本平稳，关节功能稳定，可正常生活。

十、人工膝关节翻修术

初次全膝关节置换术由于骨质条件好，韧带完整，而全膝关节翻修术完全不同于初次 TKA。

（一）适应证和禁忌证

1. 适应证　翻修术适用于各种术后并发症，包括感染、假体松动、关节半脱位（脱位）和关节对线不良、关节不稳等。

2. 禁忌证　伸膝装置或关节外周软组织严重缺损、无法修复的严重骨缺损等。

（二）术前评估

翻修术前评估关键是正确判断失败的原因。如果对失败原因不能做出很好的解释，那么翻修术后可能得不到什么益处。体检时要重点检查关节活动度、关节稳定性和皮肤情况。实验室检查包括血常规、血沉、C- 反应蛋白、凝血功能等，必要时行关节穿刺。影像学检查包括双下肢负重位全长相、膝关节正侧位及髌骨轴位相。^{99m}Tc、^{111}In 核素扫描可作为一种辅助措施用于疼痛的鉴别诊断。

（三）操作步骤

1. 切口　翻修术时尽量采用原手术切口以减少皮肤坏死的可能，然后于髌骨前内侧切开关节囊。对于关节强直、活动范围小者，外翻髌骨时非常困难，此时通常采用股四头肌 V–Y 成形术以显露关节内结构。另外还可采用胫骨结节截骨术或股直肌切断术。理想的切口是正中直线切口。

2. 假体取出　翻修术时假体取出一般不会太困难，特别是假体松动时。首先充分显露假体、清除假体周围所有软组织，然后用骨刀在假体 – 骨或假体 – 骨水泥之间轻轻敲击。一般先取出聚乙烯垫片，膝关节强直者更应在屈曲膝关节前将它取出，然后再取出胫骨平台和股骨假体，其顺序根据关节显露情况而定，关键是要注意保护好骨质和方便取去假体。

（1）股骨假体取出：对骨水泥固定的假体通常是在假体 – 骨水泥界面用窄而薄的骨刀轻轻敲击至假体完全松动后，沿轴线方向打出假体，然后再用小骨刀或磨钻等去除骨水泥。非骨水泥固定股骨假体的取出基本上与骨水泥固定的股骨假体相同。

（2）胫骨假体取出：若假体已松动，则取出比较方便。若骨水泥固定良好，则应用各种不同的工具在假体 – 骨水泥界面之间逐渐凿开或磨削，直至胫骨假体松动取出。但需注意，不要挤压胫骨平台松质骨。

（3）髌骨假体取出：取髌骨假体既困难又有危险，因为髌骨相对较小，容易导致髌骨骨折。对全聚乙烯髌骨假体，应首先用摆锯在骨水泥 – 臂界面处锯开，然后用高速小磨钻清除骨水泥及嵌入髌骨的固定柱。若为骨水泥或非骨水泥固定的金属托髌骨假体，其取出方法同股骨或胫骨假体。

3. 骨缺损的处理　骨缺损的处理取决于缺损的部位、大小、患者年龄、术后活动度等因素。通常术中所见的骨缺损都比 X 线片上所显示的严重。

（1）囊腔性骨缺损：翻修术中，最常见到的骨缺损是囊腔性骨缺损。初次 TKA 时，骨水泥注入软骨下面，取出假体及骨水泥后即留有囊腔性骨缺损，硬化骨的去除也会产生囊腔性骨缺损。另外，骨溶解也可产生此类缺损。对于囊腔性缺损，处理相对容易，通常可用截骨获得的自体骨松质充填骨缺损，然后打压；若骨缺损较大，则可用自体骨结合异体骨植骨。有时也可用骨水泥填充这类缺损，但植骨对于获得牢固固定及骨储备更有益。

（2）中央腔隙性骨缺损：缺损主要位于髓腔部分，边缘骨质硬化。处理这种骨缺损的目的是获得结构性稳定，同时恢复髓腔部分丢失的骨质。此时可采用大块异体骨结合颗粒骨移植，但颗粒骨打压植骨更常用。另外，将异体股骨头修整后充填这种缺损也是常用的方法。

（3）骨皮质穿破或骨折：多数发生在取出假体或骨水泥的过程中。在这种骨缺损中，必须采用长柄假体，而且假体柄必须超过穿孔或骨折部位至少 3cm 以上。如果发生股骨远端或胫骨上端严重骨折，则应先作内固定，然后选用长柄假体，并在骨折周围采用异体骨或自体骨移植以加强骨折部位。在这种情况下，使用骨水泥固定时应尽量避免骨水泥渗漏至骨折块之间而影响骨折愈合。

（4）节段性骨缺损：指股骨一侧髁或胫骨平台缺损，常见于多次翻修的病例。

对于大的节段性骨缺损的修复，有两种常用的方法，即大块异体骨移植或定制组配式假体，通常是铰链式假体，特别是骨缺损范围大、缺乏韧带支持结构时。采用组配式铰链膝关节替代节段性缺损可获得相对良好的稳定性，术后患者可尽早活动并可负重，特别适用于老年患者。若为年轻患者，则选用异体骨重建股骨远端和胫骨近端更合适。选用异体骨移植时，先在股骨或胫骨上做阶梯状截骨，然后在异体骨上做与之相扣锁的阶梯状截骨，将两者相对合为一体，假体可用骨水泥直接固定在异体骨上，而假体柄则需用骨水泥或压配式固定于宿主骨上，通常还需在异体骨与宿主骨界面周围用异体骨加固。对于这些患者，康复训练和负重应大大延迟。

4. 关节稳定性的调整　调整关节稳定性的关键是要让假体有正确的对线关系、膝关节屈伸间隙平衡，并使关节线尽可能恢复正常解剖位置。

（1）屈伸间隙的平衡：取出假体后，评估屈伸间隙内外侧平衡及对称情况。

①屈膝位不稳定：屈膝间隙大于伸膝间隙，临床上最常见。解决的方法包括减小屈膝间隙（股骨后髁填充垫片）或扩大伸膝间隙（股骨远端多截骨）。多数学者采用前一种方法，采用比股骨远端实际型号偏大的假体，然后在股骨内外髁后方放入厚的垫片。极少数患者需要采用股骨远端多截骨的方法来扩大伸膝间隙，多为严重屈曲挛缩畸形的患者。

②伸膝位不稳定：屈膝间隙小于伸膝间隙解决的方法为在股骨远端增加金属块或使用小号假体。采用股骨远端增加金属块的方法可使股骨假体下降到正常关节线位置、改善关节伸膝稳定性并补偿了股骨远端骨缺损。

③平衡膝关节内外侧不平衡：将新的股骨假体放在正常位置，使其前缘与股骨内外上髁连线平行，在缺损部位填充垫片，调节垫片厚度使关节间隙呈矩形、关节间隙内外侧对称。

（2）恢复关节线的解剖位置：研究表明，关节线应位于股骨内上髁下方约 3cm 和外上髁下方约 2.5cm 处。当髌韧带保持正常长度，没有牵拉延长，也没有挛缩变短时，关节线位于髌骨下极一横指的位置。

需要说明的是，最应该重视的问题是平衡膝关节屈伸间隙、重建膝关节力线，这远比恢复关节线高度要重要得多。否则，容易造成假体不稳定使导致手术失败。

5. 缝合伤口　缝合伤口时，切勿使伤口张力过大，以防康复锻炼时将伤口撕裂。逐层缝合伤口，处理同初次 TKA。

6. 术后处理　术后免负重至少 3 ~ 4 个月，除非 X 线检查提示自体、异体骨已愈合。

康复锻炼 TKA 翻修术后的康复锻炼原则上同初次 TKA，但由于翻修时常进行骨缺损的修复、韧带结构的修补、特殊假体的使用以及切口显露时采用各种特殊操作。因此翻修术后的康复锻炼必须根据患者的具体情况而定，既要达到康复锻炼的目的，又不至于因不适当的锻炼而损坏关节结构。

如切口皮缘无坏死迹象，术后可尽早开始 CPM 锻炼，并开始膝关节主被动屈伸练习。对术中进行股四头肌 V–Y 成形或胫骨结节截骨术的患者，术后 8 周内应避免主动伸膝或被动屈膝活动。对有大块骨移植的患者，X 线片未见明确的植骨块愈合迹象时应避免完全负重。肌腱、韧带重建的患者，术后膝关节应至少制动 6 周。

第三节　踝关节置换术

（一）概述

踝关节又称胫距关节，位于下肢的远端，是足后半部关节中最重要的关节，它使足在空间内可处于任何位置，可以适应任何不规则的地面情况。人体在站立、行走、下蹲等动作中，踝关节的稳定性和灵活性有着非常重要的作用。而踝关节的稳定性和灵活性的特点是由它的骨性结构、关节囊与韧带以及踝关节周围的肌肉的动力作用而共同完成的。

1. 骨性结构　踝穴由胫腓骨下端组成，外踝较内踝低 1cm 左右，并偏后方 1cm，在矢状面胫骨下端后缘较前缘更向下延伸，下胫腓横韧带加深了这个延伸，从而可以防止距骨在踝穴内的后移，加强了踝关节的稳定性。距骨体前宽后窄，平均相差 2 ~ 4mm，形成向前开放的 25° 。距骨体滑车内侧与外侧的曲率半径不同，此解剖上的特点决定了踝关节在屈伸活动中同时还有水平位的旋转活动。胫骨下端关节面承重面积为 11 ~ 13cm^2，而髋、膝关节关节面的承重面积比踝关节小，故单位面积上的负荷踝关节比髋、膝关节小。若用单足负重时，踝关节关节面受到的应力相当于体重的 2.1 倍，在负重期的推进期时，关节面受到的应力相当于体重的 5 倍左右。若距骨在踝穴内有轻度倾斜，关节面所受到的应力由于承重面积的变小而明显增加。

外踝不仅构成了踝穴的外侧壁，而且当踝关节背伸活动时，外踝向外后方旋转并轻微上移。此时下胫腓联合增宽，以适应相对较宽的距骨体前部进入踝穴。腓骨可以传导体重的 1/6。

2. 韧带与关节囊　①内踝（三角）韧带。自前向后分为胫距前韧带、胫跟韧带和胫距后韧带，其中胫距前韧带向远侧延为胫舟韧带。三角韧带呈扇形与关节囊紧密相连，非常坚固，故当外伤时常发生内踝骨折而不发生三角韧带断裂。②外踝韧带。自前向后分为腓距前韧带、腓跟韧带和腓距后韧带。腓距前韧带较薄弱，在踝跖屈位有限制足内翻活动的作用，腓跟韧带较坚强，在踝关节 90° 位时限制内翻活动，腓距后韧带最强。腓距前、后韧带加强关节囊，而腓跟韧带位于关节囊外。③下胫腓韧带。胫骨下端的腓骨切迹与腓骨下端构成下胫腓联合，胫腓骨之间，由下胫腓韧带与骨间膜相连，骨间膜由胫骨斜向外下方止于腓骨，踝关节背伸活动时，腓骨轻微上移并向外后方旋转，骨间膜由斜形变为水平，踝穴增宽，正常下胫腓联合增宽为 0.13 ~ 1.8mm。下胫腓韧带又分为下胫腓前韧带、骨间韧带、下胫腓后韧带和下胫腓横韧带，骨间韧带是骨间膜的延续，最坚固。④关节囊。前侧关节囊由胫骨下端前缘至距骨颈、后侧关节囊由胫骨下端后缘至距骨后结节，前后关节囊松弛、薄弱，两侧关节囊由侧副韧带加强。

3. 肌肉　踝关节的运动主要是屈伸运动，使踝关节跖屈的肌肉主要是小腿三头肌（腓肠肌和比目鱼肌），其次为胫后肌、屈趾长肌、屈拇长肌和腓骨长肌。在跖屈踝关节的运动中小腿三头肌所做的功约为其他肌肉总和的 13 倍。踝关节背伸肌为胫前肌、伸趾长肌、伸拇长肌和第三腓骨肌，它们所做的功只相当于跖屈肌的 1/5 ~ 1/4。

当以全足放平站立时，在矢状面身体的重力线经过踝关节前方，足有外翻趋势，所以踝关节跖屈肌的肌力与足内翻肌的肌力强于踝背伸肌与足外翻肌，即对抗踝背伸肌与足外翻活动以达到踝关节与足的稳定和平衡。

4. 踝关节的运动　距骨体滑车关节面的角度值为 90° ~ 105° ，胫骨下端关节面的角度为 50° ~ 55° ，因此踝关节在矢状面的屈伸运动范围为 45° ~ 55° 其中背伸活动约为 1/3（10° ~ 20° ），而跖屈活动约为 2/3（25° ~ 30° ）。踝关节在矢状面的屈伸运动轴，自内踝顶端至外踝顶端，即由内上向外下倾斜，其与胫骨纵轴之夹角为 68° ~ 85° （平均 79° ），由于踝关节屈伸运动轴是倾斜的，当踝背伸时足尖朝向外，当踝跖屈时，足尖朝向内，即在水平方向上发生足外旋及内旋的旋转活动，为 13° ~ 25° （平均 19° ）。踝关节运动的方式是由距骨体滑车关节面的形状来决定的。距骨体滑车是圆锥体，其基底在腓侧，腓侧的曲率半径大于胫侧，故屈伸活动时腓侧运动范围比胫侧长，而发生水平方向上的旋转活动。

此外踝关节的运动与距下关节及足的运动是联合的。当踝关节跖屈时，足内翻、内旋，足内侧缘抬高、外侧缘降低、足尖朝内，称为旋后；当踝关节背伸时，足外翻、外旋，足外侧缘抬高、内侧缘降低，足尖朝外，称为旋前。

在下台阶时，踝关节屈伸活动最大，走上坡跑（约 10° ）时展收活动最大，其次是走 15° 下坡路时，而旋转活动不因地面情况不同而有差异。

5. 步态周期中踝关节的运动　负重期（从足跟触地到足尖离地）占步态周期的 60%，其中第 1 期为抑制期（足跟触地），踝关节轻度跖屈；第 2 期为中期（全足放平），踝关节在此期开始时为跖屈，当重心超过负重足后立即转为背伸；第 3 期为推进期（从足跟离地到球部着地，进而到足趾离地），踝关节跖屈。

摆动期占步态周期的40%，第1期即加速期（足趾离地），踝关节跖屈；第2期为中期，踝关节背伸；第3期为减速期（足跟触地之前），踝关节轻微跖屈。

（二）假体设计原理及假体类型

严重的踝关节疾患，使患者难以支持体重和步行，采用踝关节融合术似乎是天经地义的治疗金标准，几十年来无人提出异议。但在20世纪70年代初，髋、膝关节的疾患而引起关节畸形、疼痛、功能障碍的患者，得到了人工全髋关节和人工全膝关节置换术的治疗，取得成功，效果满意，从而解决了患者关节畸形、疼痛及功能障碍。在这项成功经验的鼓舞下，为了解决踝关节疾患而进行了踝关节人工假体的设计和研究。踝关节假体与人工髋、膝关节假体的设计有很多共同之处，因此高分子聚乙烯－金属的组合同样是人工踝关节假体的重要首选材料，人们期待着人工全踝关节置换术既可以缓解踝关节疼痛、矫正畸形，同时又可以保留踝关节的活动功能。

第1个采用现代材料制成的踝关节假体，是由Lord和Marotte在1970年开始使用的，其设计逐渐与踝关节生物力学相结合，以得到临床更好的效果。

Richard Smith提出以人工踝关节置换来重建踝关节功能，是最早介绍踝关节置换的人。他试图通过球—窝假体保留踝关节的位置和后足的活动，替代踝关节融合术。然而临床发现这种假体本身很不稳定，影响行走时的稳定性。Kirkup继续这项研究，采用Bath和Wessex假体，通过高分子聚乙烯和金属关节组合，依靠距骨体圆顶的平均厚度（2～6mm），使踝部韧带紧张，为假体的稳定性提供保证。

目前采用的踝关节假体多种多样，既有两个部分组成的限制性关节、半限制性关节，以及非限制性踝关节假体，又有由3个部分假体，带有一个可自由滑动的垫组成的踝关节。前者限制性关节，如Mayo踝，半限制性踝，如Mayo踝和伦敦皇家医学院医院踝及非限制性踝，如Bath和Wessex踝。后者是北欧型全踝关节假体（STAR），由3部分组成，解决了踝关节滚动的问题并已取得优良结果，它克服了假体对踝关节旋转运动的限制，防止骨与假体界面或骨与骨水泥界面的应力增加和集中。看来踝关节置换只适合采用带有滑动衬垫的全踝关节假体，目前两部分设计的假体已不再应用。

踝关节假体的设计要求如下。

1. 活动度　屈伸活动范围至少达到70°，轴向旋转活动超过12°，否则踝关节假体会由于本身限制程度较高而出现术后假体松动。

2. 稳定性　要求踝关节假体必须有良好的内在侧方稳定性。

3. 关节面的顺应性　正常踝关节除屈伸活动外还可轴向旋转，因此要求关节面顺应性不宜太高，即少限制性，这样减少关节扭力传到假体固定界面，减少假体松动需关节周围有较完整的韧带和骨组织结构保护以防止关节半脱位，关节面顺应性小的假体，载荷易集中，假体磨损增加。反之，关节面磨损明显减少，但是假体固定界面承受应力增大，使术后假体容易松动。因此设计出带活动负重面高分子聚乙烯衬垫的三部件组成的假体以减少术后松动。

在过去的10年里，非骨水泥型踝关节置换已被采用，从1990年起人们已开始使用非骨水泥型假体。通过骨水泥型假体（TPR）和非骨水泥假体的随诊比较，骨水泥型的翻修率和关节融合率明显高于非骨水泥型假体，结果表明非骨水泥型踝关节置换优于骨水泥型假体。其原因有三：其一，对踝关节采用骨水泥固定方法比其他负重关节更难，由于解剖特点向胫骨内压入骨水泥几乎是不可能的；其二，骨水泥可能进入关节后侧从而影响关节活动，若游离可引起关节表面的磨损；其三，只有胫骨最远端的1～1.5cm能用于施放骨水泥，在其上均为脂肪性骨髓。

由于踝关节置换术不断改进，临床疗效不断提高，缓解了疼痛，矫正了畸形，保留了踝关节的功能活动，因此大部分踝关节疼痛、有退行性变的踝关节不再行踝关节融合术了。

目前Kofoed和Stirrup的报道证实踝关节置换的疗效已超过了关节融合术。踝关节置换术在缓解疼痛、改善功能、较低的感染率及未继发距下关节骨性关节炎等方面有更出色的临床表现。通过几十年的不断实践不断改进，踝关节置换术已经从实验室和偶然的成功阶段发展到有使用价值并能耐久使用的阶段。但我们也必须清醒地看到我们仍然正处在踝关节置换的起步阶段，需要我们再接再厉地继续工作、实践。

（三）适应证与禁忌证

1. 适应证　如下所述。

（1）类风湿关节炎踝关节疼痛残留功能极差者。

（2）踝关节疼痛和退变者，活动严重受限。

（3）距骨骨质尚好，踝关节周围韧带稳定性完好者。

（4）内、外翻畸形 <10° 者。

（5）后足畸形可以矫正者。

2. 相对禁忌证　如下所述。

（1）踝关节区域的深部感染或胫骨感染。

（2）有严重功能障碍的类风湿关节炎患者中发现有严重后足外翻畸形，踝穴严重破坏，踝穴有严重的内外翻畸形，严重的骨质疏松和关节骨性破坏。

（3）难以控制的活动期关节炎，如牛皮癣性关节炎等。

（4）对术后运动程度要求较高者，如参加慢跑、网球等运动。

3. 绝对禁忌证　如下所述。

（1）距骨缺血性坏死（尤为坏死范围超过距骨体一半以上者），无法重建的踝关节复合体力线异常。

（2）Charcot 关节炎。

（3）神经源性疾病导致足部感觉丧失。

（4）小腿肌肉功能丧失。

（5）退行性骨关节炎造成骨质严重丢失或踝关节侧副韧带缺损。

（6）胫距关节畸形超过 35° 。

（7）患者对术后康复没有信心。

（8）不能配合术后康复训练者。

（9）对术后运动程度要求极高者，如：进行跑跳等剧烈运动。

（四）手术操作及注意事项

1. 术前准备　如下所述。

（1）最新的踝关节 X 线片（正侧位）。

（2）确认跟距关节的退变范围。

（3）通过 X 线观察了解胫骨和距骨的骨质情况。

（4）观察并记录步态及疼痛情况、功能和活动情况。

2. 手术操作　如下所述。

（1）患者仰卧位，使用气囊止血带，患侧臀部垫高，有利于踝关节持续处于轻度内旋位。

（2）取踝关节前内纵行弧形切口。

（3）自踝上 10cm 经踝关节中点延向第一跖骨，自胫前肌腱与拇长伸肌腱间显露踝关节，使用固定导向器，使力线对位杆在前后和侧位上与胫骨长轴平行。

（4）胫骨远端安置选定的胫骨截骨板并用钢钉固定。

（5）之前将截骨板与 5mm 的 sizer 连接。

（6） sizer 的表面应与胫骨远端的关节面对齐。

（7）定位杆固定于胫骨中线上。

（8）必要时可调整钢钉的位置。

（9）首先在截骨板内侧用往复锯自关节面向近端截骨。

（10）注意截骨深度为 5mm。

（11）取下 5mm 的 sizer。

（12）用摆锯贴紧截骨板。

（13）垂直于胫骨截骨。

（14）取下胫骨截骨块。
（15）将 4mm sizer 安装到胫骨截骨板上。
（16）使踝关节背伸 90°。
（17）尽量使距骨贴紧胫骨远端。
（18）贴紧 4mm 的 sizer 垂直向下在距骨上截骨。
（19）取下距骨上的截骨块。
（20）根据距骨的大小和左右选择匹配的距骨截骨板。
（21）于距骨的中央位置贴截骨面放入截骨板。
（22）用固定钉将距骨截骨板固定。
（23）沿距骨截骨板用往复锯截骨。
（24）外侧截骨切入距骨 1 ~ 5cm，内侧仅 1cm。
（25）用持物钳夹住另一截骨板。
（26）将其放置在距骨截骨面的中央。
（27）分别截除距骨后方、前方骨质。
（28）放置并固定相应的距骨 milling 板。
（29）用直径 3mm 钻头打出一个沟槽。
（30）距骨的截骨面已准备完毕。
（31）用测深尺测出胫骨远端的前后径。
（32）用直径 6mm 的定位钻头通过胫骨截骨板上的孔钻入胫骨远端。
（33）用一特制的半圆凿将胫骨远端的孔打开。
（34）注意避免劈裂性骨折。
（35）距骨和胫骨准备完毕。
（36）安装距骨假体（距骨帽）。
（37）用专用打入器打入并打紧。
（38）打入胫骨假体。
（39）注意打入方向应与胫骨长轴垂直。
（40）胫骨假体的前缘不要低于胫骨截骨面的前缘。
（41）放入滑动核试模。
（42）检查踝关节活动度和紧张度。
（43）选择合适厚度的滑动核假体。
（44）整个假体安装完毕。
（45）胫骨端假体：①有 3 个型号，小、中、大号，材质为钴铬钼合金；②超高分子聚乙烯有 5 个型号（6 ~ 10mm）。

3. 术后护理　如下所述。
（1）术后用行走石膏固定。
（2）抬高患肢两天后间断负重行走 10min。
（3）3 ~ 4 周后（非骨水泥型）去除石膏。
（4）注意锻炼足部肌肉和小腿后肌肉。
（5）术后 3 ~ 6 个月踝关节可能肿胀，可用弹力绷带间断固定或间断抬高患肢。
（6）术后 12 个月疗效基本稳定。

（五）并发症与预防

1. 感染　手术切口皮肤坏死而致浅层或深层的感染。
（1）浅层感染：可通过伤口换药处理。
（2）深层感染：处理较为困难，往往需采用伤口换药及皮瓣移位术。若出现踝关节假体周围的感染，需行假体取出，踝关节融合术。

2. 伤口皮肤愈合不良或延迟愈合　如下所述。

（1）踝关节周围的解剖特点是皮下组织较少，切开皮肤，深层便是腱鞘、肌腱和韧带，血运较差，术中需剥离软组织，术后患肢可发生肿胀，因而引起血液循环障碍。

（2）手术采用前方正中纵形切口，从伸拇长肌外侧剥离进入，很容易导致皮肤切口出现坏死和潜在皮肤坏死，若稍向内移在伸拇长肌和胫骨前肌之间进入，可使皮肤切口愈合不良或坏死率明显降低。

（3）对伤口皮肤愈合不良或延迟愈合及潜在皮肤坏死处理起来颇为棘手，有时需几周换药，或必要时行植皮或皮瓣转移术。若处理不当，易引起踝关节假体部位的继发感染。此外，出现伤口皮肤愈合不良或坏死时，由于需要减少和控制功能锻炼而影响到术后的功能康复。

（4）如何避免发生伤口皮肤愈合不良和坏死：①手术切口的选择要合理，切口长度要合适，避免术中过度牵拉软组织而损伤血管；②术中要轻柔，无创操作，尽量少行皮下剥离，少用电刀电切或电凝，避免损伤血管及皮缘，尽量多地保留足背静脉，以减轻术后下肢肿胀；③在缝合时要一丝不苟，层层缝合，缝皮时一定要皮缘对皮缘。

3. 腓骨撞击　人工踝关节置换术可缓解疼痛、改善功能，但术后可并发腓骨撞击，可引起踝关节剧烈的疼痛。其原因可能是由于后足进行性外翻，而后足外翻即可能存在距下关节畸形，也可能存在踝穴的楔形成角和距骨外翻而引起的与腓骨（外踝）的撞击。通过远侧胫腓联合融合术，或切除外踝的远端可使症状得到缓解或暂时性缓解。若要彻底解决疼痛，需从根本上找出原因：行三关节融合术，矫正后足的外翻畸形。若选择胫骨基板过大顶撞腓骨引起外踝部肿胀、疼痛，甚至可造成骨折。

4. 胫骨基板松动倾斜　当胫骨基板置入时偏于一侧，或基板未能落在胫骨皮质骨壁上，在负重或行走剪力的反复作用下，使其倾斜度增加，造成逐渐倾斜或内陷。

手术完成时或术后未负重时，假体位置良好，当负重行走练习后，逐渐出现移位。踝关节扭伤、跌倒是造成基板后期松动的主要原因。发现问题，应早期修复，摆正位置，延迟患者落地负重时间，患者落地负重时足跖部均衡着地，不宜提踵行走。

5. 距骨假体松动或移位　对距骨截骨欠严谨，距骨血运欠佳或过早负重于前足跖屈位时，距骨假体有可能松动。到后期，踝关节的扭伤、跌倒、撞击是最多见的踝关节假体松动、移位的主要原因。

X 线片示踝关节距骨侧假体倾斜、移位，与基板间缺乏平整或顺应感，或顶压外踝，应高度怀疑距骨假体松动。早期松动影像学征象不易发现。

6. 踝部骨折（外踝或内踝）　由于类风湿关节炎骨质疏松和放入滑动衬垫时强力牵拉而引起内，外踝骨折，此外也可在截骨中损伤内、外踝而骨折。发生踝部骨折后可采取内固定术或更改手术方案，行踝关节融合术。

第四节　肩关节置换术

（一）概述

虽然肩关节不是负重关节，但肩关节的结构复杂，它是由盂肱、胸锁、肩锁和肩胛骨胸廓四个不同的关节组成，相互间有很好的功能补偿能力。肩关节是人体活动度最大的关节。肩部大部分活动由盂肱关节和肩胛骨胸廓关节担当。其他关节则只是参与肩关节的极限活动。它的基本功能是将上肢连接于躯干，成为上肢的活动底座，并且为上肢活动和受力起到支点作用。肩部为上肢提供了广泛的活动范围、多平面的回旋活动，从而充分发挥手的抓握功能。肩部的稳定性可保证上肢完成托举、提携重物或下压动作，还可以在水平位快速将物体推向前或外方。

盂肱关节是 1 个由较大的肱骨头与 1 个较小的肩胛盂组成，缺乏内在的稳定性，而其关节囊松弛，允许它有充分的自由活动度。因此，肩部节的稳定和运动主要取决于关节囊及其周围的肌肉和肌腱韧带组织，尤其是完整的肩袖结构。

（二）肩关节假体设计演变和发展

人工肩关节置换术从数量上及普及程度上均不如人工髋关节、膝关节置换术。但随着医学科学技术的飞速发展，人工肩关节置换术逐渐成为一种成熟的治疗技术，更多地应用于治疗严重肩关节疾患的患者。肩关节假体设计应遵循以下原则：在解剖上重建关节解剖结构，恢复正常力学关系，提供良好的关节稳定性；生物力学上避免假体撞击征，假体耐磨且可以承受正常生理活动的应力；手术上，软骨下骨一定尽可能得到保护，有利于肩袖的保护和修复；手术安装简便，假体固定牢靠，生物相容性好，不妨碍术后的早期训练康复；需翻修时假体取出方便，不会进一步破坏骨组织和肩袖强度，翻修时可替换部分假体。

1. 非限制型假体 假体没有内在的机械连接装置，尽可能贴近正常肩关节的几何形状：肱骨头与盂臼相互匹配，接近正常解剖尺寸，关节活动不受假体限制。关节稳定性来自肩周软组织，这类假体中，Neer Ⅱ全肩关节假体是目前最为成功的假体之一。这类假体之所以能沿用至今，原因在于合理的设计。

（1）假体接近正常解剖形态，肱骨头和肩胛盂关节面的弧度相对一致，假体的盂肱关节面之间无机械性连接和限制，最大限度避免了盂肱关节之间的应力集中而减少了肱骨头假体及盂肱假体的松动，而获得最大活动度。

（2）术中要求切除少量肱骨头及盂肱关节面，有助于恢复正常肩关节的解剖结构，也为今后可能的翻修术或肩关节融合术创造条件。

（3）尽可能保证了周围软组织的完整性。

Neer型假体基本上满足了肩关节假体设计的原则要求，该假体已成为评判其他肩关节假体的金标准。

2. 限制型假体 限制型假体的优点是假体本身具有很好的稳定性，适用于肩袖等间关节周围软组织严重缺损破坏，术中无法修补的患者，但术中需切除较多的骨组织以置入此类假体。其缺点在于关节活动受限，大部分限制性假体外展时很少超过90° 。限制型假体不符合正常肩关节的生物力学解剖，术后关节活动无应力，失去在肩关节周围软组织中的传导作用，而只是由假体、假体－骨水泥界面或在骨水泥－骨界面传导。故容易发生假体断裂、松动等并发症，目前临床适应证有限。

Stanmore假体是经典的最早期的限制型肩关节假体之一。Michael Reese假体诞生于1973年，与前者主要区别在于关节材料的改进，即从金属对金属组合改为金属对聚乙烯。这些假体不同程度上带到了肩关节假体的设计要求，但因假体断裂、肩胛骨骨折，假体松动等并发症，假体翻修率高达50%，临床实际应用效果并不理想。

3. 半限制型假体 与非限制型假体最大的区别是这类假体的肩胛盂部件，其上缘附有唇状挡板，用于终止肱骨头假体上移，其他类同于非限制型假体。可避免完全限制型假体术后的高失败率。半限制型假体中短期临床效果尚令人满意，长期效果有待继续观察。

（三）术前评估与放射学检查

对患者做出及时、完全、充分和准确的术前评估是手术成功的关键之一。术前准备越充分，手术成功率越高。

1. 病史采集 关键在于详细了解疾病的基本发展过程，做出正确的诊断。

首先我们的思路循着先天性或后天性，根据主要病因分为血液性、感染性、代谢性、创伤性、内分泌性。应注意全身各系统的病史资料，而肩部症状有可能只是全身其他疾病的局部表现之一。在治疗肩关节前，还需要先行解决其他关节的病症，手术循序上多采用下肢优先于上肢的原则。其他合并有肩部病变的全身系统疾患还包括系统性红斑狼疮，长期激素治疗导致的肱骨头缺血坏死，糖尿病引起的多发性神经病导致的肩关节疼痛、Charcot神经性肩部按揭病等。

对患者年龄、职业、特殊工作要求、教育程度、心理素质也是关节置换术必须重视的病史资料。对于疼痛需注意描述疼痛发生部位、频率、持续时间、强度，加重或减轻时的原因，有无放射性疼痛等。需了解既往手术史、过敏史、精神健康情况等以行鉴别诊断。

2. 体格检查 在骨科检查的基础上，重点检查双侧肩关节的肌力，关节活动度和稳定性。关节部位肌肉有无萎缩、肌力等级、肌肉有无压痛、痉挛及有无臂丛神经麻醉。详细检查关节活动范围，检查肩袖周围软组织，有无关节挛缩；是否需行软组织松解、有无增生；检查关节稳定性，肱骨头有无后方半脱位；有无其他疾病引起关节不稳定。对有手术史的患者要检查是否有关节囊挛缩。

3. 影像学检查　术前通过病史的采集，体格检查的情况，应准确地评估与肩关节疼痛、活动受限等相关部位如：颈椎、肩锁关节、神经及其所支配的关节周围的肌肉功能，并拍摄分析肩关节不同位置的放射线影像学改变，如肩关节前后位，斜位、侧位、腋位和肩关节内外旋位等。

（1）前后位片：不能反映盂肱关节间隙的变化，但可观察肱骨头骨赘生成情况。肱骨头上移程度；肩锁关节病变情况；肩峰下骨刺；肱骨髓腔大小；皮质骨厚度及肱骨干有无畸形等。

（2）侧位片：用于观察肱骨头前后相的半脱位程度，肱骨结节位置。

（3）斜位片：便于观察肩关节间隙和附近骨结构是否正常。

（4）肱骨头内旋位片：便于显现肱骨头圆弧外形。

（5）肱骨头外旋位片：便于观察肱骨大小结节、肩峰下方磨损，常提示伴有严重的肩袖病变，肱骨头上移多数情况下提示患者有严重的肩袖病变。

（6）腋位片：有助于判断肩盂磨损的部位、范围、内移程度以及肱骨头位置，看肩盂前后侧有不对称性磨损，术中需要考虑植骨。

（7）关节造影：是判断肩袖撕裂的金标准，诊断价值优于磁共振检查。

（8）CT 检查：CT 提供的图像较 X 线片更为精确清晰。由于术中肩盂不易显露，故术前必须对肩盂后侧的磨损情况有确切的了解，避免假体发放位置不满意。

（9）轴位片或 CT 扫描片：测量肱骨头后倾角，肱骨头关节前后缘，连线正中垂线为肱骨头轴线，该轴线与肱骨髁横轴的夹角即为肱骨头的后倾角。

（四）适应证

关节疼痛，经休息、药物、保守治疗未见缓解的盂肱关节炎患者。主要适应证是关节疼痛。人工关节置换术可以减轻关节疼痛，但无助于改善长期病变造成的肩袖功能减退。

（1）术前准确分析判断疼痛来源是手术成功的重要因素。

（2）若有肩关节疼痛，但放射影像学检查没有严重关节破坏的，可选用简单的肩锁关节切除成形术或滑囊切除术即可缓解，取得较好治疗效果。

（3）若肩袖组织完整，无明显关节面塌陷的，可选择简单的肩峰成形术或肩峰修补术。

（4）若肩胛盂软骨下骨完整，骨松质结构良好，无明显骨缺损，则只行人工肱骨头置换。而肩胛盂侧有较大的囊性病灶，磨损时才考虑人工全肩关节置换。

非限制形全肩关节置换术的适应证：

（1）骨性关节炎、类风湿关节炎、创伤性关节炎、肱骨头和对策肩盂关节面均有严重破坏。

（2）关节反复脱位，肱骨头压缩骨折范围超过 40%。

（3）肱骨头缺血坏死、肱骨头塌陷变形，未累及肩盂者。

（4）肩盂侧严重破坏骨缺损，残留骨量无法安置假体。

（5）肱骨外科颈骨折不愈合的老年患者。

（6）肿瘤重建。

（7）某些伴有肩袖撕裂退变者。

（五）禁忌证

（1）活动性感染或近期有过感染史。

（2）三角肌和肩袖肌肉麻痹。

（3）神经性关节炎。

（六）相对禁忌证

无法进行术后长时间康复训练或训练意愿不高者。

（七）手术技术

1. 麻醉体位　临床常用全身麻醉或斜角肌间阻滞麻醉，患者取半卧位，双髋屈曲 30°。

2. 手术入路和技术要点　如下所述。

（1）手术入路：取肩关节前内侧入路，切口起自喙突顶端沿三角肌胸大肌间沟，向远端延伸至三角肌肱骨止点外侧，长约 17cm，切口略偏外防止术后瘢痕，处理头静脉（结扎或保留），向外牵开，显露打开三角肌胸大肌间沟，向下至胸大肌在肱骨之附着处，向内向外牵开三角肌和胸大肌。沿着联合肌腱（喙肱肌和肱二头肌）的外侧缘切开胸锁筋膜，向内牵开联合肌腱，显露肩胛下肌的上缘和喙突韧带，保护联合肌腱的喙突咐附，紧贴喙突切断喙肩韧带，扩大视野，扩大肩关节显露，外展、外旋肩关节，通过喙肱韧带和旋前肱动脉来确定肩胛下肌的上下缘。在分离松解肩胛下肌时，应使肩关节处于外旋、内收和轻度屈曲位，以保护腋神经，肩胛下肌切断处做挂线标记，便于术后缝合。同时切开肩胛下肌和关节囊，可维持软组织瓣强度，利于伤口缝合和术后早期关节康复锻炼。向远端轻轻牵拉上臂，外展、外旋肩关节，做肩关节前脱位，脱位时切忌暴力，防止肱骨干骨折。

（2）切除肱骨头：是此手术关键性步骤。清理关节下方骨赘十分关键。由于对这部分骨赘的误判，常发生肱骨颈切除过多，时而伤及腋神经。因此在切除肱骨头之前，需伸直上臂，外旋内收肩关节，充分显露肱骨头，以辨认正常的骨皮质和骨赘，切除骨赘。在切肱骨头前要正确掌握与切割面相关的两个角度，即额状面上的颈干角，通常在 45° ～ 50° ，水平截面上的前倾角，通常正常肱骨头前倾角为 30° ～ 40° 。切割肱骨头方法是：首先屈肘 90° ，上臂外旋 30° ～ 40° ，由前向后切割肱骨头关节面。这样切除的肱骨头截面，当上肢处于旋转中立位时，肱骨头关节面刚好正对关节盂。

当肩关节后方不稳定的患者，应减少前倾角，如：陈旧性肱骨头脱位。当有肩关节前方不稳定的患者，则需要适当增加前倾角。

用摆锯切除肱骨头时，注意避免伤及大结节和肩袖，尤其在大结节前方的冈上肌腱和肱二头肌腱长头，使术后肱骨头假体关节面略高于大结节水平，避免上臂外展时发生肩峰与肱骨大结节碰撞。

（3）扩髓后假体的置入：用由小到大的髓腔钻逐级扩大髓腔，深度等长于假体柄长，髓腔钻插入点多在肱骨头截骨面中心点之外侧，二头肌结节间沟后方，入点选择不当，可引起肱骨假体柄的内翻。

（4）肩胛盂侧准备和假体安置：在肩胛盂前、后、下方放置牵开板，保护腋神经，外展手臂松弛三角肌，并适当旋转手臂，以便充分显露关节盂，清除关节游离、滑膜和后方盂唇，显露肩胛盂，及喙突根部。沿喙突基地部正下方与肩盂下结节连线，在关节盂上凿一长槽，槽长度与选定假体固定柄一致。加深骨槽时注意方向。原则上，整个骨槽应正好生于肩胛盂颈部骨松质中央部位。

假体安置前大量生理盐水冲洗肱骨髓腔，肩胛盂。清理血凝块，骨碎屑，根据术中情况选用非骨水泥或骨水泥假体。如果肱骨假体于髓腔紧密搭配，结节完整，能防止假体旋转，可考虑使用非骨水泥固定，尤为青少年患者。而老年患者，类风湿关节炎，骨质疏松，肩关节不稳定者，可考虑使用骨水泥固定。

（5）缝合伤口：关节囊一般不缝合，大量抗生素盐水彻底冲洗后，再次检查肩关节前举和内外旋功能，三角肌和肩袖间隙留置引流管，逐层缝合伤口。包扎于上臂中立位，上肢悬吊巾固定，根据不同病种，类风湿关节炎或肩袖修复后患者，可用外展支具固定。若后关节囊松弛，伴后脱位，则选用肩关节外旋支架，待软组织自行修复和紧缩。术后要拍 X 线片以检查假体位置是否满意。

（6）肩关节置换术的并发症：自从 1893 年法国医师 Pacan 实行第 1 例人工全肩关节置换术以来，不断深入认识肩关节的生物力学及解剖学。随着假体材料的进一步提高，目前人工全肩关节置换术的 15 年生存率已达 87%。即便如此，人工肩关节置换术后的并发症发生率达 14%。而这些并发症困扰着临床骨科医师。需要我们不断提高手术技术，积累经验去防治这些并发症的发生。最常见的并发症主要有：假体松动，关节不稳定；假体周围骨折，感染；肩袖损伤；血管神经损伤；异位骨化；撞击征等。

①假体无菌性松动：假体松动时最常见的并发症，也是翻修的主要原因。

松动发生率较低，主要是肩胛盂侧松动，假体周围 X 透亮带十分常见，但无临床症状，可定期随访观察。对于假体或骨水泥周围有宽度 >2mm，X 线透亮带或透亮带进行性增宽，假体变形、断裂或位置变动且临床有疼痛症状，应考虑假体松动。当然要与感染所致的假体松动进行鉴别。

②关节不稳定：很常见，原因多为软组织失衡，假体位置不当，骨骼畸形，或以上因素的综合作用所致。分为前、后、上、下方向不稳定。

前方不稳定：最为常见的原因是肩胛下肌断裂，也可因肱骨、肩盂假体过度前旋，肩盂假体前方磨损，后方关节囊挛缩所致。前方关节囊和肩胛下肌的重建是成功治疗的关键，充分松解因断裂而回缩的肩胛下肌，使其断端能重新回到肱骨小结节。

后方不稳定：主要原因是肱骨头过度后倾。其他还包括肩关节囊前方过紧或后方过松等。均可出现术后肩关节后方不稳定。处理方法：松解关节前方软组织，紧缩后方软组织，调整假体位置，或使用大尺寸肱骨头。从临床而言，后方不稳定较前方不稳定更为困难。因此在初次手术时有针对性地预防。包括初次置换术中，对于过紧的肩胛下肌，前方关节囊做必要的延长、松解；清除肱骨头、盂肱周围骨赘；后方不稳定，适度减少肱骨头后倾角；肩胛盂假体安置准确；适度增大肱骨头，改善关节稳定性。

上方不稳定：较常见，处理非常困难。原因除最常见的肩袖撕裂、变薄、功能不足外，肩胛盂假体角度异常、喙肩韧带损伤及假体位置偏上。这些均使得处理上方的不稳定更为困难。对不可修复的肩袖病变而造成的上方不稳定，有时不得不改用限制性假体，而没有其他有效的治疗方法。对假体位置不理想或术后肩袖断裂造成的上方不稳定只做对症处理。

下方不稳定：很少见，可见于肱骨头颈粉碎性骨折术后有上肢短缩的患者。表现为关节下方半脱位、脱位，疼痛及三角肌功能下降。治疗可用特制假体或植骨恢复肢体长度。

③骨折：发生率 1% 左右，好发于肱骨。常见于术中活动上臂，扩大髓腔、钻孔及插入假体时，术后外伤等。肩盂侧骨折少见。术中脱位时切勿暴力，应较好松解后用脱位机械辅助脱位。修整肱骨干时，髓腔钻方向掌握好，勿伤及骨皮质，置入假体时，避免过力敲打。对于骨折的治疗，可采用环扎术，钢板内固定，加长柄假体，一般假体柄超越骨折远端直径的 2 ~ 3 倍。

肩胛盂侧骨折时，不累及盂窝拱顶时，无须处理，累及盂颈部时刻改为肱骨头置换，也可用切下的肱骨头进行植骨修复，与肱骨头匹配。

④感染：术后感染率约为 1%，多见伴有感染危险因素的患者，如糖尿病、类风湿关节炎、局部既往感染史。常见致病菌是金黄色葡萄球菌、凝固酶阴性葡萄球菌。临床表现为疼痛、渗出、肿胀。X 线片上有不规则骨破坏区，骨膜反应透亮带增宽，假体周围有一层骨质硬化带。一期取出假体：抗感染后，二期再置换效果最好。具体方法可参考人工全髋、全膝置换术后感染处理有关章节。

⑤血管神经损伤：术中、术后常见神经损伤，发生率可高达 4%，大部分患者经过适当治疗，一般得到康复，只有不到 1% 患者残留部分神经功能障碍。

⑥撞击征：发生率为 3%，初次置换术中，检查肩峰下间隙，必要时行肩峰成形术。临床表现为：活动性肩关节疼痛，Neer 和 Hawkins 征试验阳性。肩峰下局部封闭可缓解症状。须与其他疾病鉴别，如假体松动、肩袖撕裂、感染、关节不稳等。多保守治疗，使用非甾类抗炎药物，局部封闭，康复训练，无效时可行肩峰成形术。

⑦术后康复训练：术后肩关节稳定性和活动功能大部分决定于关节周围软组织健康情况。康复主要针对软组织，尤其是肩袖功能重建。术后早期康复目标是促进伤口愈合，维持关节通过重建获得的活动度，防止肩峰下河盂肱关节粘连。晚期目标是恢复肌力。

肩关节置换术后康复的基本原则：及早开始康复训练；早期主动功能锻炼（主动活动）训练；不用或限制使用制动器；在开始肌肉主动活动训练前，先使关节被动活动范围达到最大（屈曲，内旋，外旋）。

常规康复步骤：术后 4 ~ 5d，去掉悬臂巾，开始肩关节锻炼。重点是前屈，内旋、外旋 3 个方向上的辅助主动和等长运动。每天活动 5 次，每次 15 ~ 20min。强度、次数逐渐加大，视患者情况等不断调整，共 6 周。具体方向是：仰卧位辅助内、外旋和上举练习，仰卧位时肩关节肌肉松弛，有利于外旋运动，患者有安全感，易合作。术后第 1 周，开始增加弯腰旋臂练习；术后第 2 ~ 3 周，拆线，开始加强肩部内外旋练习；术后第 2 ~ 3 周，开始增加肌肉等长抗阻收缩锻炼。有的患者肌肉强度锻炼可适当提前至术后 10 ~ 14d，屈肘 90° 时做内外旋肌群等长抗阻力收缩运动；术后第 6 周，随着肌腱愈合，软组织恢复、运动改善，增加肌肉等长和主动抗阻力锻炼，康复功能锻炼要维持 1 年左右，医患配合，持之以恒；术后 3 个月，有选择性针对某些肌肉、关节活动度加强锻炼，另外肩关节周围相关肌肉的锻炼，如菱状肌、斜方肌、肩胛提肌、前锯肌、胸肌等。

第五节　肘关节置换术

（一）肘关节成形术的发展史

自 20 世纪 40 年代人工肘关节置换术首次应用于临床以来，先后研制出多种不同类型的肘关节假体用于临床。早期设计的铰链式肘关节假体，短期内随访效果尚满意，可达到缓解疼痛，改善功能。但远期随诊结果令人不甚满意，假体松动率很高。1973 年发明了限制型肘关节假体，使用到临床后，近期效果尚可，但最终结果却不满意。根据临床的结果分析，现代肘关节的假体设计向着非限制型和半限制型发展。不同程度的减少限制性，可以减少骨与骨水泥界面的应力传导，达到提高成功率，减少松动率。

由于对肘关节的解剖和生物力学的认识不断深入，肘关节成形术已有了很大的进展，从简单的单轴铰链型到复杂的非限制型解剖型假体。假体制约越小，越接近关节的生理运动，则假体的长期稳定性越持久。对于半限制型假体和非限制型假体，被认为是当今肘关节假体的发展方向，作何选择，需根据病情而定。若年轻患者骨质量状况良好，关节稳定，肘关节活动明显受限，此时选用非限制型假体比较理想。若患者年龄较大，明显的骨质破坏或严重的骨质缺损，关节明显不稳定时可选用半限制型肘关节假体。

与人工髋关节和膝关节相比，人工肘关节相对滞后，仍有待继续发展提高，最终向得到一个无痛、稳定、活动范围满意和耐久的人工肘关节而努力。这是我们矫形骨科医师和生物医学工程师的责任。

（二）肘关节假体的类型

1. 完全限制型全肘关节假体　即是铰链式，为金属对金属单中心铰链假体，其功能仅为屈伸活动，无侧方活动。因骨－假体界面应力过于集中，故假体松动失败率高。此款假体运用于必须依靠假体自身保持关节稳定的患者。

2. 非限制型肘关节假体　骨部分和尺骨部分无轴向连接，为表面置换，最接近肘关节的生理状态，能降低应力（骨－骨水泥界面），所以降低了无菌性松动的发生率。然而临床上发现不稳定的发生率较高。此型假体的稳定性完全由完整的软组织提供。有骨缺损，关节明显不稳定，关节僵直及需要广泛松解软组织的患者不适合使用非限制型表面置换假体。

（三）肘关节的应用解剖和生物力学

1. 应用解剖　如下所述。

（1）肘关节组成：肘关节由肱骨下端与尺、桡骨上端组成。包括肱尺关节及桡尺近侧关节被包在 1 个关节囊内，周围有韧带、滑膜囊和肌肉等，对关节有支持保护和运动作用。

（2）神经支配：前侧为屈肌（肱二头肌、肱肌）——肌皮神经支配；后侧为伸肌（肱三头肌）——桡神经支配；内侧为旋前屈肌群，（桡侧屈腕肌、掌长肌、尺侧屈腕肌、指浅屈肌、旋前原肌）——正中神经、尺神经支配；外侧为旋后伸肌群（肱桡肌、桡侧伸腕长短肌、指伸肌、小指伸肌、尺侧伸腕肌、肘肌、旋后肌）——桡神经、骨间后神经支配。

2. 生物力学特点　如下所述。

（1）正常肘关节的活动包括：以尺肱滑车关节为主的屈伸活动和尺桡关节的旋前和旋后运动。最大屈伸范围 150°～160°，伸直 0°～5°，过伸 15°，旋后 80°，旋前 85°。完成日常生活中大部分活动，仅需要屈肘 30°～130° 和 105° 旋转活动，（旋后 55°，旋前 50°）。肘关节屈伸旋转轴线从矢状位看，旋转轴心大致位于肱骨小头的中心，坐在肱骨前方皮质连线上。从横断面上看，此旋转轴线通过肱骨滑车中心，与肱骨内上髁的连线相比，有 5°～8° 内旋，即旋转轴线向外上髁尖前移了约 1cm，从冠状位看，旋转轴线与肱骨髓腔中心线成 5° 外翻夹角，桡骨小头关节面与桡骨长轴夹角为 15° 外翻。

按照 Kudo 的研究，肘关节有 60° 的屈伸活动度，屈曲挛缩 <45° 时，对日常生活的影响不大，基本上能够完成日常生活需要。

（2）手提、拉、推重物时，由于前臂的杠杆作用，肘关节所受的力远远大于物体的重力，这主要是由于肱桡肌的参与，使受力增加。一般情况下，57% 由肱桡关节传递，43% 由肱尺关节传递。肘关节这一生物力学特点对假体的固定是不利的。

（3）此外，肘关节的受力还与其屈伸活动有关，不同的屈曲角度、力臂不同，使肘关节的受力发生相应的改变。而且力的传递方向也发生变化。当提重物时，肱尺关节的受力可达体重的 1 ~ 3 倍。当时关节伸直时，力的方向由后向前，屈曲时由前向后传递。肱桡关节也有相同的变化。当屈曲 0° ~ 3° 。时，肱桡关节能传递最多的力，当进一步屈曲时，力传递能力下降。但受力情况与前臂位置有关，当中立位或旋前位时，桡骨头受力大于旋后位。

（4）如何评判肘关节成形术，Coonrad 提出以下标准评制，即术后肘关节必须无痛、关节稳定，可活动，耐用，若失败可补救，并具有可重复性。

3. 肘关节的稳定性　如下所述。

（1）骨性稳定：肘关节的稳定主要依靠骨性结构，可抵抗不良应力，防止脱位起决定性作用。因此只要关节面对应良好，骨结构完整，临床上很少有不稳定的发生。但内侧及后外侧旋转不稳定除外，因涉及外侧副韧带。对于肘关节内骨折，解剖复位不仅对关节活动而且对关节稳定起着重要的作用。

其中，肱尺关节是肘关节中最大、最稳定的关节，是一个简单的铰链式关节，肱骨下端在前后位上近似三角形（底边是肱骨滑车、鹰嘴窝和喙突窝的两侧骨质构成三角的两条斜边），三条边中的任何一条边遭到破坏，均会影响整个肱骨远端结构的稳定性。若内侧或外侧柱断裂，肱骨远端对抗内外翻的能力将遭到破坏。肘关节本身的结构，有力地防止肘关节的内外翻和侧向运动。

桡骨头防止肘外翻的作用仅次于尺侧副韧带，若桡骨头切除后，将引起肘外翻不稳，并破坏了正常力的传递。因此有些学者认为桡骨头切除后应行假体置换术。

（2）软组织对关节稳定的作用：软组织结构对肘关节的稳定作用是不可忽视的。这些软组织结构包括内、外侧副韧带、关节囊和肌腱等组织。

①肘关节内侧稳定主要靠内侧副韧带，其前束控制内外翻应力的作用大于另外两束。屈曲时几乎全由前束来维持，而关节伸直时，前束作用逐步减弱，而前关节囊和肌腱组织的作用逐渐增大。伸直位抗内外翻作用，前方关节囊和肌腱占全部软组织作用的 40%。

②外侧副韧带：在关节活动时，始终保持紧张，保证关节的稳定，同时，伸肌和旋后肌共同防止肱桡关节脱位。

③环状韧带：主要是稳定近侧尺桡关节，而外侧副韧带止于环状韧带的部分对稳定桡骨头起着一定作用。

④肌肉：通过肌肉的收缩，加强关节面的咬合，对抗快速活动时的应力。此外，肱三头肌和肱肌的止点加深了尺骨滑车切迹，有利于关节的稳定。

（四）人工全肘关节置换术的适应证和禁忌证

1. 适应证　解除疼痛和恢复肘关节的稳定性是人工关节置换的目的。

（1）肘关节严重疼痛，功能活动受限，是人工全肘关节置换最重要的指征。

（2）双肘关节强直于非功能位，不能发挥手的功能，严重影响生活、工作者，迫切要求改善功能者。

（3）因创伤性肘关节炎、原发性肘关节炎，经保守治疗无效，病变很严重者。

（4）强直于非功能位的晚期类风湿关节炎患者。

（5）肘关节成形术失败后，可选用人工全肘关节置换。

（6）由于其他疾患而致部分不缺损的患者。

2. 相对适应证　如下所述。

（1）患者曾行桡骨小头切除术或滑膜切除术后。

（2）严重的肘关节韧带松弛，而致肘关节不稳定。

（3）肱骨远端骨缺损超过 2cm 者，需用特制假体。

3. 禁忌证　如下所述。

（1）近期有关节内化脓性感染的患者（至少要稳定 1 年以上方可考虑手术）。

（2）神经性关节病变。

（3）各种原因所致肘关节严重缺损，或严重骨质疏松，很难维持关节假体稳定者。

（4）肘部肌肉力量差而致肘关节主动屈伸活动功能丧失者或肌肉力量低于4级患者。

4. 相对禁忌证　如下所述。

（1）营养不良。

（2）肘关节局部皮肤广泛瘢痕。

（3）肘部异位骨化。

（五）假体的选择

不同类型假体的选择取决于肘关节的骨质条件、关节囊、韧带的稳定性，关节周围的肌肉的肌力等条件。一般认为，关节间隙消失、骨质、关节囊、韧带结构良好，关节稳定，则非限制性假体是比较理想的选择。若有明显骨质缺损破坏、韧带松弛、关节稳定性差、肌萎缩，则可选用半限制型或限制型关节假体。

若肘关节侧副韧带基本稳定，类风湿肘关节炎或滑膜切除术、桡骨小头切除术失败的病例，选用非限制性假体，而创伤后肘关节炎的病例常选用半限制型假体。

肘关节置换术要达到恢复关节活动功能，得到一个不痛的关节为重要目标。因此假体的选择很重要，要根据假体的特点，患者的具体情况进行选择。若患者需要关节稳定，又活动良好的肘关节，则可考虑选用半限制型假体；对于年轻患者，解决疼痛为主要目的，关节尚稳定者可选用非限制型假体。

（六）手术技术操作原则

1. 术前准备　如下所述。

（1）详细的体格检查，肘关节屈伸的活动度，前臂的旋转角度，肌力，神经有无损伤，尤其是尺神经的检查，肩关节及手的功能活动等。

（2）有无感染病灶。

（3）肘关节拍X线片（正侧位，了解骨质情况，有无严重的骨缺损，并供各种型号假体模板的术前测量）。

2. 麻醉和体位　如下所述。

（1）全身麻醉或锁骨上阻滞麻醉。

（2）向健侧卧45°，患侧置于胸前。

（3）使用气囊止血带，约250mmHg。

3. 假体安放要求　假体安放的基本要求是恢复肘关节的旋转中心。从侧位看，旋转中心大致位于肱骨小头的中心，与肱骨前方皮质连线在同一水平。从横断面上看，此旋转轴线通过肱骨滑车中心，与肱骨内上髁的连线相比，有5°～8°内旋，即旋转轴线向外上髁尖前移了约1cm。所以，安放假体时，肱骨假体应沿肱骨长轴内旋，从正位看，旋转轴线与肱骨髓腔中心线成95°，以上只是粗略的标准，但对于防止术后脱位十分重要。

假体安放的稳定性十分重要。在术中安放试模后应屈肘90°，前臂完全旋前，施以纵向牵引力，正常关节间隙不应超过2mm，整体稳定性可通过术中屈伸肘关节检查有无脱位或翘起的倾向来判断。

4. 手术切口　采用改良Kocher入路，从后方偏外侧进入肘关节，优点是不损伤尺侧副韧带和三头肌止点，最大程度的保护肘关节的血液供养。

（1）切口：起自肱骨后方，纵行向下，经尺骨鹰嘴尖外侧，沿尺骨边缘向下，松解尺神经的目的在于防止肘关节向外侧脱位时损伤神经，尺神经无须常规前移，置于原地，有利于保留其血运。

沿切口方向切开浅筋膜，向远端显露肱肌，向近端显露肱三头肌，自外上髁后方切断肱肌腱起点，将其从外侧关节囊剥离，显露关节囊，沿肱骨小头外侧经桡骨头至桡骨颈和冠状韧带做一纵形关节囊切口，以显露外侧关节和桡骨头，切除桡骨头，经外侧关节间隙切除滑膜，松解关节内粘连，利于关节向外侧脱位。

沿肱骨后外侧向近端剥离肱三头肌，显露肱桡肌起点，将外侧组织从肱骨外上髁剥离以显露关节前外侧。自外向内选择性部分松解肱三头肌在鹰嘴上止点，关节向外脱位。只需将其切开部分即可（25%～50%）。此时，屈曲旋后前臂即可完全显露关节。

显露尺侧副韧带，清除韧带上的瘢痕和滑膜组织，可见到其扇形止点，注意尺神经在尺侧副韧带的内侧。最大限度屈肘时，且前臂旋后，使滑车关节脱位，清除关节骨赘，为置入假体做好准备，术中注意对尺神经的牵拉。

（2）假体置入：在肱骨后侧将肱骨假体试模置于肱骨内外上髁中间，定位做标记，用摆锯或咬骨钳咬除骨块，此骨块到达内外上髁的距离相等。底部达鹰嘴窝顶部，用骨凿及髓腔锉打开肱骨远端体腔，咬除肱骨小头和滑车，使其形状适应假体的肱骨头和滑车部。再将假体试模合适安放于肱骨头远端，取出试模，在尺骨近端修整髓腔，修整方向与尺骨长轴向外呈 18° ，注意勿穿透尺骨内侧皮肤。髓腔锉扩大髓腔，清理尺骨滑车切迹，注意其内外侧面与锉的深度应相等，以防止尺骨假体旋转。放入尺骨假体试模，其外侧边缘应与滑车切迹的外侧边缘平齐，假体顶部与鹰嘴尖对齐，有助于恢复肘关节旋转中心的远近位置。然后再置入尼龙垫和肱骨试模，复位后检查肘关节的活动度，屈肘应 >135° ，假体关节面在屈伸过程中接触良好，关节稳定，被动完全伸直时，肘外翻角为 15° 屈肘 90° 时，前臂完全旋前时，关节稳定，牵拉关节间隙 >1 ~ 2mm 时，应当选用厚一点的聚乙烯垫。检查关节内外侧软组织张力是否平衡，应予以相应调整以防脱位。

取出假体试模，于肱骨、尺骨髓腔远端置入骨栓，加压脉冲冲洗清理髓腔，准备工作就绪，将骨水泥置入髓腔内，顺利置入假体，清理残余骨水泥，复位关节，于伸肘位等待骨水泥凝固。尤其注意清除尺侧副韧带和尺骨假体之间的骨水泥，防止骨水泥热效应损伤尺神经。骨水泥凝固后检查关节活动度及关节稳定性。伸肘时鹰嘴窝处有无撞击，若有，则去除多余骨质，改善伸肘功能，当前臂旋转时，参与桡骨头不应与假体或骨质发生碰撞。

松止血带，彻底止血，大量抗生素盐水冲洗，留置负压引流管，仔细缝合外侧软组织结构，对恢复肘关节外侧稳定性十分重要。

5. 术后处理　如下所述。

（1）术后肘关节用后石膏托固定于屈肘 60° ~ 90° 位，4 周后开始功能锻炼。

（2）引流管大约放置 24h，抬高患肢 4 ~ 5 天。

（3）术后 48h 肘关节做屈伸被动活动，2/ 天，运动中保持完全旋前位 6 周。

（4）术后 3 ~ 4 周肘伸直不超过 30° ，4 周后去石膏托。

（5）术后 6 周内患肢免提任何物品。

（6）不要举超过 5kg 重物，不参加任何引起上肢冲击应力运动。

（七）并发症及其处理

人工全肘关节置换术的并发症主要有假体松动、感染、脱位、半脱位、骨折、神经损伤、伤口延迟愈合等。随着对肘关节解剖功能进一步了解、手术技术的提高、假体设计不断更新合理化。目前假体松动率下降至 5% 以下，非限制型肘关节假体置换术最常见的并发症是关节脱位、半脱位，发生率是 9% ~ 10%。

1. 松动　是人工肘关节置换术最常见的翻修原因，要安全取出松动假体及髓腔内的骨水泥，尽量避免发生骨折，取出困难可皮质部开窗，协助取出假体。在取出假体时发生骨折时则需采用长柄假体，假体长度因超过骨折处骨干直径的 2 ~ 3 倍或定制假体。

2. 感染　行肘关节置换术的患者多为类风湿病的患者，因长期服用激素，集团免疫力较差，感染率较高，为 3% ~ 6%。对这样的患者应彻底清创，清除所有异物（如假体、水泥、磨损碎屑、假膜等，并细菌培养）。抗感染治疗 6 周血沉、C- 反应蛋白正常，骨质无明显破坏，二期翻修。

3. 脱位　多因软组织张力减弱或假体位置异常所致。若骨量充足、前关节囊和侧副韧带完整，术中安放假体位置满意，可用非铰链型假体。若既往有手术史，特别是滑膜切除或桡骨小头切除，软组织张力受影响，可影响假体稳定性，应用非铰链假体不能稳定时，可考虑使用半限制性假体以达到稳定关节的目的。此外，还可行尺侧副韧带紧缩或重建肱三头肌的能力，有利于稳定关节。一般术后制动肘关节 3 ~ 4 周。

4. 假体周围骨折　假体松动增加了发生假体周围各种骨折的危险性，根据骨折的不同部位，分为三型，若假体稳定，固定牢固，可用钢丝环扎固定骨折。若假体松动，则更换长柄翻修假体，通过骨折端以远 4cm 左右，还应用异体骨皮质板固定。

5. 神经麻痹，尺神经受压 多发生于术中过分牵拉神经，止血不彻底，血肿压迫，包扎过紧，手术创伤术后肿胀，骨水泥热刺激等。因此术中操作应准确、轻柔、止血彻底、松解神经。

6. 异位骨化 发生率较低，对功能影响不明显者。一般不需特殊治疗，妨碍功能锻炼时则需取出，为防止发生异位骨化，要求医师手术操作要轻柔细致，减少不必要的损伤，大量抗生素盐水冲洗伤口，洗尽伤口内残留骨碎屑，放置引流，减少血肿发生。

第六节 跖趾关节置换术

对足部疼痛的治疗，首先是保守治疗，如休息、支具、穿矫形鞋、止痛药。非甾类抗炎药物、局部封闭等。当上述治疗无效时，则可考虑行软组织重建，切除重建术、融合术及人工假体置换术。

（一）足部手术的适应证

负重行走时疼痛，使行动不便，局部有畸形。因此，医师的目的是缓解疼痛，矫正畸形，改善和保护功能。

足部人工关节置换术最常用于前足跖趾关节，尤其是第一跖趾关节置换。原则上通过切除病变关节面，重建一个功能良好的假关节，既不短缩足趾，又保留关节的活动，理论上比关节融合成形术更为满意。各种材料的半关节、全关节假体不断涌现，但临床上应用最多的仍然是硅胶型人工跖趾关节。

（二）适应证和禁忌证

1. 适应证 如下所述。

（1）类风湿关节炎所致的跖趾关节破坏。

（2）严重的老年性踇外翻。

（3）继发于退行性变或创伤后关节炎。

2. 禁忌证 如下所述。

（1）感染。

（2）肢体血运不良者。

（3）年轻人。

（4）对功能要求较高，活动较长者。

（三）术前准备

（1）体检见患者畸形严重，甚至有半脱位，跖趾关节屈伸疼痛，活动受限。

（2）X 线片示：踇母关节间隙狭窄或消失，局部硬化有囊性变、半脱位，有游离体、骨赘等。

（3）了解熟悉人工假体的设计及使用要求。

（4）若第一跖骨间夹角 >15° ，需行第一跖骨基底截骨以调整第一跖骨间夹角，纠正畸形，减少人工关节的失败率。

（四）手术操作

（1）第一跖趾关节背内侧做直切口，勿损伤踇趾皮神经，显露切除骨赘，截除跖骨头及近节趾骨关节面，跖骨头少截，截骨间隙与假体厚度相同，以维持其稳定性，不要过松或过紧。

（2）用锉头修整跖骨端及跖骨端髓腔，使假体两端均可插入，且要松紧度适中。假体要与髓腔大小相匹配，选用适合的垫圈，大小要合适，内侧关节囊紧缩缝合。

（3）术后拍 X 线片。

（五）术后处理

（1）抬高患肢减轻肿胀 3 ～ 5d。

（2）术后 3d 开始活动，足趾屈伸。

（3）术后 3 周可部分负重行走。

（4）6 周穿宽松鞋行走。

（六）并发症

（1）感染。

（2）假体断裂。

（3）假体松动、脱出。

（4）异位骨化。

（5）滑膜炎和骨溶解。

（6）转移性跖骨痛。

（七）手术效果

此手术方法对于减轻第一跖趾关节疼痛，改善功能，纠正畸形等方面有较理想效果。

第八章　骨关节疾病

骨与关节化脓性感染，是指由化脓性细菌感染引起的骨组织（骨膜、骨密质、骨松质、骨髓）与关节化脓性感染性病变，主要包括化脓性骨髓炎和化脓性关节炎。80% 以上的致病菌是金黄色葡萄球菌，其次为溶血性链球菌。属祖国医学“骨痈疽”范畴。骨与关节感染多来自血液，即血行性感染，细菌从体内的其他部位感染病灶经血液或经淋巴液到达骨组织或关节内。这类感染是最多见的类型，如急性化脓性骨髓炎、急性化脓性关节炎等。自抗生素问世以来对控制血源性骨与关节感染起了极为重要的作用，使得发病率有明显下降。但是还必须看到这类疾病的诊断和治疗中仍然存在不少问题，往往由于不能早期做出诊断，致使感染不能在短时间内得到有效控制，转为慢性骨与关节感染者仍为多见。这样，治疗时间大为延长，伤口、窦道长期不愈，发生病理骨折等并发症。化脓性关节则更为严重，关节软骨浸泡在脓液中很快破坏，使关节功能明显降低，甚至发生强直畸形。另外，抗生素的应用使细菌株不断发生变迁，耐药菌株的出现，也给骨与关节感染的治疗带来困难。一些对抗生素敏感的致病菌被抑制或被杀灭，而原来致病力较弱的或非致病菌及条件致病菌（对一般抗生素产生耐药性而生长繁殖）逐渐上升为主要致病菌，发生继发感染或交叉感染。

第一节　急性血源性骨髓炎

急性血源性骨髓炎多见于 12 岁以下儿童长骨的干骺端。金黄色葡萄球菌是其常见的致病菌。多来自身体其他部位的感染灶，经血运至长骨干骨后端形成脓肿。中医称该病为“急性附骨疽”。

一、诊断要点

临床表现早期诊断与及时治疗对急性血源性骨髓炎的预后有决定性意义。

（1）近期可能有过外伤、感染病灶或上呼吸道感染等病史。

（2）发病突然，出现周身无力、寒战、高热、脉搏急速等全身中毒症状。

（3）患病局部持续性剧痛、拒动。早期局部压痛尚不明显，数月后局部肿胀，明显压痛或叩击痛。

（4）发病在肢体者，可用单指检查法，分别在患肢局部前后内外四个平面，以单个指头触压，四个平面均有深部压痛。提示骨髓炎的存在。

（5）实验室检查：白细胞计数明显增高，有时可高达（20 ~ 30）$\times 10^9$/L 以上，其中中性粒细胞的比例特别升高。但在患者营养差、抵抗力特别低下时，白细胞计数不高且可能低于正常。患者的尿蛋白可呈阳性，血培养多为阳性。骨膜下脓液穿刺涂片，更易获得阳性细菌培养的结果。

（6）X 线表现：急性血源性骨髓炎的 X 线表现分为骨质和软组织两个方面，骨质 X 线征需要在发病后 10 ~ 14 天才能出现，软组织改变可在发病后 2 ~ 3 天出现。因此，急性血源性骨髓炎的早期诊断不可忽视软组织的改变。

①软组织改变：软组织的最早改变是在于骺端邻近深部软组织中显示较小的局限性肿胀，并压迫邻近肌肉束移位。肌肉骨膜间的距离增大，肌束间界限不清，间隙模糊或消失，肌肉间脂肪受压呈弧形透亮线，呈半球状密度增高的阴影。

②骨质改变：骨膜反应常是第一个出现的X线征象。骨膜炎可持续较久，有局限性小化脓灶形成，可在感染部位出现一个或数个骨破坏区，常常出现在骨干骺端，为边缘不甚清楚的不规则溶骨性病灶。当化脓性病灶穿过骨皮质进入骨膜下后，由于骨膜受刺激增生更为明显，形成葱皮状、花边状或骨针样等密度不均一、边缘不整的致密新生骨。浓密的骨膜、新生骨围绕骨干的全部或大部形成骨包壳。如果病变继续发展，骨组织死亡，而出现死骨形成。X线表现为高密度致密阴影。

（7）特殊检查。

① CT检查：CT可直接测量骨髓腔密度改变，显示新骨形成与破坏，并可以明确疾病的范围。对于深部的骨感染病灶，CT优越性较大。

②放射性核素扫描：在临床症状出现48小时内，由于血管增多和扩张，放射性核素即可浓聚于干骺端的炎性充血区，使病变得以显示，可极早地发现骨感染病灶，较普通X线片可提早2 ~ 3周，故对早期诊断有很大帮助。

③磁共振（MRI）：在骨骼肌肉系统具有突出的优点，各种软组织有清楚的对比度，比CT显像更为优越。骨髓炎时，MRI图像可见骨髓亮度下降，图像异常出现的时间与CT、放射性核素扫描大致相同，有时更早。

二、鉴别诊断

（1）急性风湿热：虽有发热和关节疼痛，但急性风湿热常呈多关节游走性肿痛，局部症状和体征主要在关节处而不在干骺端；且患者呈慢性病容，心悸、心脏听诊可闻及杂音。

（2）化脓性关节炎：疼痛、压痛位于病变关节。关节肿胀出现较早，早期关节活动受限，继而关节功能障碍。关节腔穿刺可抽出炎性混浊液或脓液。X线检查：早期关节间隙增宽，随着病变发展，关节间隙变窄或消失，或关节失去正常的组合关系，并见骨质疏松。

（3）软组织化脓性感染：虽有化脓性感染的全身和局部临床表现，但多数患者全身症状较轻，局部红、肿、热、痛亦较表浅，饮食睡眠等一般情况尚好，病情一般较急性骨髓炎轻。X线摄片一般无骨骼改变。

（4）尤因肉瘤与化脓性骨髓炎都可引起体温上升、白细胞升高和X线片上表现为“葱皮”样骨膜反应。但尤因肉瘤病变靠近骨干，破坏区广泛，早期产生放射状骨膜反应，全身及局部症状均不如急性骨髓炎强烈。活体组织检查找到肿瘤细胞可以确诊。

三、临床治疗

1. 全身支持疗　法高热时降温、补液、纠正酸中毒，静脉滴注大量维生素C，改善营养，供给高蛋白饮食，如中毒症状严重，可少量多次输鲜血。注意提高患者机体对感染的抵抗力。另外，有原发病灶者应同时加以治疗。

2. 中医中药的应用　根据具体情况，以消、托、补三法，在发病不同时期，给予适当的方药，内外同治。

（1）急性期应清热解毒，活血通络。根据证候体征，可分别选用仙方活命饮、黄连解毒汤、五味消毒饮、犀角地黄汤等加减运用。外敷以金黄散、双柏散或骨炎拔毒膏等。

（2）脓已形成尚未破溃应清热解毒、托里透脓。如证见高热，肢端剧烈疼痛时，选用五味消毒饮、黄连解毒汤合透脓散加减以清热止痛；证见患肢肿胀，红热疼痛时选用托里消毒饮加减以托里止痛；证见神昏谵语，身现出血点时，选用犀角地黄汤合黄连解毒汤，配合安宫牛黄丸以清热解毒、凉血止血。外敷仍以如意金黄散、双黄散或骨炎拔毒膏。

（3）脓已破溃宜扶正托毒、祛腐生新。初溃脓多稠厚，略带腥味，为气血尚充实，选用托里消毒饮以托里排脓，溃后脓液清稀，量多质薄，为气血虚弱，以八珍汤、十全大补汤加减以补益气血。外治时，疮口可用冰黄液冲洗，并根据有无腐脓情况选用九一丹、八一丹、七三丹、五五丹生肌散药捻，以拔毒祛腐，外敷玉露膏或生肌玉红膏或骨炎拔毒膏，并保持引流通畅，勤冲洗换药。疮口腐肉已脱，脓水将尽时，选用八宝丹、生肌散换药，使其生肌收口。

3. 抗生素的应用　治疗原则上是早期、大剂量、多种有效抗生素联合应用。开始先选用两种以上的抗生素，并给足够大的剂量，这样便可大大提高杀灭致病菌的疗效。而后根据血培养及药敏试验结果再调整抗生素的种类。如果没有条件做血培养及药敏试验，则给药观察 3 天，若体温不降，症状不减，应调整抗生素。

4. 局部制动　早期用持续皮牵引或石膏托固定于功能位，并抬高患肢，不失为有效措施之一。它有利于患肢休息，缓解肌肉痉挛，减少代谢，减轻疼痛，防止畸形和病理性骨折。

5. 手术治疗　如下所述。

（1）适应证。

①积极应用抗生素 2 ~ 3 天无效者。

②已形成骨膜下脓肿或穿破骨膜造成软组织脓肿者。

③早期急性化脓性骨髓炎病变尚局限于髓腔内时。

④脓汁已在骨髓腔扩展并有死骨形成时。

⑤被侵犯的干骺端有部分或大部分位于关节囊内者。

（2）穿刺吸引术和注射抗生素疗法：可于急症期施以此方法，穿刺吸引针应自最明显的压痛点进入，直接至骨后吸引脓液。即刻做涂片染色检查和细菌培养，尽可能将脓液吸净后，注入稀释的抗生素。

（3）切开引流术：在全身治疗 2 ~ 3 天后或发病 6 ~ 7 天，全身症状未好转，局部肿胀未消退或反而增加；局部压痛明显或加重者，可行切开引流术。若脓液较少，做钻孔引流术即可；若流出的脓液较多，需“开窗”引流，患肢用石膏托保护。

（4）闭合性持续冲洗 – 吸引疗法：骨开窗后，清除脓肿，在骨髓脓肿空腔内放置冲洗及吸引管，用抗生素生理盐水冲洗。有效的冲洗标志是：滴入与流出量基本相同，手术切口处无液体渗漏，无明显肿胀，体温下降，疼痛减轻。

四、预后

急性血源性骨髓炎常来势凶猛，迅速发展形成脓肿，很快向周围扩散。往往多数转变为慢性骨髓炎，形成死骨、窦道、长期流脓不愈，反复发作，可发生病理性骨折或截瘫，有的后遗畸形、关节强直等。尽可能做到早期诊断，应用有效抗生素控制感染，及时引流减压，防止死骨形成，乃是治疗成功的关键。

第二节　慢性化脓性骨髓炎

一、诊断要点

（1）多数患者有急性血源性骨髓炎病史。

（2）常见发病部位为胫骨、股骨、肱骨的干骺部及骨干。患者多有消瘦、贫血等慢性消耗表现及精神抑郁、消沉等心理损害表现。局部检查常可见患肢肌肉萎缩，邻近关节僵硬，肢体增粗变形，不规则，可有过长、过短、弯曲等畸形。局部皮肤色素沉着，肤色暗黑、皮肤薄而易破，破后形成溃疡，愈合缓慢。瘢痕硬化，位于皮下的患骨易形成贴骨瘢痕，病变部位常可发现窦道口，窦道数目为一个或多个，窦道口有在病骨附近者，也有较远者。长期不愈和反复发作的窦道，窦道口常有肉芽组织增生，高出皮肤表面，表皮则向内凹陷，长入窦道口边缘。

（3）X 线表现：慢性化脓性骨髓炎基本 X 线表现可归纳为以下几点。

①病变范围比较广泛，可累及骨端、骨干，甚至全骨。有的患者多骨发病，病变两端多有骨质疏松。

②病变部位骨密度显著增高，大量的骨膜成骨使骨皮质增厚，骨髓腔变窄或消失。骨外形增粗，不规则或呈纺锤状。

③在密度增高影像中可见单个或多个散在的骨质破坏区。有的已形成由骨包壳所包围的骨空洞影，表现为不规则的低密度腔，其中常可见死骨的影像。

④死骨在X线片上为密度更高的不规则片块状影，边缘多为锯齿形。死骨周围有一密度较低的狭窄边界，代表周围的炎性肉芽组织。

⑤可以发现病理性骨折或假关节形成。

⑥当病变侵犯骨骺时，破坏了正在发育的骨化中心，影响了正常肢体的发育而发生患肢短缩的后遗症。

（4）其他检查。

①红外线热扫描慢性化脓性骨髓炎在热扫描上显示病变部位为高温区。

② ^{99m}锝－照相：在X线像上因骨硬化使其中的骨空洞不明显时，进行该检查，可以清楚地显示骨空洞范围的大小。

二、临床治疗

慢性化脓性骨髓炎的治疗，必须解决两个问题，一是病灶的彻底清除和通畅的引流，二是有效地提高局部病灶的抗生素浓度。治疗上应达到三个目的，即缩短疗程、减少复发率及尽可能保存功能。

1. 抗生素的应用　在慢性化脓性骨髓炎的治疗中，应用抗生素是一个很重要的环节。

（1）全身用药：应用于慢性化脓性骨髓炎的急性发作期、手术前的准备和术后。主要目的是预防和治疗炎症的扩散及血行全身感染。

（2）局部用药：局部应用抗生素可使病灶内抗生素浓度比全身高数倍，甚至数十倍，从而提高了疗效。可分为以下几种方式：①病灶清除后的抗生素溶液冲洗和一次性局部药物撒布；②病灶内留置药物链；③进行间歇性动脉或静脉加压灌注抗生素，提高病灶局部抗生素浓度；④闭合性持续冲洗－吸引疗法，冲洗溶液中溶入高浓度抗生素，可有效地作用于感染灶。

2. 中医中药的应用　根据附骨疽气血虚弱、脾肾阳虚拟行益气养阴、温肾健脾、托里解毒，以神功内托散加减。局部创口破溃者，外敷蛇葡萄根软膏，骨炎拔毒膏以清除创口余毒，排出小的死骨，促进创口愈合。对单纯窦道及小片死骨，用三品一条枪破坏窦道引流分泌物及促进小死骨排出。若无死骨，肉芽鲜红可用生肌散。急性发作期以清热解毒、托里排脓为法，方用透脓散合五味消毒饮加减，外敷骨炎拔毒膏以清热解毒、溃脓拔毒。

3. 改善全身状况、提高机体抵抗力　慢性化脓性骨髓炎病程长期迁延，反复发作，有窦道形成者长期排出脓性分泌物，对患者机体产生慢性消耗损害。因此患者往往有贫血和低蛋白血症。治疗中应加强营养，给予高蛋白饮食，必要和可能情况下静脉滴入人体白蛋白或氨基酸制剂。补充B族、C族维生素。贫血者应予以纠正，必要时少量多次输血。最大限度提高患者的身体素质，增强机体对感染的免疫功能以及对手术的耐受能力。

4. 手术治疗　如下所述。

（1）应用显微外科技术治疗慢性化脓性骨髓炎：通过带血管蒂的或吻合血管的组织移植治疗慢性化脓性骨髓炎，可以改善病灶局部的血液循环，从而有效地发挥抗生素的杀菌作用。不仅可以解决慢性化脓性骨髓炎并发软组织缺损的覆盖问题，也同样可以行骨移植治疗骨缺损或骨不连。进行复合组织移植可同时解决骨骼和皮肤同时缺损。大网膜移植治疗慢性化脓性骨髓炎，也是一种疗效较好的方法。

（2）病灶清除和引流：病灶清除包括彻底切除窦道、摘除死骨、搔扒病灶中的脓液、炎性肉芽组织、坏死组织及无效腔壁，并适当扩大骨腔。病灶清除后可用肌肉瓣、大网膜、自体骨松质、抗生素血凝块等填充以消失残腔。在有效抗生素配合下，如病灶清除彻底，可以一期闭合伤口，但复发率较高。近年来，普遍采用闭合性持续冲洗－吸引疗法，解决了病灶清除、通畅引流、局部高浓度抗生素作用三个基本问题，提高了治愈率，疗程明显缩短。

三、预后

从全身和局部的临床表现、白细胞计数、血沉的变化来判定慢性化脓性骨髓炎是否治愈是困难的，即便长时间病情稳定，也不能排除再次发作的可能性。因为病骨内潜隐的病灶，在机体抵抗力下降时，可再次急性发作。什么时间发作，取决于机体抗病能力、病灶清除是否彻底以及细菌的致病能力。可能在一个或几个月内发作，可能一年发作，几年或几十年发作，当然，也可能终身不发作。正确的判断是困难的，目前尚缺少一个统一的治愈标准。

第三节　化脓性关节炎

关节腔及其组成部分的化脓性感染，称为化脓性关节炎。常见于儿童及婴儿，好发于髋、膝等关节，多为单发。致病菌为金黄色葡萄球菌最多见，感染途径有：①远处病灶的细菌经血运侵入关节。②邻近骨髓炎扩散到关节。③直接通过伤口感染或关节手术后感染和关节内注射皮质类固醇后发生感染。

一、诊断要点

（1）患者可能有外伤史和身体其他部位感染史。

（2）全身症状：起病急骤，全身呈脓毒血症反应、食欲减退、高热可达 40℃左右、畏寒、出汗等急性感染症状。

（3）局部症状：关节部位疼痛剧烈，不能活动，红肿，皮温增高，患肢不能承重。身体较表浅的关节，有明显红、肿、热和压痛，关节的积液亦较明显，常处于半屈曲位，使关节囊松弛，以减轻疼痛。在膝关节可有浮髌试验阳性。在髋关节等肌肉较多的关节，早期常不易发生肿胀。由于炎症和疼痛的刺激，患肢肌肉发生保护性痉挛。肢体多呈屈曲位，同时，随着炎症的发展和关节内脓液的增多，使关节常常固定在关节间隙充分扩大的位置。化脓性关节炎由于关节囊被关节内的积液膨胀而扩大，关节囊周围的肌肉因剧烈的痉挛而造成病理半脱位或脱位。尤其是髋关节和膝关节更容易发生。此时，关节的主动活动和被动活动均丧失。

（4）实验室检查：白细胞计数及中性粒细胞数增高，血沉加快。关节液可为浆液性、血性、混浊或脓性，随病变的不同阶段而异。关节液内含有白细胞、脓细胞和致病菌。

（5）关节穿刺：早期关节液混浊，晚期呈脓性，涂片可发现大量的白细胞和细菌培养可鉴别菌种和进行抗生素敏感测定。

（6）X 线表现：早期有关节囊和关节周围软组织肿胀，局部软组织密度增高，关节间隙增宽。关节内渗出液增多时，可出现关节半脱位，尤以婴幼儿的髋关节和肩关节最易发生。关节附近的骨质呈现疏松表现。关节的软骨破坏后，早期可出现关节间隙狭窄，继之出现关节面的骨质破坏。承受重量部位的关节软骨破坏最为明显。关节可有病理性脱位。在恢复期，骨质破坏区边缘可显示不规则的骨硬化，病变严重者，可形成纤维性强直或骨性强直。关节周围骨质密度和骨小梁结构恢复正常。

二、临床治疗

1. 抗生素的应用　治疗原则上，开始先选用两种以上的抗生素，并给足够大的剂量，这样便可大大提高杀灭致病菌的疗效。而后根据血培养及药敏试验结果再调整抗生素的种类。如果没有条件做血培养及药敏试验，则给药观察 3 天，若体温不降，症状不减，应调整抗生素。

2. 中医中药的应用　根据具体情况，以消、托、补三法，在发病不同时期，给予适当的方药，内外同治。

（1）急性期应清热解毒，活血通络：根据证候体征，可分别选用仙方活命饮、黄连解毒汤、五味消毒饮、犀角地黄汤等加减运用。外敷以金黄散、双柏散或骨炎拔毒膏等。

（2）脓已形成尚未破溃应清热解毒、托里透脓：如证见高热，肢端剧烈疼痛时，选用五味消毒饮、黄连解毒汤合透脓散加减以清热止痛；证见患肢肿胀，红热疼痛时选用托里消毒饮加减以托里止痛；证见神昏谵语，身现出血点时，选用犀角地黄汤合黄连解毒汤，配合安宫牛黄丸以清热解毒、凉血止血。外敷仍以如意金黄散、双黄散或骨炎拔毒膏。

（3）脓已破溃宜扶正托毒、祛腐生新：初溃脓多稠厚，略带腥味，为气血尚充实，选用托里消毒饮以托里排脓。溃后脓液清稀，量多质薄，为气血虚弱，以八珍汤、十全大补汤加减以补益气血。外治时，疮口可用冰黄液冲洗，并根据有无腐脓情况选用九一丹、八一丹、七三丹、五五丹生肌散药捻，以拔毒祛腐，外敷玉露膏或生肌玉红膏或骨炎拔毒膏，并保持引流通畅，勤冲洗换药。疮口腐肉已脱，脓水将尽时，选用八宝丹、生肌散换药，使其生肌收口。

3. 全身支持疗法　高热时降温、补液、纠正酸中毒，静脉滴注大量维生素 C，改善营养，供给高蛋白饮食，如中毒症状严重，可少量多次输鲜血。注意提高患者机体对感染的抵抗力。另外，有原发病灶者应同时加以治疗。

4. 局部制动　早期用持续皮牵引或石膏托固定于功能位，并抬高患肢，不失为有效措施之一。它有利于患肢休息，缓解肌肉痉挛，减少代谢，减轻疼痛，防止畸形和病理性脱位。

5. 手术治疗　如下所述。

（1）适应证。

①关节切开引流术：适应于较深的大关节，穿刺插管难以成功的部位（如髋关节）。

②关节矫形术：适应于遗有明显畸形者。

③关节融合术：适应于遗有关节非功能位强直者。

④全关节置换术：适于遗有严重关节炎的老年患者。

（2）手术方法。

①穿刺吸引术和注射抗生素疗法：可于急症期施以此方法，吸引脓液即刻做涂片染色检查和细菌培养，尽可能将脓液吸净后，注入稀释的抗生素。

②切开引流术：在全身治疗 2 ~ 3 天后或发病 6 ~ 7 天，全身症状未好转，局部肿胀未消退或反而增加；局部压痛明显或加重者，可行切开引流术。

③闭合性持续冲洗 – 吸引疗法：关节打开后，清除脓肿，在关节腔内放置冲洗及吸引管，用抗生素生理盐水冲洗。有效的冲洗标志是：手术切口处无液体渗漏；无明显肿胀，体温下降，疼痛减轻。

第四节　骨关节炎

一、概述

1. 定义　骨关节炎（osteoarthritis，OA），又名骨关节病（osteoarthrosis）、退行性关节病、肥大性关节炎、老年性关节炎、软骨软化性关节病等，是一种多发于中年以后的慢性关节疾病，多累及负重大、活动多的关节，如膝、手、髋、脊柱等。临床上以关节疼痛、变形和活动受限为特点。

1994 年美国骨关节炎研讨会上对骨关节炎做了较为简明的定义，骨关节炎是一组有不同病因但有相似的生物学、形态学和临床表现的疾病。该病不仅发生关节软骨损害，还累及整个关节，包括软骨下骨、韧带、关节囊、滑膜和关节周围肌肉，最终发生关节软骨退变、纤维化、断裂、溃疡及整个关节面的损害。

2. 流行病学特点　骨关节炎是中老年人群中最常见的关节疾病。据 WHO 统计，目前，全球人口中 10% 的医疗问题源于骨关节炎。骨关节炎的发病率随年龄而增加，X 线普查结果发现，16 岁以上人群中骨关节炎的患病率为 9% ~ 10%；60 岁以上的人群中，50% 有骨关节炎表现，其中 35% ~ 50% 有临床表现；75 岁的人群中，80% 以上的人可有骨关节表现，该病的致残率可高达 53%。骨关节炎发病率性别差异明显，女性多见（女：男 =2 ：1）。骨关节炎侵犯的关节部位及发病率与患者的职业、生活方式及遗传因素有关。我国骨关节炎患者数量庞大，严重危害中老年人的健康。

3. 病因及发病机制　骨关节炎的发病机制尚不清楚，一般认为与衰老、创伤、炎症、肥胖、代谢障碍和遗传等因素有关。关节软骨损害是骨关节炎最明显的变化。由于创伤、冲击、关节负荷异常、过度劳损以及部分的衰老过程，可导致关节软骨的组成、结构和性质发生改变。这种改变会影响负重关节软骨功能和正常力学状态下的寿命。关节损伤，继发关节不稳定成为骨关节炎发生的重要因素。因为运动不足、运动过度或关节异常，引起关节损伤和负重异常，也是骨关节炎产生的因素。肥胖也是一种与关节超量负荷有关的非常明确的发病因素，由于人类对直立体位的进化性适应，主要负荷力重新分布到新的部位，致使髋、膝和腰椎等部位发生骨关节炎倾向增加。

关节软骨丢失是骨关节炎的关键病变。尽管磨损是软骨丢失的主要因素，但蛋白溶解酶（组织蛋白酶）和中性金属蛋白酶（如基质溶解酶、胶原酶、明胶酶等）在骨关节炎关节软骨丢失中起重要作用。许多研究发现，IL-1 启动了关节软骨的破坏，IL-1 是单核细胞（包括滑膜内皮细胞）产生的细胞因子，而且也能由软骨细胞合成，IL-1 能刺激潜在的胶原酶、基质溶解酶、明胶酶和组织纤溶酶原激活物的合成和分泌。骨关节炎的另一重要的病因是软骨内蛋白聚糖不能被限制在胶原网内，随着胶原网内蛋白聚糖含量的下降，关节软骨逐渐缓慢降解。关节软骨的进行性退变伴随着胶原的丢失，可导致软骨组织的抗压力和弹性功能丧失，这种变化可能是在骨关节炎中最早的基质变化，并且这种变化是不可逆的。

4. 分类 根据致病因素，可将骨关节炎分为特发性（原发性）和继发性两类。

原发性骨关节炎是由于关节软骨变性，无明确的全身或局部诱因。遗传和体质因素有一定的影响，多发生于中年以后，发病部位多在负重关节。原发性骨关节炎又可分为局限性和全身性两种。局限性原发性骨关节炎指仅局限于某一部位，如手、足、膝、髋、脊柱或其他关节；全身性原发性骨关节炎指 3 个以上不同区域的关节同时受累。

继发性骨关节炎可发生于青壮年，可继发于慢性反复的积累性创伤、炎症性疾病或先天性疾病，如髋关节的 Perthes 病、髋关节脱位，髋关节发育不良、股骨头缺血坏死、内外翻畸形等；成骨不全及代谢性疾病可引起全身性继发性骨关节炎。

二、诊断

1. 临床表现 如下所述。

（1）好发部位：骨关节炎经常侵犯的关节依次有：膝关节（41%），手部各关节（30%），髋关节（19%），其他关节（10%）。

（2）关节疼痛：疼痛通常是骨关节炎患者的最初主诉，病程早期，过度使用或活动后出现疼痛，休息后可缓解。开始疼痛为间歇性，随着病情进展，尤其是并发明显的炎症因素时，疼痛变为持续性，静息时也会有疼痛，晚期髋关节骨关节炎患者常见夜间痛。

（3）关节僵硬：僵硬指关节紧束感和运动缓慢，僵硬的程度与客观的关节活动受限及疼痛不一定相关，并且僵硬和疼痛有时不好区分。典型的发作出现在早晨，持续 15 ~ 30min 后能够缓解。骨关节炎性的僵硬局限于受累关节，与类风湿或其他炎性骨骼疾病不同。僵硬与疼痛一样，大气压下降或湿度增加等天气改变可使其加重。

2. 查体 如下所述。

（1）压痛：骨关节炎受累局部可出现压痛，尤其有渗出时，即使没有压痛，受累关节被动运动时，疼痛也是一个突出的体征。大多数有症状的关节压痛在关节线上，关节周围结构的受累多出现非特异性压痛，特别是在膝关节的一个或多个滑囊受累时（鹅足滑囊炎）。

（2）关节肿胀：关节肿胀是周围骨质增生突起、滑膜炎症增厚、关节腔积液所致，皮肤发热和红肿少见，而趾骨间关节则例外。指间关节骨关节炎可向侧方增粗，形成 Heberden 结节。

（3）关节摩擦感：主被动活动中可感触到关节的摩擦，相对于类风湿关节炎，退变的关节可感觉到粗糙不平，明显的摩擦感有诊断的意义，这可能是因为关节面的不规整或关节内碎片，活动时产生响声。

（4）活动受限：大多数中重度骨关节炎可导致关节活动受限。主动或被动活动受限可由以下原因引起，疼痛、炎症、屈曲挛缩、关节游离体、畸形等。检查重点是观察患者的功能，比如从椅子上站起、上检查床、解开袖口、写字、行走等，这些功能活动的受损取决于关节损害的部位和程度。

（5）畸形：畸形可因屈曲挛缩、对线不良、半脱位、关节膨大引起，这些提供了诊断和治疗的依据。

（6）其他：骨关节炎中肌肉乏力并不常见，由此引发疾病的原因还不清楚。膝关节骨关节炎的发生可能与股四头肌等长收缩肌力下降有关，中度受损时将有明显的肌萎缩。步态改变可能是负重关节骨关节炎的首要表现，继续发展将出现关节的不稳定。

3. 辅助检查　如下所述。

（1）常规检查。

①实验室检查：原发性骨关节炎实验室检查一般无特殊发现，少数病例急症发作时血沉增快、C-反应蛋白升高，类风湿因子、抗核抗体等免疫学指标一般无异常。血清磷、钙、碱性磷酸酶以及蛋白电泳等生化检查也无异常发现。

② X 线检查：X 线检查对骨关节炎的诊断至关重要。尽管近年来发展的微焦摄影术、关节超声波检查、核素扫描、CT 和磁共振成像等使我们获得更多的信息，但 X 线检查至今仍为骨关节炎的诊断、分类、分期的基础。骨关节炎的 X 线表现主要为关节间隙狭窄、软骨下骨硬化、囊性变、关节边缘骨赘、“关节鼠”、关节面塌陷和畸形等。关节间隙狭窄为软骨受损、变薄所致，为骨关节炎的基本病变。软骨下骨硬化见于关节承受压力较大部位，为骨皮质磨损、代偿性应答所致的致密硬化。软骨下囊性变为滑液注入骨质的结果，在 X 线上表现为直径 0.1 ~ 2.5cm 大小、类圆形、梨形或蜂窝状透亮区，周边有清楚的骨质硬化边，关节边缘骨赘是骨关节炎的特征性表现，发生于韧带、肌腱附着处，为骨关节炎代偿性应答引起。骨赘或软骨脱落入关节内的游离体称“关节鼠”，关节鼠为 0.1 ~ 1.5cm 大小、边缘光滑锐利、圆形或椭圆形块状物，主要见于膝关节，其他关节少见。如关节内有多个关节鼠，应与关节骨软骨瘤病鉴别。关节面塌陷见于负重较大部位，病理可见关节面下骨小梁微骨折，常见于胫骨平台内侧或外侧。关节畸形一般为关节生物力学改变，导致关节囊和韧带结构破坏、脱位所致。

（2）特殊检查。

① MRI 检查：MRI 技术应用于骨骼系统检查以来，大大提高了骨关节炎的早期诊断率，MRI 无疑是骨关节炎检查最好的新技术，特别是膝关节骨关节炎的诊断。它可以详细了解关节结构的微细变化，避免了关节腔造影的创伤不良反应，具有 X 线平片无法比拟的优越性。MRI 可显示关节软骨、滑膜、滑液囊、韧带、半月板等病变，可为临床提供更多的信息，但价格较贵，也不宜代替 X 线平片作为常规检查。

②关节镜检查：关节镜能直接观察关节内部情况，且创伤小，已成为关节疾病诊断和治疗的重要手段，其最主要优点在于诊断的同时可以进行相应的治疗。

③关节腔穿刺滑液检查：迄今为止，关节滑液的研究较多，意义比较肯定。其检查对诊断和鉴别诊断颇有帮助。采集滑液应加肝素抗凝。正常滑液清亮且黏度正常，黏蛋白凝固试验阴性，细胞数一般为（150×10^6 ~ $1\ 500 \times 10^6$）/L，可见含蛋白多糖、胶原纤维以及矿物质的颗粒。骨关节炎患者黏蛋白凝固试验阳性，滑液细胞计数属非炎症性表现，即白细胞数 $<2\ 000 \times 10^6$/L，而炎症性关节病除白细胞数大于 $2\ 000 \times 10^6$/L 外，多核白细胞常超过 75%。创伤性关节病，关节内疾病如半月板撕裂、无菌性骨坏死、帕格病、夏科关节、肥大性肺性关节病和关节外病变相关的交感神经性渗出、某些治疗中病情处缓解状态的炎症性关节病等，关节液检查结果可能与骨关节炎相似，应予鉴别。

4. 诊断流程见图 8-1。

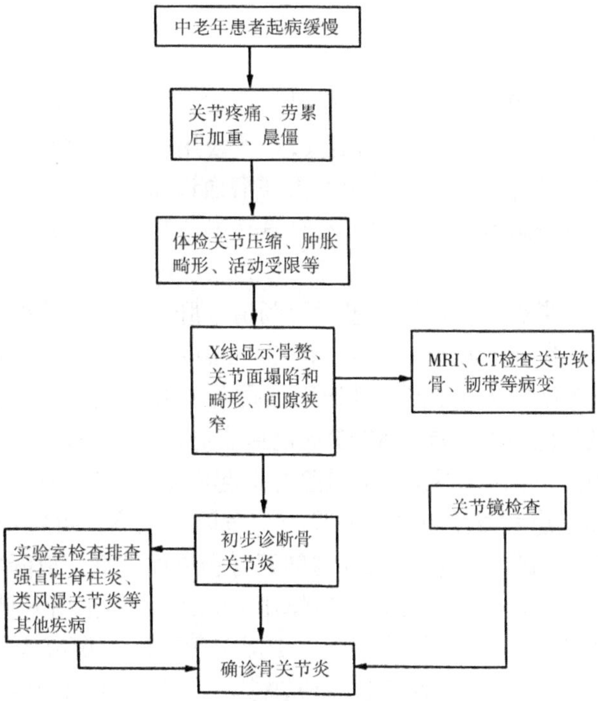

图 8-1　骨关节炎诊断流程

三、治疗

骨关节炎的治疗目的是减轻或消除疼痛，矫正畸形，恢复或维持关节功能，改善生活质量。目前，治疗骨关节炎的模式，可谓金字塔模式（图 8-2）。即以患者教育、理疗和职业疗法、减肥、体育锻炼和辅助装置为基础，无效者施以非处方类非甾体抗炎药（NSAIDs）或处方类非甾体抗炎药；保守治疗无效时，考虑外科治疗。在上述治疗过程中，必要时可用外用镇痛剂，或行关节内激素或透明质酸注射等，总之，骨关节炎的治疗应该是综合性的。

1. 保守治疗　对于初次就诊但症状不重的骨关节炎患者而言，这应该是临床医生首先推荐的治疗方式。目的是减轻疼痛、恢复功能，避免导致严重不良反应。

（1）患者教育：包括自我处理方法（减少活动，避免不良姿势，避免跑、跳、蹲，减少或避免爬楼梯），减肥，有氧锻炼（如游泳、骑自行车等），关节动能训练（如膝关节在非负重位下，练习屈伸活动以保持关节最大活动度），肌力训练（如髋关节骨关节炎应注意外展肌群训练），膝前拍打等。

（2）物理治疗：热疗、水疗、超声波、按摩、牵引、经皮神经电刺激（TENS）等减少疼痛；指导和鼓励患者锻炼，建议修改日常活动方式以保护受累关节；局部热敷也是一种治疗手段，热疗的作用是使痉挛的肌肉放松。

（3）活动 / 行动支持：手杖、拐杖、助行器，可以减少受累关节负担。

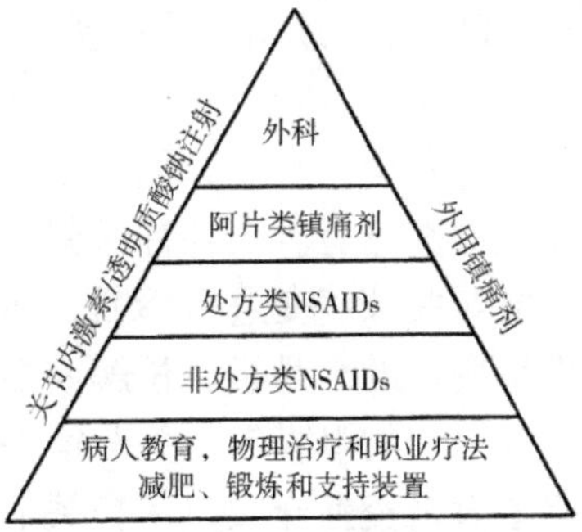

图 8-2　骨关节炎综合治疗示意图

（4）矫形支具：根据骨关节炎所伴有的膝内翻或外翻畸形，采用相应矫形支具，改变负重力线。

（5）药物治疗：20 世纪 90 年代以来骨关节炎的药物治疗有很大的进展。对于骨关节炎若非药物治疗无效，可分别采用下列药物治疗。

①口服镇痛药物：用药原则包括：a. 用药前作风险评估，关注潜在内科疾病风险。b. 根据患者个体情况，尽量采取多模式、联合镇痛，剂量个体化。c. 尽量使用最低有效剂量，避免过量用药及同类药物重复使用。d. 用药 3 个月内定期查血、大便常规及大便潜血试验。

对于轻中度疼痛的骨关节炎患者，可选用对乙酰氨基酚，300 ~ 600mg/ 次，每天 4 ~ 6 次，每日最大剂量为 4 000mg。

对于中重度疼痛的骨关节炎患者，在评估患者胃肠道、肝肾、心血管疾病风险后，可根据具体情况使用非甾体抗炎药，非甾体抗炎药（nonsteroidal antiinflammatory drugs，NSAIDs）是除抗生素外消耗量最大的药物。非甾体抗炎药虽然化学结构不同，其作用性质大致相似，都有不同程度的抗炎解热镇痛作用，只是作用时间、剂量和不良反应有所不同。NSAIDs 包括非选择性 NSAIDs 和选择性 COX –2 抑制剂。非选择性 NSAIDs 会增加胃肠道、心、肾不良反应风险并引起血小板功能障碍，选择性 COX–2 抑制剂会增加心。肾不良反应风险。如果患者发生胃肠道不良反应危险性较高，可应用选择性 COX–2 抑制剂，或非选择性 NSAIDs 加用 H_2 受体阻断剂、质子泵抑制剂等胃肠道保护剂，以降低胃肠道不良反应风险。对于心血管疾病高危患者，应综合疗效安全性因素后慎用 NSAIDs。须指出的是无论选择何种 NSAIDs，剂量都应个体化；只有在一种（NSAIDs 足量使用 1 ~ 2 周）无效后才更改为另一种；避免两种或两种以上 NSAIDs 同时服用，因其疗效不叠加，而不良反应增多。长期服用非甾体抗炎药患者中大约 50% 有消化不良症状，30% 有明显上消化道黏膜损害而无不适表现，10% ~ 20% 发生消化道溃疡，2% ~ 4% 发生上消化道出血。

中重度疼痛的骨关节炎患者也可用其他止痛剂，如曲马朵、阿片类制剂等。NSAIDs 无效的重度疼痛患者或禁用 NSAIDs 的患者，可以使用阿片类镇痛剂。如果疼痛仍不缓解，可考虑使用强效阿片类镇痛剂。

②局部治疗：局部可使用各种 NSAIDs 乳剂、膏剂、贴剂等。

③关节腔注射：对 NSAIDs 药物治疗 4 ~ 6 周无效或不能耐受 NSAIDs 药物治疗，持续疼痛，炎症明显者，可行关节腔内注射糖皮质激素，注射前不需抽吸关节液，每年最多不超过 3 ~ 4 次，若长期使用，可加剧关节软骨损害及骨关节炎症状。多数学者不主张随意选用关节腔内注射糖皮质激素，更反对多次反复使用。此外，可行关节腔注射黏弹性补充剂，如透明质酸钠等，一周一次，一般 3 ~ 5 次 1 个疗程，注射前应抽吸关节液，注射后 48h 患者应减少负重。

④改善病情药物及软骨保护剂：此类药物包括双醋瑞因、硫酸氨基葡萄糖、硫酸软骨素、ASU、S_2 腺苷蛋氨酸及多西环素等。双醋瑞因可以显著抑制白介素 –1 的升高，抑制基质金属蛋白酶（MMPs）的升高，抑制一氧化氮（NO）的升高，从而达到抗炎、止痛和延缓病程的作用。

2. 手术治疗　手术治疗的主要目的是解除疼痛、增加关节灵活性和关节稳定性。对于大多数患者来说，缓解关节疼痛意味着关节功能的改善。治疗骨关节炎的手术可以分为两大类：一类是保留关节的手术，包括关节镜下关节清理术、软骨下骨微骨折术、软骨下骨钻孔术、自体骨膜或筋膜移植术、异体关节软骨移植术、骨软骨马赛克移植术、截骨矫形术等；另一类是去除病变关节的手术，如关节融合术、关节成形术等。

关节镜下关节清理术治疗骨关节炎具有安全、有效、创伤小、手术时间短、康复快等优点。通常用于治疗中度疼痛、关节变形不明显的骨关节炎患者。在各种保留关节的治疗术中，关节镜下关节清理术是这类患者首选的外科治疗方法，不仅能对关节病变进行诊断，而且可以对病损关节进行清理和修复。关节镜手术可以切除或部分切除已经发生变性的半月板、松解或切除关节内粘连带、清理软骨碎块、切除骨赘、摘除关节内游离体、刨削或切除退变的滑膜等。关节镜手术时，大量生理盐水冲洗关节腔，不仅清除刨削的病损关节碎片，而且清除了大量炎症介质，使骨关节炎患者关节疼痛获得缓解。手术后应进行持续关节被动锻炼，以保证关节清理术的效果。当然，关节清理术并不能从根本上逆转病程，根据报道，关节清理术的疗效一般在 50% ~ 67%。

软骨下骨微骨折术和软骨下骨钻孔术是在关节清理的基础上，通过在软骨下骨上钻孔或凿洞造成软骨下骨的骨髓腔向关节腔开放，多能干细胞溢出，修复软骨缺损。但这种修复的软骨为纤维软骨，而非关节透明软骨，生物力学特性与关节软骨相差较大。其手术指征为：关节清理术中发现关节负重区软骨发生全层软骨剥脱，软骨下骨裸露，软骨缺损的边界清晰。

自体骨膜或筋膜移植术是将自体骨膜或筋膜移植到负重区软骨缺损处的一种技术。该方法虽有一定疗效，但移植后再生的主要是纤维软骨，而且随着时间的推移，基质有不断钙化的趋势，远期效果不理想。

异体关节软骨移植术，虽然人们应用异体关节软骨移植治疗骨关节炎取得了一定疗效，但由于供体来源比较复杂，而且存在免疫排斥反应和疾病传播等问题，因此，该手术难以推广应用。

自体骨－关节软骨移植术（Mosaiplasty，马赛克手术）是将股骨髁非负重区正常或接近正常的关节软骨连同软骨下骨一起移植到负重区软件缺损处的一种技术。近年来该手术在欧美国家较为普遍，并取得了较好的疗效。马赛克手术适用于负重区局限性软骨缺损，患者年龄相对较轻者。

目前，人工关节置换术治疗晚期骨关节炎已取得非常理想的疗效，但是股骨近端和膝关节周围截骨术对部分患者仍然是一种有效的措施。截骨术一般用于关节稳定性良好、活动度好、肌力正常、有部分残存软骨的年轻、活动量大的患者。该手术可以改变关节面负重状态，使残存的关节软骨得到恢复，对减轻关节疼痛、稳定关节和改善畸形具有一定的作用。

对部分不适合人工关节置换术患者，如青壮年体力劳动者更需要一个稳定的关节，可以选择关节融合术。踝关节骨关节炎患者中，中青年、重体力劳动者，为工作需要迫切希望能够消除踝部疼痛，应为重点关节融合对象。但关节融合术必然付出丧失关节活动的代价，膝关节、髋关节和肘关节融合术的影响更大，因此，这些部位的关节融合术只有在无法选择施行其他手术的情况下方可考虑。进行关节融合术之前还必须考虑邻近关节的功能及活动程度，如果邻近的关节已有病损，也不应施行这种手术。

应用人工关节置换术治疗骨关节炎是当今重建骨关节炎关节功能最成功和最流行的方法，目前，最成功和最实用的仍是人工髋关节和人工膝关节，全肩关节置换和少量的全肘关节置换也已开展起来并获得一定的成功，该手术已经成为骨关节炎中晚期最常用、最有效的治疗方法。尽管人工关节置换术已取得惊人的进步，但它仍是一个需要不断加以完善的治疗手段，特别是人工关节的磨损和无菌性松动是目前亟待解决的问题。

3. 治疗流程见图 8–3。

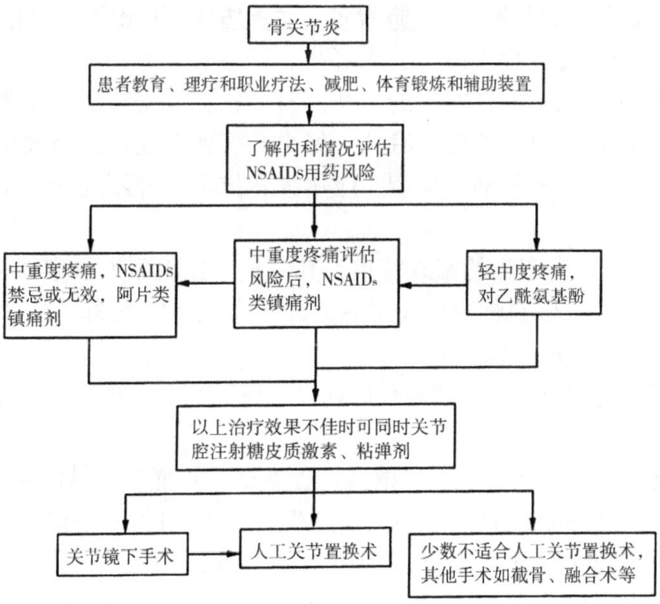

图 8–3　骨关节炎治疗流程

四、预后评价

骨关节炎是一种退变性疾病，大部分早期患者经保守治疗后效果较好，但易反复发作，晚期患者行人工关节置换术后效果满意。

第五节　类风湿性关节炎

类风湿关节炎为全身进行性关节损害、慢性全身性结缔组织病。特点是多数关节呈对称性关节滑膜炎症，常从小关节起病，其次为浆膜、心、肺、眼等结缔组织发生炎症。因是以关节炎症为主症，故称为类风湿关节炎。过去英国文献称本病为萎缩性关节炎，也有称为增殖性关节炎。1858 年，Carrod 提出类风湿关节炎（rheumatoid arthritis）的名称，为国内、外普遍采用。类风湿关节炎发病率较高，国外统计发病率为 0.5% ~ 3%。多发生在温带及寒带地区，热带地区少见。在我国也不少见。青少年及成人发病率较高。3 岁以下和 50 岁以上较少见。女性发病率略高于男性。成人中女性发病较多。

早期关节游走性疼痛、肿胀及运动障碍。发作与缓解交替进行。晚期病变关节呈僵硬及畸形，伴有关节附近骨骼退行性病变及肌肉萎缩改变。活动期常伴有发热、疲乏、贫血和体重减轻等全身症状。

一、概述

（一）病因

经大量研究工作，本病的病因仍然不十分清楚。

1. 自身免疫学说　因其能够解释许多临床现象及症状，目前已为多数学者接受。某些微生物的刺激，在某些诱因（潮寒）的作用下，借受体（IgGFc）等侵入滑膜和淋巴细胞，产生抗变性 IgG 和 IgM（19S）两型抗体，即成为类风湿因子（RF）。主要沉着于滑膜绒毛等结缔组织内。作为抗体的 RF 又与滑液中变性 IgG 发生抗原抗体反应，形成免疫复合物。在形成这些复合物的过程中有补体结合。而补体的某些分解产物有白细胞诱导性，使大量中性粒细胞进入滑膜组织和滑液内。中性粒细胞溶酶体在吞噬上述免疫复合体后，变成类风湿关节炎细胞（RA cell）。中性粒细胞在吞噬免疫复合物的过程中，从其溶酶体中释放出蛋白降解酶、胶原酶等，造成滑膜与软骨组织成分分解，并产生致炎因子，而发生关节软骨、骨端、肌腱、韧带及滑膜组织的炎性损伤。滑膜炎症形成血管翳覆盖于软骨上，而致使滑膜、软骨和软骨下骨组织破坏加重。

2. 感染因素　由于患者常有发热、白细胞增多、血沉增快、局部淋巴结增大，50% ~ 80% 的类风湿患者是在反复发作的咽炎、慢性扁桃体炎、中耳炎、胆囊炎和其他链球菌感染之后，经过 2 ~ 4 周开始发病的。很自然地使人想到感染与本病的关系。有些报告除链球菌感染外，也可能与葡萄球菌、类白喉杆菌、病毒、支原体以及原虫的感染有关。但少数病例在血液或滑膜中发现细菌或病毒。均能制造出细菌或病毒致类风湿关节炎的动物模型，应用大量抗生素并不能减少或控制发病，可能感染只是一种诱因。

3. 遗传因素　类风湿患者有明显的家族特点，其发病率比健康人群家族高 2 ~ 10 倍。近亲中 RF 阳性率也比对照组高 4 ~ 5 倍。强直性脊柱炎患者家族中类风湿的发病率比对照组高出 2 ~ 30 倍。在一定比例类风湿患者确与家族遗传因素有关。

类风湿关节炎的发病还与体质因素、精神长期紧张、天气变化、寒冷与潮湿、季节等因素有关。

（二）临床分型

根据方先之的分型将本病分为周围型、中枢型、骨炎型、儿童型和混合型五型。不同临床表现可能由同一病因而因患者年龄，性别和受累部位不同而产生各种不同的表现和反应。但 1968 年国际风湿病协会已将强直性脊柱炎列为独立疾病，不再称为中枢型类风湿关节炎。

类风湿关节炎与强直性脊柱炎的鉴别，张进玉提出了鉴别要点，如表 8–1 所示。

表 8-1　类风湿关节炎与强直性脊柱炎的鉴别

鉴别要点	类风湿关节炎	强直性脊柱炎
原发起病关节	四肢关节	骶髂和腰椎
继发受累关节	脊椎、骶髂	髋、膝、耻骨、坐骨
脊柱损害	局限于颈椎	整个脊椎
骶髂关节损害	少见，单或双侧，于进展期和晚期	100%，双侧，于早期
X 线特点	指趾关节有代表性骨质疏松，早期为局限性 关节面破坏很深 关节边缘晚期硬化 无韧带钙化和关节脊柱改变 囊枢推脱位多见	骶髂关节有代表性骨质疏松，早期即为普遍性表浅 早期硬化 典型 少见
^{99m}锝关节描记图	浓缩点状积聚	弥漫性积聚
病理	滑膜炎与肉芽肿	滑膜中度增生
RF	(+)	(−)
HLA-B28	(−)	(+)

二、诊断

（一）临床表现

周围型类风湿关节炎以女性患者为常见。多由 1 ~ 2 个关节开始发病。女性多始于手及腕小关节；而男性多先由膝、踝、髋等单关节起病。

1. 关节疼痛和肿胀　最先出现关节疼痛，开始可为酸痛，随着关节肿胀逐步明显，疼痛也趋于严重。关节局部积液，温度增高。反复发作后，患肢肌肉萎缩，关节呈梭形肿胀。关节压痛程度常与病变严重程度有关。患者常主诉开始活动关节时疼痛加重，活动一段时间后疼痛及活动障碍即明显好转。关节痛与气候、气压、气温变化有关系。

2. 晨僵现象　在早晨睡醒后，出现关节僵硬或全身发紧感，起床活动一段时间后症状即缓解或消失。与其他关节病的晨僵现象的区别在于类风湿的晨僵是典型、经常而持久的。

3. 多个关节受累　常由掌指关节或指间关节发病，其次则为膝关节。发病时受累关节常为 1 ~ 3 个关节，而以后受累关节可发展到 3 个以上。受累关节常为对称性，但也有一部分患者呈非对称性受累。第一次发病关节 1 ~ 3 个月后可出现另一些关节肿胀、疼痛。以后反复交替发作和缓解。关节症状可持续数月、数年或数十年。有些甚至四肢大多数关节均被涉及。

4. 关节活动受限或畸形　晚期关节活动受限并呈现不同程度的畸形，手指及掌指关节常呈现“鹅颈”畸形或“尺偏”畸形，腕关节常强直于尺偏位，腕关节融合。肘关节半屈曲固定及前臂旋转功能消失。膝关节呈内、外翻畸形，髋关节则多强直在屈曲内收位。跖趾关节及跖拇关节呈腓偏畸形及锤状趾等畸形。

（二）病理

类风湿关节炎是全身性疾病，除关节有病理改变外，还涉及心、肺、脾脏、血管、淋巴、浆膜等脏器或组织，而以关节的病理改变为主。

1. 关节病变　如下所述。

（1）滑膜的改变：关节病变由滑膜开始，滑膜充血、水肿。以靠近软骨边缘的滑膜最为明显。在滑膜表面有纤维蛋白渗出物覆盖。滑膜有淋巴细胞、浆细胞及少量多核粒细胞浸润。在滑膜下层浸润的细胞，形成“淋巴样小结”，有些在小血管周围聚集。滑膜表层细胞增生呈栅栏状，表面绒毛增生。在晚期大部分浸润细胞为浆细胞。关节腔内有渗出液。在此过程关节积液肿胀；关节囊及韧带水肿。关节疼痛，活动明显受限。

（2）肉芽肿形成：在急性炎症消退后，渗出液逐步吸收。在细胞浸润处毛细血管周围成纤维细胞增生明显。滑膜细胞成柱状，呈栅栏状排列，滑膜明显增厚呈绒毛状。滑膜内血管增生，滑膜内血管增多，即成肉芽肿，并与软骨粘连，向软骨内侵入。血管内膜细胞中有溶酶体空泡形成；血管周围有浆细胞围绕。

滑膜内并可见“类风湿细胞”聚集。在此过程中关节表现为亚急性期，关节肿胀，疼痛缓解，但时有发作。关节出现“晨僵”现象，血沉增快，血清检出类风湿因子阳性。

（3）关节软骨及软骨下骨的改变：由于由滑膜出现的肉芽组织血管翳向软骨内覆盖侵入，逐渐向软骨中心部位蔓延，阻断了软骨由滑液中吸收营养，软骨逐步被吸收。同时由于溶酶体内的蛋白降解酶、胶原酶的释放，使软骨基质破坏、溶解，导致关节软骨广泛破坏，关节间隙变窄，关节面粗糙不平，血管翳机化后形成粘连，纤维组织增生，关节腔内形成广泛粘连，而使关节功能明显受限，形成纤维性强直。待关节软骨面大部吸收后，软骨下骨表面破骨与成长反应同时发生，在骨端间形成新骨，而致关节骨性强直。

由于关节内长期反复积液，致关节囊及其周围韧带受到牵拉而延长松弛。再加上关节面和骨端的破坏，使关节间隙变窄，使关节韧带更为松弛。由于关节炎症及软骨面破坏，患者因疼痛常处于强迫体位。关节周围的肌肉发生保护性痉挛。关节周围的肌肉、肌腱、韧带和筋膜也受到病变侵犯而粘连，甚至断裂，最后导致关节脱位或畸形位骨性强直。

2. 关节外类风湿表现　如下所述。

（1）类风湿性皮下结节：类风湿性皮下结节是诊断类风湿的可靠证据，结节是肉芽肿改变，其中心坏死区含有 IgG 和 RF 免疫复合物。周围为纤维细胞、淋巴细胞及单核细胞所包围，最后变为致密的结缔组织。在 20% 周围型和 6% 小儿型的患者可见皮下结节。常见于尺骨鹰嘴处及手指背伸侧，在身体受压部位也可能见到。

（2）腱及腱鞘、滑囊炎症：肌腱及腱鞘炎在手足中常见，肌腱和鞘膜有淋巴细胞、单核细胞、浆细胞浸润。严重者可触及腱上的结节，肌腱可断裂及粘连，是导致周围关节畸形的原因。滑囊炎以跟腱滑囊炎多见，在肌腱附着处常形成局限性滑膜炎，甚至可引起局部骨质增生或缺损。滑囊炎也可能发生在腘窝部位，形成腘窝囊肿。

（三）实验室及其他检查

1. 实验室检查　如下所述。

（1）患者常有轻度贫血及白细胞增高。

（2）血沉：是一项简单、灵敏、反映炎症活动度的可靠标准。血沉增快表明炎症活动。如关节炎临床表现已消退，而血沉增快并不下降，表明类风湿关节炎可能再复发。

（3）类风湿因子：类风湿活动度愈高，病程愈长，则血清及滑膜中的类风湿因子愈高。关节肿胀期，类风湿因子多为阳性。用致敏羊血球凝集试验，1 ∶ 64 以上为阳性，1 ∶ 100 以上有诊断价值，类风湿患者阳性率为 70% ~ 100%。

（4）抗链球菌溶血素“O”：一部分类风湿患者抗链“O”升高到 400U 以上。

（5）人类白细胞抗原系统（HLA）：强直性脊柱炎患者 HLA-B27 的阳性率为 90% ~ 100%。而类风湿因子多为阴性。可以作为鉴别点。

（6）血清蛋白电泳：α_1 球蛋白在类风湿慢性期明显增高。α_2 球蛋白在类风湿早期即升高，病情缓解后即下降。β 球蛋白升高时表示类风湿病情严重，γ 球蛋白增高则反映临床症状的发展。

（7）血清免疫球蛋白：类风湿患者血清免疫球蛋白升高率为 50% ~ 60%。多为 IgG 和 IgM 升高。

（8）滑液凝块试验：在滑液内滴入几滴稀醋酸，滑液内的黏蛋白会结成凝块沉淀。类风湿关节液所形成的凝块易碎，呈点状或雪花状。

2. X 线表现　分为四期。即骨质疏松期、关节破坏期、严重破坏期及强直期。

（1）骨质疏松期：主要表现为关节肿胀，骨质疏松。无关节破坏征象。由 X 线片上可见关节周围软组织肿胀或关节囊肿胀。早期为局限性骨质疏松或长骨干骺端、关节周围骨质普遍疏松。

（2）关节破坏期：主要表现为骨质疏松已明显，关节间隙轻度狭窄。早期仅有关节间隙狭窄，较严重者则关节面边缘模糊不清，凹凸不平或囊状透亮区。

（3）严重破坏期：多处软骨下骨破坏，关节间隙明显狭窄，关节变形。关节间隙尚可见，骨质疏松明显。

（4）强直期：关节间隙完全消失，关节融合。可见粗条的骨小梁通过关节面，而骨小梁的排列变疏。

在大关节可见骨质增生或硬化表现。关节呈畸形位融合或纤维性强直。

（四）诊断标准

（1）三个肢体发作性疼痛史：每组关节（如近侧指间关节）计为一个关节，左右侧各为一组。

（2）二个肢体关节肿胀、活动受限、半脱位或强直。至少有一只手、腕或足关节受累。有一对称关节受累。除外以下关节病变：①远端指间关节。②第五指近端指间关节。③第一跖趾关节。④髋关节。

（3）X线：X线改变有骨破坏。

（4）血清类风湿因子阳性。具备上述标准中第一或第二项，加上第三或（和）第四项者，均可诊断为类风湿关节炎。

鉴别诊断方面应与骨性关节炎、创伤性关节炎、滑膜结核、化脓性关节炎、色素绒毛结节性滑膜炎等关节炎病相鉴别。

三、治疗

以综合治疗为宜。包括药物疗法、物理疗法以及外科手术疗法，应根据患者情况进行分期治疗。在急性期及亚急性期以药物治疗为主（非激素类消炎镇痛、水杨酸类以及免疫抑制剂）辅以物理疗法。慢性期则可酌情选用药物治疗、康复及外科疗法等。

随着对类风湿关节炎深入研究，人们逐步认识到外科手术疗法对类风湿关节炎的治疗可以起到防止或延缓病情发展以及矫正畸形，恢复关节功能的作用。

（一）滑膜切除术

1. 适应证　如下所述。

（1）经有效药物治疗急性炎症已基本控制，患者全身情况比较稳定。

（2）亚急性反复发作滑膜炎，病情持续一年以上，经多种非手术疗法，效果不显著者。

（3）关节内有大量渗出液，保守治疗无效达3个月后，且开始骨质破坏，关节活动受限者。

早期进行滑膜切除术可减轻患者疼痛，减轻或延缓关节面破坏。如待到关节已出现畸形，关节周围肌肉、韧带、肌腱已出现纤维化，则滑膜切除的效果较差，并可能影响关节活动度。故应在无骨质明显破坏时进行滑膜切除。

2. 手术方法　要求尽可能地切除滑膜组织。不切断韧带或骨组织，以利术后早期锻炼关节活动。

膝关节滑膜切除术可采用髌两侧纵切口显露膝关节内外两侧关节间隙，髌两侧纵切口不太妨碍术后膝关节活动，将髌上囊及内外前方滑膜切除。并刮除关节面的血管翳。关节后方滑膜不宜切除。以免引起粘连妨碍膝关节活动。将髁间凹内滑膜刮除。如有腘窝囊肿，则经膝后切口切除。膝关节屈曲畸形超过30°者效果不好。一般优良率可达75%。

踝关节滑膜炎关节肿痛可很快导致足下垂畸形，必要时行跟腱延长术。滑膜切除术可经前、后方两切口进入。前方由胫骨前肌与拇伸肌间进入，露出前方关节囊，切开纤维层与滑膜之间，钝性剥离后即切除踝前方滑膜。后方切口由腓骨长短肌后方进入，即可显露后关节囊。

肘关节滑膜切除：Smith-Peterson发现在类风湿关节炎患者中，由于肱二头肌保护性痉挛，使桡骨头向前移位，桡骨头关节与肱骨小头的关节面对位不好。为增加伸屈及前臂旋转功能，手术时应将桡骨头切除。同时进行滑膜切除。可经肘外侧切口，由指总伸肌后侧进入，劈开桡侧腕伸肌纤维及外侧副韧带入关节囊，显露桡骨头，将桡骨头切除，并刮除环状韧带周围的滑膜组织。将关节囊向前方牵开切除滑膜。再经肘内侧面以肱骨内髁为中心，做一纵切口保护尺神经，进入节囊，切除残留滑膜。

腕关节可经背侧“S”形切口进入，将伸指腱拉开后，即可切开关节囊，切除滑膜。将伸指肌腱滑膜一并切除。

掌指关节及手指指间关节滑膜切除与纠正尺偏畸形同时进行。

（二）关节清理术

多用于慢性期，除慢性滑膜炎外，同时有软骨及骨组织改变。除将滑膜切除外，还将损坏的软骨全层切除，清除增生的骨质增生。术后应行被动活动练习器辅助关节活动锻炼。

（三）截骨术

适用于有成角畸形，病变已经稳定的病例，矫正畸形、改变关节负重力线为主要目的。据畸形的部位、关节活动情况决定手术。如膝关节尚有一定活动度，而呈内、外翻畸形或关节已僵直于内、外翻畸形，可行股骨下端或胫骨上端截骨。由于多数病例均为全关节软骨损坏，而很少患者只有一侧关节间隙损坏，故胫骨截骨术的适应证很少，且效果不佳。

（四）关节融合术

适用于关节严重破坏，从事体力劳动的青壮年患者，为保持肢体稳定，可行融合术。肩、腕关节患者为减轻疼痛也可行关节融合术。

（五）关节成形术

关节成形术最佳的适应证为肘关节强直的病例，不但能切除病骨组织，还能恢复肘关节活动。用股骨颈切除，粗隆下截骨治疗髋关节强直也取得较好效果。但术后跛行较重，现多采用全髋关节置换术。

人工假体置换术是用金属杯置换及双杯置换，保留了股骨头颈，大多数患者可解除疼痛，但较长时间的随诊，其手术效果并不满意。人工股骨头置换术后常遗留髋关节疼痛。人工全髋关节置换的效果较好，能保持髋关节一定功能，消除疼痛，步态较好。如单侧髋关节受累的年轻患者可行髋关节融合或全髋关节置换。如双侧髋关节均受累，则至少一侧髋关节必须行全髋关节置换，双侧髋关节融合是禁忌的。

类风湿膝关节炎骨质破坏严重者可考虑行人工膝关节置换，但其效果不如骨关节炎全膝置换术满意。特别是周围肌肉萎缩，又伴有屈曲畸形的病例，手术后效果较差，术后并发症多。

第六节　肩关节结核

肩关节结核比较少见，其发病率占全身骨与关节结核的1.06%，与全身其他两个大关节髋与膝相比，则明显的低下。好发于青少年，男性病例略多。

一、病理

肩关节结核大都来自骨结核，源于滑膜结核的很少，很快便发展成全关节结核，因此就诊病例有湿性与干性两种。湿性的肩关节肿胀积液明显，干性的只有功能障碍，没有明显积液，原因是肩关节周围肌肉丰富，血供良好，关节腔内渗液容易被吸收。以干性的比较多见。

二、临床表现

起病缓慢、局部疼痛是其主要症状，初起时疼痛不甚剧烈，往往于劳累后加剧，休息后减轻。由于渗出不多，肿胀不明显，经常会被忽略掉，往往发展至肩关节已丧失运动功能或有冷脓肿时才去医院就诊。

冷脓肿发生率不高，是脓液穿破关节囊的结果。脓液可在关节外软组织间隙内流动，它可以出现在腋前方、腋窝、腋后方或上臂内侧。溃破后会形成慢性窦道。

至后期骨质破坏明显，特别是头部的破坏可以产生肱骨头病理性半脱位，由于三角肌已萎缩，可以出现“方肩畸形”。

部分病例经治疗后病变趋向吸收与稳定，疼痛与全身症状减轻，关节多数出现纤维性强直，肩部动作完全丧失，只有肩胛骨沿着胸壁的滑动代偿着上肢带的运动。

三、影像学检查

（一）X线表现

早期病例只有骨质疏松与软组织肿胀。出现X线征象时多数已演变成全关节结核，以骨质破坏为主要表现。骨破坏可以出现在肩峰、肱骨头、肩胛盂及大结节处，有死骨形成；而更多地表现为关节间隙的变窄与关节边缘的骨破坏。晚期病例骨破坏严重，肱骨头部分消失，甚至有半脱。由于肱骨上端骨骺的破坏影响了肱骨头的发育，表现为肱骨头的缩小甚至消失。有继发感染者则有骨硬化表现。

（二）CT 检查

有关节腔内积液，并可早期发现关节边缘骨破坏，后期病例显示出明显的骨破坏与死骨，还可显示出关节外软组织间隙内冷脓肿流动的方向与大小。

（三）MR 检查

MR 检查可以更早期发现关节内积液与骨内炎性浸润的异常信号。

四、诊断与鉴别诊断

因患者就诊迟延，大部分病都已发展成全关节结核或有冷脓肿及窦道形成，诊断不难。早期病例应与类风湿关节炎相鉴别。中期病例还需与肩关节周围炎及肩袖病变相鉴别。肩关节镜检查时可以取滑膜组织做病理检查，因而具有独特的诊断价值。

五、治疗

大多数病例可采用非手术治疗获得成功，特别适用于“干性”病例。非手术治疗的具体措施为全身性抗结核药物的应用与肩部妥善的石膏固定。可采用胸肱石膏背心固定至少 3 个月，要求肩关节外展 45°、前屈 30°、外旋 30° 位置。此种类型石膏固定只适用于青壮年病例，对不能耐受石膏固定的老年患者可用三角巾将患肢悬吊于胸前。

少数还处于单纯滑膜结核阶段的病例，可采用肩关节腔内注射抗结核药物。由于肩胛盂骨的位置比肱骨头深，一般穿刺的部位选择在肩前喙突的外侧方。局部注射效果不好的病例可考虑做滑膜切除术。

大部分病例就诊时已是全关节结核，对已有冷脓肿形成、骨质破坏明显或症状明显者，可考虑做病灶清除术与肩关节融合术。肱骨头与肩胛盂之间的接触面小，做病灶清除术后肩关节的自然融合率不高，如无继发感染存在，可同时做植骨术，一般将植骨片放在肩胛盂与肱骨头之间，只用暂时性内固定物，术后用肩人字形石膏固定直至骨性融合。

第七节　肘关节结核

肘关节结核的发病率虽不高，占全身骨与关节结核的 5.63%，但却是上肢骨与关节中发病率最高的部位。多见于青壮年。

一、病理

肘关节结核大都来自骨结核，但就诊时往往已发展至全关节结核。骨结核的部位以尺骨鹰嘴最常见，其次为肱骨外髁。病变严重时会发生病理性脱位，一般以向后方或侧方脱位多见。至病程后期肘关节常发生纤维性强直，多数处于非功能位，即半屈曲位。因肱桡关节亦常受累，故前臂旋转功能也有不同程度地丧失。

二、临床表现

起病缓慢，肘部疼痛是首先出现的症状，开始时比较轻微，休息后会好转些，往往被误认为是劳累所致。随着病变的发展，疼痛逐渐加重，并出现肿胀与功能障碍。肿胀经常位于尺骨鹰嘴突的两侧，随着关节腔内积液的增多，肿胀蔓延至肘关节的侧方，肘关节的伸直与屈曲都受到限制，肱桡关节的受累使患者觉得旋转前臂时疼痛加剧，甚至无法旋转前臂。此时患者可有低热、盗汗、食欲不振、体重减轻、乏力等全身中毒症状。因上臂与前臂肌肉都有废用性萎缩，使肘部成梭形肿大。

至病程后期，冷脓肿形成，并穿破关节囊后流向前臂软组织及肌肉间隙内，亦会穿破后形成慢性窦道，且通常最容易在鹰嘴突两侧成为瘘管。

晚期病例肘关节通常发展至纤维性强直，一般强直于半屈曲位，这是非功能性体位，给患者生活、工作带来了很大不便；部分病例还有陈旧性肘关节病理性脱位或半脱位。

三、影像学检查

（一）X 线检查

早期病例只有骨质疏松与软组织肿胀，发展到全关节结核时可有关节间隙进行性变窄与关节边缘性骨腐蚀改变。X 线上还可看到骨结核的病灶，一般较大，位于鹰嘴、肱骨外髁处多见。后期病例可有病理性脱位，有继发感染者则有骨硬化。

（二）CT 检查

CT 检查显示关节腔内积液量，早期发现骨结核病灶与关节边缘骨破坏。后期病例可显示出冷脓肿流动的方向与部位。

（三）MR 检查

MR 检查可以更早期发现骨内炎性浸润性异常信号。

四、诊断与鉴别诊断

发展至全关节结核者，根据病史、症状、体征与 X 线表现，一般诊断不难，但需与下列疾病相鉴别。

（一）网球肘

病程早期易与网球肘混淆不清。注意网球肘的压痛部位不同，不会有肿胀，也无全身性症状。X 线检查可加以鉴别。

（二）类风湿关节炎

早期肘关节滑膜结核应注意与类风湿肘关节炎相鉴别。类风湿为多发性关节炎症，累及肘部的往往呈对称性，很快肘部不能完全伸直，同时还伴有腕及手指关节病变。

（三）退行性骨关节炎

对老年病例应注意与肘关节退行性骨关节炎相鉴别。通常退行性骨关节炎也会有肘关节疼痛与伸直受限等表现，但一般肿胀不太明显，X 线检查可见有关节间隙变窄，但只有关节边缘骨质增生，而没有边缘性骨质破坏，也没有全身性毒性症状，可加以区别。

五、治疗

早期滑膜结核病例除应用全身性抗结核药物外，还可用局部抗结核药物关节腔内注射，效果不明显时可采用滑膜切除术。有时很难通过一个手术切口将肘关节滑膜切除干净，可以根据肿胀的部位选择肘关节后方切口，或肘关节外侧切口做滑膜切除术。术中的发现往往比预计的要重些，可根据病变的情况加做有限性病灶清除术，不做肘关节融合手术。

当病变已发展至全关节结核且肿胀明显者，或已有冷脓肿形成，甚至有病理性脱位者理应行病灶清除术及肘关节融合术，清除脓液，切除肥厚水肿的滑膜，刮除破坏的软骨，清除病灶内的死骨、病骨和结核性肉芽组织，一直刮至健康的骨质出现。将肘关节置屈曲 90° 位置。如果软骨面已完全去除者，应加做植骨融合术。

肘关节结核经治疗后不可避免地会产生不同程度的功能障碍，以肘关节屈伸功能和前臂旋转功能受限最为突出。桡骨头的切除可以改善旋转功能。静止的肘关节结核不是人工肘关节置换术的绝对禁忌证，文献报道，手术成功率超过 80%；但亦有报道，肘关节结核静止 25 年后再行肘关节置换术取得了短期满意结果，而一年后因结核复发出现多处冷脓肿而宣告手术失败。因此，对肘关节结核施行肘关节置换术时应慎重考虑。取阔筋膜填充在肱骨和尺骨之间的肘关节成形术，因效果不理想未能广泛采用。

第九章 脱位

第一节 概述

关节脱位，亦称关节脱臼、脱骱、出臼、骨错等。凡是构成关节的骨端关节面相互之间的关系越出正常范围，引起疼痛和功能障碍者，即谓之脱位。脱位可分为脱臼与错位两种。全身除肩关节、髋关节、颞颌关节脱位称脱臼外，其余关节脱位均称为错位。脱位多发生于活动范围较大、活动较频繁的关节。在全身关节中，以肩关节、肘关节、髋关节和颞颌关节脱位较为常见，其次为肘关节、髋关节及颞颌关节。患者以青壮年男性为多，儿童与老年人较少。儿童脱位多合并骨骺分离。

（一）解剖学

1. 关节的定义及基本结构　骨与骨之间连接的地方称为关节。尽管人体关节各种各样，但其基本结构包括关节面、关节囊、关节腔三部分。

（1）关节面：即骨与骨之间相互接触处的光滑面。关节面为一层软骨覆盖，称为关节软骨。它能使不光滑的关节面变得平滑，以减轻运动时的摩擦。关节软骨具有一定的弹性，可减缓运动时的震荡和冲击。

（2）关节囊：关节囊是附着于关节面周缘骨面上的一种结缔组织，能分泌滑液，有润滑关节和营养关节软骨的作用。

（3）关节腔：关节腔为关节软骨和关节囊之间所密闭的狭窄腔隙，内有适量润滑液。

2. 关节的种类及运动形式　根据关节面形状以及连接关节的不同，人体关节大致可分为屈戌关节（如手部的指间关节）、蜗状关节（如踝关节）、车轴关节（如桡尺近端关节）、椭圆关节（如桡腕关节和枕寰关节）、鞍状关节（如拇指侧的腕掌关节）、球窝关节（如肩关节）、杵臼关节（如髋关节）、平面关节（如跗骨之间的关节）8 种类型。

关节的运动形式与关节的种类及关节面的形状有密切关系。一般来说，关节两端之骨所成角度减小的运动谓屈，反之谓伸；向躯体或肢体正中面靠拢的运动谓内收，反之谓外展；围绕躯体或肢体纵轴的运动谓旋转；一骨的近端做原位转动，而远端做圆周运动谓之环转或轮转运动。各关节运动方向及活动范围，与关节的结构形态有密切关系。

3. 关节的稳定与灵活　关节及其内的滑液有利于关节运动的灵活性，而关节囊的纤维层及其周围的筋肉组织增加了关节的稳定性，关节的灵活与稳定是对立统一的关系。关节运动的灵活必须以结构的稳定为前提，而结构的稳定又必须以关节运动为条件。如关节囊破裂时造成的关节脱位，就是失去了运动的前提；反之，关节僵直时，即失去了运动性则稳定性就无存在的意义了。故在处理关节脱位时，既需要合理地制动，也需要进行适宜的功能锻炼，以兼顾其稳定和灵活性。

（二）病因病机

关节脱位多数是由直接或间接暴力所引起，其中以间接暴力所致者为常见。个别病例可因肌肉强烈收缩的内力或病理因素而引起。另外，还有由于先天性发育缺陷引起的脱位，称为先天性脱位。如儿童的先天性髋关节脱位。

创伤性脱位与关节结构特点、活动程度、使用情况及其所处的位置等有一定关系。如肩关节，其肱骨头大、关节盂小而浅，关节囊的前下方缺乏筋肉保护，加上肩关节活动机会多与活动范围大，故容易发生脱位；小儿因桡骨小头发育不健全，环状韧带松弛，常发生桡骨小头半脱位。另外，关节脱位还与年龄、性别、职业、体质等因素有关。

关节脱位的主要病理改变是骨端关节面的对应关系超越正常范围，常伴有关节囊的撕裂或松弛，关节周围的韧带、肌腱、肌肉损伤引起血管破裂，并在关节囊内、外迅速形成血肿。有时可因暴力过大，造成骨端关节面及关节边缘部骨折及血管、神经损伤。若脱位时间较久，由于关节囊内、外血肿机化，瘢痕组织充填于关节腔内，使脱位之关节与周围筋肉组织形成粘连，可造成复位的困难，甚至使复位难以成功。

（三）临床表现

1. 一般症状

（1）疼痛与压痛：在关节脱位时，往往引起周围筋肉组织损伤，脉络受损，气血凝滞，阻塞经络，出现局部疼痛和压痛，尤其在活动时疼痛更甚。

（2）肿胀：由于关节囊及周围筋肉损伤，其出血或渗出充满关节囊内外，即在短时间内出现肿胀。若伤及血脉，则形成血肿。

（3）功能障碍：因脱位的关节结构异常，关节周围筋肉组织又因疼痛发生痉挛，而出现关节活动功能障碍。

2. 特有体征

（1）畸形：脱位关节与伤肢的正常形态发生改变，而出现畸形。如肩关节前下方脱位出现的方肩畸形，肘关节后脱位出现肘后三角正常关系的改变等。

（2）关节内空虚：原来位于关节腔内的骨端脱出于异常位置，致使关节腔内空虚，表浅关节易触及此体征。如肩关节脱位，肩峰下不能触及肱骨头，而有空虚感。

（3）弹性固定：脱位后，关节周围未撕裂的筋肉组织紧张收缩，将脱位后的肢体保持在特殊的位置上。该关节被动活动时，仍可轻微运动，但有弹性阻力，活动停止后，伤肢又恢复原有的特殊位置，这种情况称为弹性固定。

（4）肢体间接长度改变：脱位后，肢体的间接长度缩短或增长。如髋关节后脱位时，伤侧下肢间接长度比健肢短；前脱位时，则肢体间接长度比后脱位长。

（四）辅助检查

1. X 线检查　常规摄关节正侧位片，可确定脱位的方向、程度、有无合并骨折等，对诊断和治疗有重要作用。

2. CT、MRI 检查　对于复杂的合并骨折的关节脱位，有时需要用三维重建精确了解评估骨折及脱位移位的情况。如考虑脱位合并韧带、半月板、软骨、血管、神经损伤等情况，需要行关节 MRI 检查评估。

3. 彩色 B 超　是脱位合并血管损伤的主要诊断依据。

4. 血管造影　一般检查或彩色 B 超仍不能得到满意的结果，或需要进一步确定血管损伤程度时可用此法。

5. 肌电图　在必要时了解神经是否损伤和损伤的程度。

（五）诊断

1. 诊断依据

（1）外伤性脱位有外伤史。病理性及先天性脱位有其他病史或先天畸形病史。

（2）临床表现为关节疼痛与肿胀、畸形、弹性固定及关节盂空虚，以及由此所导致的功能障碍。

（3）X线检查可明确脱位的部位、程度、方向及有无骨折及移位。

（4）其他辅助检查可进一步排除有无合并韧带、血管神经等损伤。

2. 诊断分型

（1）按脱位的原因分类：①外伤性脱位，由外界暴力引起的脱位。②病理性脱位，由关节本身疾病引起的脱位。③先天性脱位，由先天发育引起。出生时即存在的脱位。④习惯性脱位，反复多次发生的脱位。由第一次脱位处理不当，关节囊及其周围筋骨肉芽组织未能很好地修复而引起。

（2）按脱位的程度分类：①全脱位，相邻骨端相对应的关节面完全无接触。②半脱位，相邻骨端关节面有部分接触。

（3）按脱位的时间分类：①新鲜性脱位，脱位时间在3周以内者。②陈旧性脱位，脱位时间超3周仍未复位者。

单纯以时间为界分类是不全面的，对不同年龄、不同关节的脱位应区别对待。如肩关节脱位3周以上仍多能复位，而肘关节脱位10天以上就很难整复。

（4）按脱位的方向分类：四肢及颞颌关节脱位以远端骨端移位方向为准，脊柱脱位则以上段椎体移位方向而定，分为前脱位、后脱位、上脱位、下脱位以及中心型脱位。

（5）按构成关节的骨端是否与外界相通分类：分为闭合性脱位和开放性脱位。

（6）按有无合并损伤分类：单纯性脱位指无合并损伤的脱位。复杂性脱位指合并有骨折或血管、神经、内脏损伤的脱位。

（六）鉴别诊断

脱位需注意鉴别是由外界暴力引起的外伤性脱位，还是由关节本身疾病引起的病理性脱位，或是由先天发育引起的先天性脱位。另外，还需注意鉴别有无合并骨折或血管、神经、内脏损伤。

（七）治疗

1. 急症的抢救　大关节的创伤性脱位，或伴有其他损伤，病势严重者，应迅速采取急救措施，包括抢救晕厥、休克、内脏损伤等。待危急状态缓解后，再处理关节脱位。对于外伤引起的开放性脱位，应转外科处理。

2. 早期正确复位　新伤关节脱位，只要全身情况允许，应尽早采取既有效又安全的手法进行整复，不可拖延。整复手法应轻柔、准确，抓住要领，力求一次复位成功。不可用猛力牵拉，以防止加重周围组织的损伤。在复位过程中遇到困难时，要深思熟虑，不可贸然行事，以免增加患者痛苦。儿童的关节脱位，复位时的手法动作更应注意轻柔，否则易造成骨骺分离。

3. 恰当的固定与休息　较大的关节脱位整复后，均应给予有效的固定，将受伤关节置于恰当的位置，保证受伤关节充分休息，以利于损伤的筋肉尽快愈合，防止伤关节再脱位或习惯性脱位等不良后果。固定方法及时间，应视具体部位和伤情而定，除个别关节外，一般固定2 ~ 3周为宜。固定时间过久，会出现关节粘连、僵硬，影响其功能活动。

4. 对陈旧性关节脱位的治疗　应严格掌握手法适应证与禁忌证。脱位时间尚短、又无并发症的青壮年患者，关节周围无严重粘连者，均可试用手法整复，但应先在局部施行松解手法数分钟，而后整复脱位。脱位时间长、关节周围有明显骨化性肌炎、骨折且有大量骨痂形成，或伴有严重的血管、神经损伤、骨质疏松及年老、体弱者，均不适宜手法整复。

5. 辨证施治　应注意分期辨证用药。脱位整复后的早期，肿胀严重，可内服活血散瘀类药物，如舒筋活血汤、云南白药、活络丹或跌打丸等，外敷消肿散、祛瘀消肿膏药等。中期与后期，肿胀消退、疼痛减轻，可内服舒筋活络、强壮筋骨、通利关节类药物，如壮筋养血汤、补肾壮筋汤等，外敷跌打膏药并配合局部中药熏洗，并应极早地采用按摩手法进行治疗，但手治宜柔和，刺激量应根据具体情况而定。

（八）并发症

1. 骨折　常发生于关节部位邻近关节面的骨端或关节盂的边缘。如肩关节前脱位时，可并发肱骨大结节撕脱性骨折；肘关节后脱位合并尺骨喙突部骨折；髋关节后脱位，合并髋臼后上缘骨折等。这些伴发的骨折，绝大多数在脱位整复后，骨折片也随之复位。关节脱位合并同侧骨干骨折的病例，可转骨科处理，若有条件亦可处理。但其原则是先整复脱位，而后整复骨折。

2. 神经损伤　多因脱位之骨端压迫或牵拉所致。如肩关节脱位时，腋神经被肱骨头牵拉或肱骨头压迫臂丛神经；髋关节脱位时，坐骨神经被股骨头压迫或牵拉等。脱位整复后，即可同时解除对神经的压迫和牵拉因素。大多数神经挫伤，可在 3 个月左右逐渐恢复，故不必外科手术治疗。

3. 血管损伤　多系毛细血管损伤。若遭受强大暴力，脱位之骨端可挫伤较大的血管，导致肢体远端血供障碍。如肩关节前下方脱位、肘关节后脱位，可分别挫伤腋动脉、肱动脉，影响伤肢血液循环；膝关节后脱位时，可伤害腘窝部血管。尤其是伴有动脉硬化症的老年患者，可因动脉挫伤导致血栓形成，影响伤肢血液循环。

4. 软组织嵌顿　脱位后，可在两骨之间发生肌肉、肌腱、韧带、关节囊等筋肉组织的嵌顿，使复位困难。

5. 感染　常发生于开放性关节脱位，应注意预防。

6. 内脏损伤脱位　可以造成其他内脏器官的损伤。如严重的肩关节脱位，肱骨头穿进胸腔，可发生胸膜破裂和肺损伤。耻骨联合严重分离时，可发生尿道的损伤等。

7. 神经损伤　严重的脊椎脱位，常合并脊髓受压或挫伤，造成神经麻痹或肢体瘫痪，有时还可伴有脑震荡等并发症。

（九）功能锻炼及预后

1. 功能锻炼　经复位固定后，一切未固定的关节均应开始做主动活动，邻近的肌肉也应做主动收缩活动，以增进局部血液循环，促使损伤组织的修复，防止发生筋肉组织萎缩和骨质疏松。固定解除后，即可积极地逐步活动受伤关节，同时进行按摩治疗，以尽快恢复关节活动功能。

2. 预后　脱位后经适当的处理治疗一般预后良好，但如处理不当或因局部的解剖特点等原因可能会出现下列后遗症。

（1）骨的缺血性坏死：关节囊、韧带被撕裂，破坏了骨的血液供应，可发生骨的缺血性坏死。如髋关节脱位，可引起股骨头缺血性坏死，在伤后 6 ~ 12 个月出现，主要症状是关节疼痛和功能障碍。常见的骨缺血性坏死部位有距骨、腕舟骨、月骨等。

（2）关节僵硬：脱位整复不良，关节囊内、外血肿机化，形成关节内滑膜反褶等处之粘连和关节周围筋肉挛缩等，均可产生关节僵硬、活动受限制。

（3）骨化性肌炎：脱位使关节囊附近的骨膜被掀起，形成较大的骨膜下血肿，并与周围血肿相通，尤其在关节做强烈被动牵伸活动时，更易使骨膜下血肿扩散，随着血肿机化和骨样组织形成，发生广泛的骨化性肌炎，多见于肘关节脱位．偶可见于肩关节和膝关节脱位者。

（4）创伤性关节炎：多在脱位时关节软骨面受损，造成关节面不平整，由于负重及活动，关节面不断受到磨压，引起退行性改变及骨端边缘骨质增生，产生创伤性骨关节炎，常见于下肢负重关节，如髋关节、踝关节，上肢关节则极少见。

第二节　颞颌关节脱位

颞颌关节脱位，又称颞下颌关节脱位、下颌关节脱位。《医宗金鉴·正骨心法要旨》称之为“吊下巴”，《疡医大全》名之“脱颏”。是下颌骨的髁状突滑出关节以外，不能自行复位。可以发生在单侧，亦可发生在双侧。临床上常见者为急性关节前脱位和复发性关节前脱位。多发于老年人及体质虚弱者。

（一）解剖学

1. 组成　颞颌关节由下颌骨髁状突、颞骨的下颌关节面、居于二者之间的关节盘、关节周围的关节囊和关节韧带（颞下颌韧带、蝶下颌韧带、茎突下颌韧带）所组成。颞颌关节是颌面部具有转动和滑动运动的左右联动关节，其解剖和运动都是人体最复杂的关节之一。

下颌骨髁状突略呈椭圆形，由一横嵴把髁状突顶分为前后两个斜面，前斜面覆盖着较厚的纤维软骨，是关节的功能区，很多关节病最早破坏此区。两侧髁状突的长轴略偏向后方，其延长线成

145° ~ 160°，这个角度可使下颌做侧方运动时不致左右脱位。颞骨关节面的凹部为关节窝，容纳下颌骨髁状突；凸部为关节结节，是主要承受咀嚼压力区。关节窝比髁状突大得多，这使髁状突运动时非常灵活，能在较大的窝内做回旋运动，这对咀嚼运动有重要意义。

关节盘位于髁状突和关节窝之间，呈卵圆形而两面凹陷。关节盘由前向后是不均质体，并可以弯曲，这可以巧妙地调节髁状突从关节窝向前滑动所产生的变化着的关节间隙，在髁状突运动中起稳定作用。关节盘由致密的纤维软骨构成，不仅可抗压力，还能抗摩擦力，更能承受咀嚼时对关节盘的挤搓。关节囊松而薄，因而颞下颌关节是人体中唯一不受外伤即可脱位，而脱位时关节囊又不撕裂的关节。关节盘的四周与关节囊相连，把关节分为上下两个腔。下腔小而紧，关节盘与髁状突紧密连接，只允许髁状突做转动运动；上腔大而松，允许关节盘和髁状突向前做滑动运动。关节囊内衬滑膜层，分泌滑液，可减少关节活动时的摩擦，并可营养关节软骨。

每侧颞颌关节的外侧都有 3 条关节韧带，即颞下颌韧带、茎突下颌韧带和蝶下颌韧带。其主要功能是悬吊下颌，限制下颌运动在正常范围之内。

2. 颞颌关节的运动形式

（1）开口（张嘴）：开口发生在下关节腔内的下颌头的旋转，随之关节盘与下颌头一起在上关节腔向前移位，到关节结节的下方。所以颞颌关节是一个在可移动基底上的关节。动力来自开口肌（快速或抗阻张开：翼外肌、二腹肌、舌骨上下肌；减少颞肌的活动及重力作用足可使嘴张开。在舌骨固定时下颌舌骨肌和颏舌肌也参与降下颌骨的作用，当下颌骨固定时则能提舌骨）。

（2）闭口（闭嘴）：则为反向的移动和旋转。动力来自闭口肌（颞肌、咬肌、翼内肌）。

下颌关节的另一种运动是前突、退缩和侧向偏斜（这包括内外侧的移位运动）。颞颌的关节运动就是这些运动的结合。在咀嚼时，它们称为切和磨，切用来切断食物，磨则为挤压和研磨食物。

（二）病因病机

颞颌关节在正常情况下，闭口时髁状突位于颞颌关节窝内，张口时如讲话、咀嚼、唱歌等均有较大的滑动移位，尤其张口较大时，向前滑动移位更大。当髁状突向前滑至关节结节之上时，即处于不稳定的位置。此时，关节囊被拉长、拉松，但并未破裂，若遭受外力打击，或翼外肌、嚼肌的痉挛和周围韧带的紧张，都可推动下颌骨向前继续滑移，当髁状突移位超越关节结节的最高峰，即滑移至关节结节之前，不能回复到颞颌关节窝内时，即形成颞颌关节前脱位。临床常见的病因病机分述如下。

1. 张口过大　在大笑、打哈欠、张口治牙时，下颌骨的髁状突及关节盘都可过度向前滑动，移位于关节结节的前方，即可发生颞颌关节前脱位。有时欠熟练的麻醉师，在放开口器时，亦可引起该关节一侧或双侧脱位。

2. 外力打击　在张口状态下，外力向前下方作用于下颌角或颊部，关节囊的侧壁韧带不能抵御外来暴力，则可形成单侧或双侧颞颌关节前脱位。

3. 杠杆力作用　在单侧上下臼齿之间，咬食较大硬物时，硬物为支点，翼外肌、嚼肌为动力，颞颌关节处于不稳定状态，肌力拉动下颌体向前下滑动，多形成单侧前脱位，亦可发生双侧前脱位。

4. 肝肾虚损　老年人筋肉松弛、无力和久病体质虚弱者，均有程度不同的气血不足、肝肾虚损、筋肉失养、韧带松弛，因此容易发生习惯性颞颌关节脱位。

（三）临床表现

脱位后颞颌关节区疼痛，口呈半开合状，不能主动闭合或张开，语言不清，咬食不便，流涎，进食及说话均困难，表现为极度痛苦。

双侧前脱位者，下颌骨下垂，颏向前突，下齿列突于上齿列之前，咬肌痉挛呈块状突出，而面颊变成扁平状，在颧弓下可触及髁状突，在耳屏前方可触及一明显凹陷；单侧前脱位者，口半开较双侧脱位者为小，口角歪斜，下颌向健侧倾斜，患侧低于健侧，在患侧颧弓下可触及髁状突和在耳屏前方可触及一凹陷。后脱位者比较少见，关节凹区有空虚感，在乳突前方可触到关节突，表现前牙闭合后牙开合的典型特殊体征。

（四）辅助检查

1. X线检查　摄前脱位X片显示髁状突位于关节结节的前方。

2. CT、MRI检查　本病需要CT、MRI检查的情况很少，但如确实诊断有困难时可选择使用。

（五）诊断

1. 诊断依据

（1）病史：患者多有过度张口或暴力打击等外伤史，或有习惯性颞颌关节脱位史。

（2）典型症状：脱位后，即呈口半开，不能自动开合，语言不清，咬食不便，吞咽困难，口涎外溢等症状。

（3）重要体征：①双侧前脱位。下颌松垂，颏部突向正前方，上下齿列不能咬合，下齿列突于上齿列之前，咬肌痉挛。双侧颧弓下方可触及髁状突，双侧耳屏前方可触及凹陷。②单侧前脱位。口角歪斜，颊部向前突出，并向健侧倾斜。患侧颧弓下可触及髁状突，患侧耳屏前方可触及凹陷。

2. 诊断分型

（1）按脱位的时间和复发次数分型：分为新鲜性、陈旧性和习惯性三种。急性颞颌关节脱位为新鲜性；发生关节脱位后数周尚未复位者为陈旧性；脱位后如未得到及时、正确的治疗，并发关节囊及韧带组织松弛，或老年人、慢性长期消耗性疾病、肌张力失常及韧带松弛而造成复发性关节脱位。

（2）按单一侧或两侧颞颌关节脱位分型：分为单侧脱位和双侧脱位。

（3）按下颌骨的髁状突脱出方向分型：分为前脱位和后脱位两种。临床上所见的颞颌关节脱位多为前脱位（单侧脱位或双侧脱位），后脱位很少见，仅见于合并关节后壁严重骨折的患者，外方或上方脱位亦极少见。

（六）鉴别诊断

下颌骨髁状突骨折：下颌骨髁状突骨折多由跌倒或外力直接打击下颌部所致，因翼外肌的牵拉，可向内前方移位，骨折部肿胀、疼痛、口涎流出，摄X线片特别是下颌骨全景片可以明确诊断。

（七）治疗

1. 手法复位　患者坐靠背椅，须低位，以便医者施术。助手双手固定患者头部（或头依墙）；医者站在患者面前，可先用伤筋药水在颊车穴处揉搽数遍，以缓解咀嚼肌的紧张，必要时还可加用热敷。复位方法如下。

（1）口腔内复位法：医者用数层纱布或胶布裹住拇指，防止复位时被患者咬伤，同时嘱患者不要紧张，尽量放松面部肌肉，将口张大。术者用双手拇指伸入患者的口腔内，指腹分别置于两侧最后下臼齿的嚼面上，其余各指放于口外两侧下颌骨下缘，示指托住下颌角并起固定保护作用，中、环、小指扣住下颌体。医者两手下按下颌骨，感觉肌肉松弛时，乘势用力下压、后推，中、环、小指向上端提下颌，利用杠杆作用，解除咬肌、颞肌的痉挛，使髁状突下移，迈过关节结节，最后用手向后一送，可听到“咯噔”声响，即已复位。

（2）单侧口外复位法：医者与患者的体位同前。如患者左侧脱位，头应向右侧偏斜45°，医者以左手托住患者颏部，右手拇指置于左侧髁状突前缘，其余四指放于颈后。右手拇指向后推挤髁状突，左手协调地向后端送下颏部，当听到滑动响声时，复位即已成功。此法适用于颞颌关节单侧脱位的患者。

（3）口腔外复位法：手法前的准备同口腔内复位法，但拇指不需纱布包缠。医者双手拇指分别置于两侧下颌角处，其余手指托住下颌体。首先双手拇指向下按压下颌骨，用力由轻到重，当下颌骨有滑动时，余指协调地向后方推送，髁状突可滑到下颌关节窝内，常伴有入臼响声，说明复位成功。若手法复位未能成功，可在颞颌关节处注入1%普鲁卡因2～3mL，使嚼肌痉挛解除，再行手法复位才易于成功。

（4）软木塞整复法：一般用于陈旧性颞颌关节脱位，因其周围已有程度不同的纤维变性，整复比较困难。整复时，在局麻下将高1～1.5cm的软木塞置于两侧下臼齿咬面上，医者一只手扶枕部，另一只手托下颏部，向上端抬。此时，软木塞为支点，医者上提之手为力点，髁状突为重点，通过杠杆力作用，可将髁状突向下牵拉而滑入下颌窝内。

2. 固定　复位成功以后，把住颏部，维持闭口位，用绷带兜住下颌部，然后十字线环绕，在头顶打结。固定期间，患者不应用力张口、大声讲话，宜吃软食，避免咬嚼硬食，张口不超过 1cm。固定时间 1 ～ 2 周。习惯性脱位固定时间 1 ～ 2 个月。其目的是维持复位后的位置，使被拉松、拉长的关节囊和韧带得到良好的修复，防止再脱位。

3. 辨证施治　按脱位三期辨证论治。常用舒筋活血汤、补肾壮筋汤；外用舒筋活血的药物及消炎镇痛药。

4. 其他治疗　整复后配合手法按摩，理顺筋络，每日 2 ～ 3 次。

5. 手术治疗　新鲜和习惯性颞颌关节脱位手法复位容易成功，不需手术治疗。陈旧性脱位手法复位较为困难，若关节周围粘连严重，手法复位失败后，可行切开复位。如陈旧性脱位手法复位效果不佳者，可在关节内镜下行关节复位，或手术将髁状突、关节结节之间的纤维结缔组织剥离，关节窝修整后撬动关节复位，同时可行髁状突高位切除术、关节结节切除术以及关节结节增高术等。如复发性脱位手法复位效果不好者，可进行关节囊内硬化剂治疗，或在关节内镜下行关节囊壁以及关节盘后组织的硬化剂注射治疗。以上效果不好可行手术治疗，如关节囊及韧带加固术、关节结节切除术以及关节结节增高术等。

（八）并发症

颞颌关节脱位的并发症并不严重，有可能合并下颌骨髁状突骨折，或因关节韧带及肌肉失衡发生再次脱位，并转化成复发性脱位或陈旧性脱位，或关节内软骨盘及软骨损伤产生复位后关节炎、关节强直等并发症。

（九）功能锻炼及预后

1. 功能锻炼　在固定期间，应经常主动做咬合动作，以增强嚼肌的牵拉力。鼓励患者自行按摩，以双手拇指或中指、示指放在翳风穴或下关穴上，轻揉按摩，以酸痛为主，每日 3 ～ 5 次，每次按摩 50 ～ 100 次，至痊愈为止，不可间断。

2. 预后　如果复位后未得到固定或固定时间太短，被撕裂的组织未得到完全恢复，可以复发该关节脱位及颞颌关节紊乱综合征。

第三节　胸锁关节脱位

胸锁关节脱位较为少见。按损伤性质，可分为急性和慢性胸锁关节脱位；按脱位程度，分半脱位和全脱位两种；按锁骨内端脱出方向，分为前脱位和后脱位，胸锁关节脱位并不常见，仅占肩胸部脱位总数的 1%，其中胸锁关节前脱位较多，后脱位罕见。随着交通事故的增多，其发病率逐渐增加。

（一）解剖学

胸锁关节是由锁骨内端与胸骨柄的锁骨切迹与第 1 肋骨间所构成，系双摩动关节，它被关节囊和韧带围绕固定，前后还有肌肉加强，故稳定不易脱位。胸锁关节是肩带与躯干相连接的唯一关节，肩肱关节无论向何方向运动，均需要胸锁关节和肩锁关节的协同。锁骨内侧端的大小与胸骨柄的锁骨切迹不匹配，锁骨关节面一半以上位于胸骨的上方，使得该关节存在不稳定因素，但是由于胸锁关节前韧带和关节囊内关节盘可以防止锁骨向前、向上脱位，后韧带、锁骨间韧带以及肋锁韧带可防止锁骨向后脱位，胸锁乳突肌和胸大肌对该关节亦有稳定作用，因此，胸锁关节脱位在临床上较为少见。

（二）病因病机及病理

1. 病因病机

（1）直接暴力：暴力直接冲击锁骨内端，使其向后、向下脱出，形成胸锁关节后脱位。

（2）间接暴力：暴力作用于肩部，使肩部急骤地向后、向下用力，在锁骨内端与第 1 肋上缘支点的杠杆作用下，可引起锁骨内端向前向上脱出，形成胸锁关节前脱位。胸锁关节脱位以间接暴力为主。

（3）持续劳损：劳动和运动中，经常地使锁骨过度外展，胸锁韧带受到一种慢性的强力拉伤，在轻微暴力作用下，胸锁关节逐渐形成慢性外伤性脱位。

2. 病理变化　胸锁关节脱位的病理变化是关节移位，关节囊和胸锁韧带的撕裂。严重者，肋锁韧带发生撕裂。严重的后脱位，可压迫纵隔内重要脏器，引起呼吸困难、咽下不便和颈部血管被压等症状。

（三）临床分型

胸锁关节脱位主要以 Rockwood 分型为标准，可分为以下两型。①前脱位：最常见类型，锁骨近端脱位于胸骨柄前缘的前方或前上方；②后脱位：较少见，锁骨近端脱位于胸骨柄后缘的后方或后上方（图 9–1）。

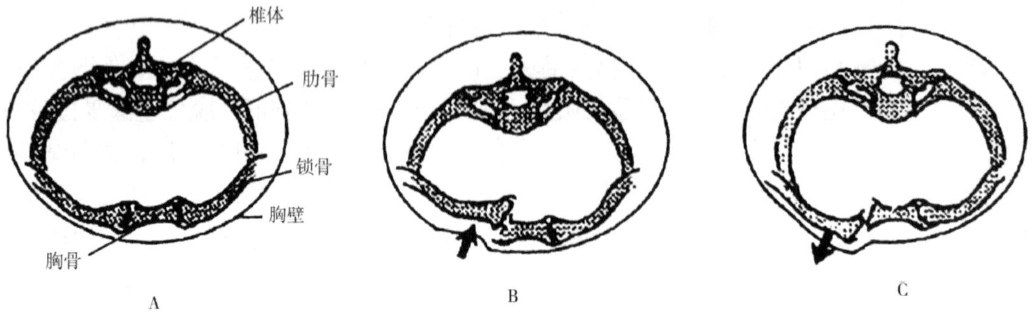

图 9–1　胸锁关节脱位的 Rockwood 分型

A. 正常；B. 后脱位；C. 前脱位

（四）临床表现

有明显外伤史，伤后胸锁关节部位畸形、疼痛、肿胀或有瘀斑。前脱位，关节局部出现高突；后脱位则关节局部空虚凹陷。后脱位时，如果锁骨头压迫气管和食管时，可产生窒息感和吞咽困难，若刺破肺尖可产生皮下气肿，触诊时胸锁关节部空虚。若属慢性损伤而引起脱位者，关节出现高突疼痛，但常无明显的外伤史。

（五）辅助检查

1. X 线检查　摄 X 线片可明确诊断和确定有无合并骨折。X 线摄片，最好拍摄斜位或侧位 X 线片，胸部正位 X 线片常漏诊。

2. CT 检查　常规做 CT 平扫，同时可了解有无并发症。

（六）诊断及鉴别诊断

1. 诊断　患者有明显外伤史，伤后局部疼痛肿胀，交叉外展或同侧压迫时加重，同侧上肢活动受限，以托住患侧上肢、头偏向脱位侧来减轻疼痛。前脱位患者胸锁关节处有前凸畸形，可触及向前脱位的锁骨头；后脱位患者可触及胸锁关节前侧有空虚感，但视诊时可因软组织肿胀而无凹陷。后脱位常伴，有严重的并发症：包括臂丛神经压迫、血管受压、气胸、呼吸窘迫、吞咽困难、声音嘶哑甚至死亡、胸廓出口综合征、锁骨下动脉受压等。

2. 鉴别诊断

（1）锁骨骨折：两者有相似的受伤机制，均有疼痛、肿胀、活动受限，而胸锁关节脱位两侧胸锁关节明显不对称，可有异常活动，锁骨内端可突出或空虚；而锁骨骨折可扪及骨擦音和骨擦感，在外观上锁骨有明显的台阶现象，X 线片可见明显的锁骨骨折线，以此鉴别。

（2）骨质疏松症胸锁关节疼痛：两者有相似的疼痛症状，骨质疏松症可引发胸锁关节疼痛，对于年长者尤其更年期女性患者较为明显。此外，骨质疏松症为慢性疾病，而胸锁关节脱位属于急性损伤，有明确外伤史。

（3）强直性脊柱炎胸锁关节疼痛：强直性脊柱炎可引发胸锁关节疼痛，但患者多较为年轻，强直性脊柱炎为慢性疾病，而胸锁关节脱位属于急性损伤，有明确外伤史。症状：强直性脊柱炎为持续性疼痛，且可累及全身多个关节疼痛；体征：锁骨头未扪及明显的凸起或空虚感；辅助检查：HLT–B27 实验室检查多为阳性。

（七）治疗

轻度损伤，主要是对症处理。上肢做三角巾悬吊，最初 24 ~ 36 小时局部用冰袋冷敷，以后改用热敷，4 ~ 5 天逐渐实施练功活动，一般 10 ~ 14 天可恢复。

1. 手法复位

（1）急性胸锁关节脱位：应采用高度后伸外旋及轻度外展关节的方法来修复脱位，即与锁骨骨折的方法基本相同。①前脱位：操作简便，即将肩关节向上、后、外方推动，一人推挤其高突的锁骨远端，使之复位。②后脱位：大部分后脱位都可采用闭合复位。局部麻醉后患者仰卧，将沙袋垫于两肩胛骨之间，患者上臂悬于床外，由助手向下牵拉，术者双手捏住锁骨，将锁骨的内侧端向上、前、外牵拉，关节复位时可听到响声，而且立即能触及锁骨内侧。复位后肩部做“8”字石膏绷带固定，6 周后拆除。如手法复位不成功，可用毛巾钳夹住锁骨近端向前牵引复位。

（2）慢性外伤性胸锁关节脱位：慢性损伤者或一次性急性损伤后，没有明显症状，运动功能基本良好，或仅阴天或劳动后始有不适，疼痛严重者，可用泼尼松加普鲁卡因局部封闭治疗。不须手法整复，效果良好。若症状显著，运动功能丧失者，应采取上述手法修复。

2. 固定　用双圈固定两侧肩关节，与锁骨骨折固定方法相同。或将上肢屈肘 90°，用三角巾绕颈悬吊于胸前。固定 4 周左右。胸锁关节脱位整复容易，保持复位困难，除去固定后往往仍有半脱位，但对功能无大妨碍。

3. 辨证施治　初期肩部肿胀疼痛，宜活血祛瘀消肿镇痛，舒筋活血汤内服。中期肿痛减轻，宜舒筋活血、强壮筋骨，以壮筋养血汤内服。后期症状近消失，宜补肝肾、舒筋活络，以补肾壮筋汤加减内服。损伤后期，关节功能障碍者，以损伤洗方熏洗。

4. 手术疗法　适用于对于创伤性胸锁关节完全脱位闭合方法无法复位，或复位后无法维持固定者；后脱位压迫胸骨后方重要组织器官导致呼吸困难、声嘶及大血管功能障碍等严重并发症者；非手术治疗后发生习惯性脱位、持续性疼痛并致功能障碍者；存在小片骨折复位后不易维持关节对合关系者。

采取手术切开复位内固定，以克氏针暂时固定，待韧带关节囊修复后，再拔除钢针，克氏针固定有移位的风险；或者使用缝合锚钉或强力线缝合固定。陈旧性脱位无功能障碍且疼痛不严重者，不主张手术治疗。若须手术治疗，则采用锁骨内端切除术等。

（八）并发症

胸锁关节后脱位常伴有严重的并发症，包括臂丛神经压迫、血管受压、气胸、呼吸窘迫、吞咽困难、声音嘶哑甚至死亡、胸廓出口综合征、锁骨下动脉受压，甚至劳力性呼吸困难和气管食管瘘形成致命性的败血症。

（九）功能锻炼及预后

1. 功能锻炼　初期注意活动患肢关节，多做指、腕、肘关节的屈伸活动，以促进气血流畅。中后期或解除固定后，逐渐以“上提下按”“前俯分掌”等动作锻炼其功能，促进损伤关节的功能恢复。

2. 预后　以往对于胸锁关节脱位多采取非手术治疗，或采用锁骨内端切除治疗，但由于关节脱位后关节囊及周边的重要韧带均受到不同程度的损害，复位后关节非常不稳定，再加上锁骨被强有力的胸大肌、胸锁乳突肌和斜方肌附着，肌肉的收缩很容易导致关节的再脱位。因此对于年轻或要求有一定活动能力的患者均建议手术治疗。

第四节　肩锁关节脱位

肩锁关节脱位是肩部常见损伤之一，多由直接暴力所致，肩锁关节脱位约占肩部损伤的 12%。因为许多轻度损伤的患者没有寻求医治，所以其实际发病率可能被低估。男性发病是女性的 5 ~ 10 倍。肩锁关节不完全损伤大约是完全损伤的 2 倍。在美国，这些病例主要是参加体育运动的年轻人，美式足球运动员常见此类损伤。在其他发达国家则常见于橄榄球、足球运动员等。中国以骑摩托车、自行车摔倒者较常见。

（一）解剖学

肩锁关节是由肩峰与锁骨外端构成的一个平面关节，由关节囊、肩锁韧带、三角肌、斜方肌和喙锁韧带等维持关节的稳定。特别是喙锁韧带对稳定肩锁关节有特殊的重要作用。当肩部承受暴力时，喙肩韧带断裂，使锁骨至肩峰处分离，向后向上移位，称为肩锁关节脱位。

（二）病因病机

肩锁关节脱位多由直接暴力所致。当肩关节处于外展、内旋位时，外力直接作用肩顶部，由上向下冲击肩峰，均可造成。间接暴力所致者，多由上肢向下过度牵拉引起。

半脱位时仅肩锁关节囊和肩锁韧带撕裂。锁骨外侧端由于喙锁韧带的限制作用，仅有限度地向上移位。全脱位时，喙锁韧带亦撕裂，锁骨与肩峰完全分离，并显著向上移位，严重影响上肢功能（图 9–2）。

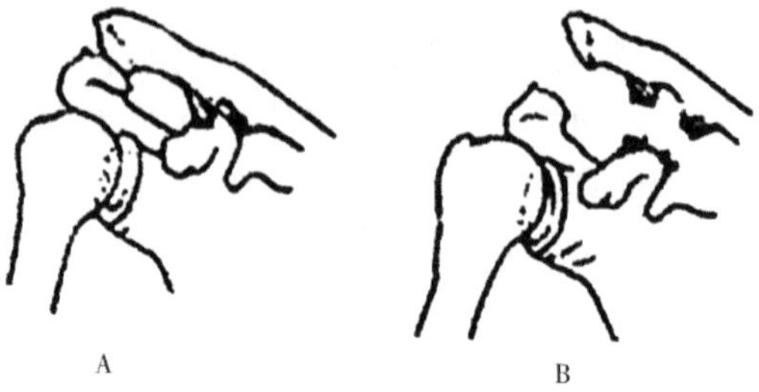

图 9–2　肩锁关节脱位

A. 半脱位；B. 全脱位

（三）临床分型

肩部损伤轻者，仅是关节囊撕裂。重者，肩锁韧带、喙锁韧带等断裂，锁骨外端向上翘起移位或向上略向后方翘起，移位较为严重。

1. Tossy 分类　肩锁关节脱位习用 Tossy 分类，分为 3 级：Ⅰ级，肩锁关节损伤；Ⅱ级，肩锁关节半脱位（有关节囊、肩锁韧带，喙锁韧带损伤）；Ⅲ级，肩锁韧带与喙锁韧带全断裂，肩锁关节全脱位。

2. Rockwood 分型　目前多采用改良的肩锁关节损伤的 Rockwood 分型（图 9–3）。

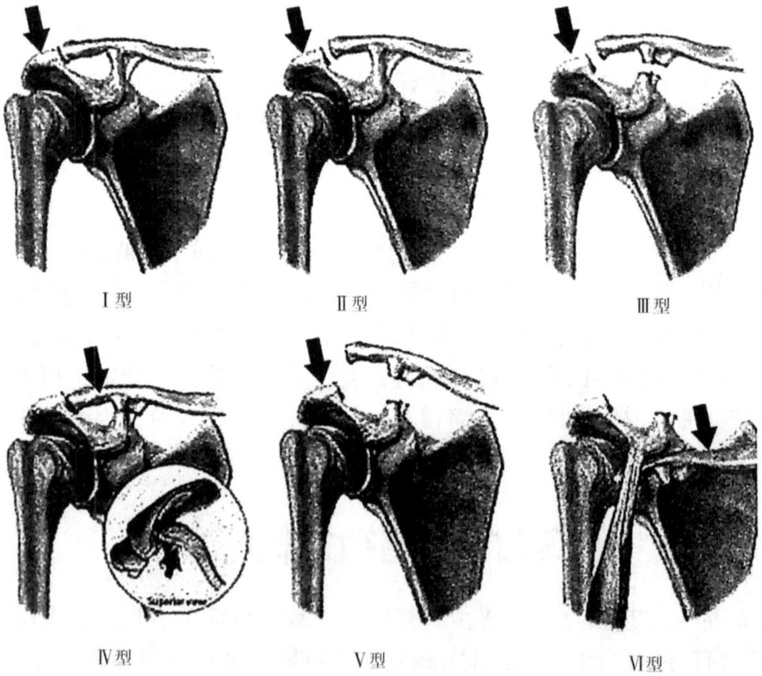

图 9–3　肩锁关节脱位 Rockwood 分型

Ⅰ型：肩锁韧带挫伤，肩锁关节、喙锁韧带、三角肌及斜方肌均完整。

Ⅱ型：肩锁韧带断裂，肩锁关节增宽（与正常肩关节相比可以是轻微的垂直分离），喙锁韧带挫伤，三角肌和斜方肌完整。

Ⅲ型：肩锁韧带断裂，肩锁关节脱位和肩部整体向下移位，喙锁韧带断裂，喙锁间隙比正常肩关节增大 25% ~ 100%，三角肌和斜方肌通常从锁骨的远端分离。

Ⅳ型：喙锁韧带断裂，肩锁关节脱位和锁骨在解剖学上向后移位进入或穿过斜方肌，喙锁韧带完全断裂，喙锁间隙可移位，但肩关节也可正常，三角肌和斜方肌从锁骨的远端分离。

Ⅴ型：肩锁韧带断裂，喙锁韧带断裂，肩锁关节脱位及锁骨与肩胛骨明显不平，三角肌和斜方肌通常从锁骨的远侧1/2分离。

Ⅵ型：肩锁韧带断裂，在喙突下型喙锁韧带断裂及在肩峰下型喙锁韧带完整，肩锁关节脱位和锁骨向下移位到肩峰或喙突，在喙突下型中喙锁间隙相反（例如锁骨在喙突下），或在肩峰下型中喙锁间隙减小（例如锁骨在肩峰下），三角肌和斜方肌通常从锁骨的远端分离。

（四）临床表现

（1）有明显外伤史。

（2）伤后局部疼痛、压痛、肿胀。半脱位者，锁骨外侧端向上移位，肩峰与锁骨不在同一水平面上，可触及高低不平的肩锁关节。双侧对比，被动活动时患侧锁骨外侧端活动范围增加，肩关节功能障碍。全脱位者，锁骨外侧端隆起，畸形明显，患侧上肢外展、上举活动困难。检查时，肩锁关节处可摸到一凹陷沟，局部按压有明显弹跳征，如按琴键。

（五）辅助检查

1. X线检查　疼痛部位单一准确，急性肩锁关节损伤的诊断相对容易。按琴征阳性。肩锁关节X线片检查包括：双侧肩锁关节前后位片、Zanca斜位片及腋位片，特殊情况时可摄应力X线片。

2. CT检查　Ⅳ型损伤时做CT检查可以更好地显示锁骨远端后移的程度。损伤后期，部分病例伴有肩锁关节慢性疼痛及不适，其原因并不十分清楚。在一些有症状的陈旧性肩锁关节脱位的患者中，从X片上往往可看到锁骨远端骨吸收及囊性变。在手术中常常可看到关节软骨盘及锁骨远端的退行性改变，可能是高级别损伤疼痛的原因。

3. MRI检查　可能会对鉴别症状的原因有帮助。

（六）诊断及鉴别诊断

1. 诊断

（1）有外伤史。

（2）肩部局部肿胀疼痛，伤肢外展、上举活动困难，锁骨外端高起，双侧对比明显，肩锁关节处可摸到一凹陷，可触到肩锁关节松动，上下活动范围增加。当托起肘关节，并将锁骨下压时畸形可以消失，去除对抗力时畸形再现，即按琴征阳性。

（3）肩锁关节脱位患者可做左右肩关节前后位X线片对照，如患者站立，双手分别提约5kg重物摄片，肩峰与锁骨距离增大即为脱位。射线向上成角10°～15°位拍摄X片，可更明确肩峰与锁骨远端间距离。

2. 鉴别诊断

（1）肩关节前脱位：受伤机制与本病相近，临床均表现为肩部肿痛、活动受限。但肩关节前脱位在体征有方肩畸形，可扪及异位肱骨头，肩关节弹性固定。

（2）肱骨外科颈骨折：受伤机制、临床症状及体征均相似，但肱骨外科颈骨折肿胀及瘀斑较明显，胸肋部外侧上端环形压痛，可有异常活动，X线片见骨折线位于肱骨外科颈。

（3）肩峰骨折：两者均为肩部肿痛，但肩峰骨折压痛点位于肩峰部，被动外展时可有一定的活动度，X线片可见肩峰骨折线。

（4）锁骨骨折：与锁骨骨折尤其锁骨中、外1/3处骨折容易混淆。两者均有疼痛、肿胀、活动受限。锁骨骨折在锁骨处可有骨擦感，锁骨可有明显台阶现象，X线可明确诊断。

（七）治疗

肩锁关节脱位的治疗思路建立在脱位的分型的基础上。肩锁关节脱位手法整复较容易，但维持其对位困难。对于Rockwood分型Ⅰ～Ⅲ型目前多主张非手术治疗，Ⅲ型非手术治疗失败后可采用手术治疗；对于Rockwood分型Ⅳ型以上者建议采用手术治疗。

1. 手法复位　患者取坐位，患侧肘关节屈曲90°，操作者一只手将肘关节向上托，另一只手将锁骨外侧端向下压，肩锁关节即可得到复位。

2. 固定

（1）胶布固定法：复位后，屈肘 90°，将高低纸压垫置于肩锁关节前上方，另取 3 个棉垫，分别置于肩锁关节、肘关节背侧及腋窝部，然后用 3 ~ 5cm 的宽胶布，自患侧胸锁关节下，经锁骨上窝斜向肩锁关节处，顺上臂向下绕过肘关节背侧反折，沿上臂向上，再经过肩锁关节处，拉向同侧肩胛下角内侧固定，亦可取另一条宽胶布重复固定 1 次。固定时，术者两手始终保持纵向挤压力，助手将胶布拉紧固定。

（2）"∞"字绷带固定：临床上有传统斜"∞"字绷带固定，双"∞"字绷带固定。

（3）各式肩肘腋带法外固定法：如 Kenny-Howard 固定带固定法。

（4）其他：Zero 位固定方式，另外亦可用各种压迫带法固定等。其目的是压迫锁骨远端向下，推动肘部向上，以使脱位复位，并维持之，直至破损的关节囊及肩锁韧带愈合。固定时间为 5 ~ 6 周。

3. 辨证施治　初期肩部肿胀、疼痛，宜活血祛瘀消肿镇痛，以舒筋活血汤内服。中期肿痛减轻，宜舒筋活血，强壮筋骨，以壮筋养血汤内服。后期症状近消失，宜补肝肾、舒筋活络，以补肾壮筋汤加减内服。损伤后期，关节功能障碍者，以损伤洗方熏洗，可配合按摩推拿治疗。

4. 手术治疗　肩锁关节全脱位，若外固定不能维持其对位者，多采用手术切开复位内固定。如克氏针张力带、锁骨钩钢板、强力线或锚钉等修复、加强或重建喙锁韧带等。

陈旧性肩锁关节脱位，若仅有脱位，无明显功能障碍和症状者，则无须治疗。有明显疼痛及功能障碍者，则考虑手术治疗，手术方法较多。

（八）并发症

（1）非手术治疗有压疮及神经血管损伤等并发症，多见于压迫力过大及随访不及时。

（2）手术病例的术后并发症也较常见，肩锁关节骨性关节炎最常见；其他较常见的是锁骨远端骨溶解及局部疼痛综合征；术后浅表伤口感染，但是大多数感染通过非手术治疗能控制。深部感染的治疗需要去除内植物及清创等，往往伴随着重建失败及功能差。目前各种技术的失败少见，但是复位丧失和再脱位仍存在；完全再移位往往与残留症状有关。另外，所有手术都有内固定物失效的风险；克氏针固定等有内原定物迁移的可能。

（3）其他并发症有迟发神经血管损伤、喙锁间隙骨化等。

（九）功能锻炼及预后

1. 功能锻炼　固定期间做腕指关节活动，固定 5 ~ 6 周开始主动活动肩关节。先做肩关节的前屈后伸活动，逐渐做外旋、内旋、外展及上举等动作，如上提下按、双手托天、前俯分掌等。活动范围由小到大，用力逐渐加强，切不可粗暴的被动手法活动，可用转手法按摩。

2. 预后　肩锁关节脱位是临床常见损伤，全脱位的治疗要达到良好效果较为困难。目前临床常用的手术及非手术治疗方法都因存在着许多不利因素，难以达到理想效果。

手术治疗适合于重度脱位的患者。手术治疗的最大优势是手术方式的多样式及急性期护理较方便，但是其缺点是失败率也极高，需二次手术取出内固定物。手术治疗后由于其固定的稳定性不足或者设计缺陷，其术后的满意率差别也很大。

非手术治疗适合于中轻度脱位患者，或因条件限制不能手术的患者，或手术后失败，通过非手术外固定保护可补救的病例。非手术治疗的优势在于固定方式的多样性。其缺点是对重度脱位效果欠佳，并且急性期护理不便，患者的依从性与效果密切相关。

第五节　肩关节脱位

肩关节脱位（the dislocation of shoulder），亦称肩肱关节脱位。肩关节脱位是骨科常见病、多发病之一，占全身关节脱位的 4% 以上，多发生于青壮年，男性多于女性。肩关节脱位以前脱位最常见，后脱位只占全部肩关节脱位的 1% ~ 4%。古称肩胛骨出、髃骨骱失或肩骨脱臼。

（一）解剖学

肩部关节由肩肱关节、肩锁关节、胸锁关节及肩胛胸壁关节组成（图 9–4）。肩肱关节即狭义肩关节，是人体最灵活的关节。由肱骨头与肩胛盂构成的杵臼关节，由于头大盂小，仅以肱骨头部分关节面与肩胛盂接触，周围关节囊较松弛使肩肱关节有较大的活动度，盂周有纤维软骨构成的盂唇围绕，加强关节的稳定性。肩肱关节的稳定还通过喙肩韧带、喙肱韧带、盂肱韧带和周围的肌肉肌腱增强。肩关节有丰富的滑膜囊，其中肩峰下滑囊在临床上意义最大，此滑膜囊紧密地连于肱骨大结节和肌腱袖的上外侧，其顶部与肩峰和喙肩韧带下面相接。肩部周围的肌肉有内外两层，外层为三角肌和大圆肌，内层为肌腱袖。肩峰下囊介于两层之间，以保证肱骨大结节顺利地通过肩峰下进行外展活动。

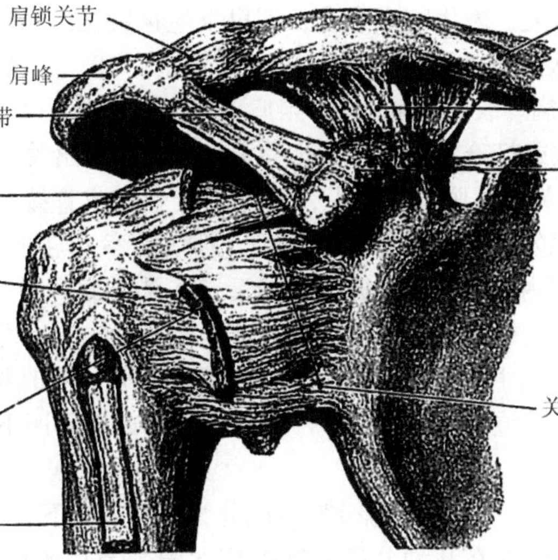

图 9–4　肩关节周围结构

（二）病因病机

1. 肩关节前脱位　新鲜性、外伤性肩关节前脱位，多由间接暴力引起，极少数为直接暴力所致。患者侧向跌倒，上肢呈高度外展、外旋位，手掌或肘部着地，地面的反作用力由下向上，经手掌沿肱骨纵轴传递到肱骨头，肱骨头向肩胛下肌与大圆肌的薄弱部分冲击，将关节囊的前下部顶破而脱出，加之喙肱肌、冈上肌等的痉挛，将肱骨头拉至喙突下凹陷处，形成喙突下脱位。若外力继续作用，肱骨头可被推至锁骨下部，形成锁骨下脱位。若暴力强大，则肱骨头可冲破肱间进入胸腔，形成胸腔内脱位。跌倒时，上肢过度上举、外旋、外展，肱骨外科颈受到肩峰冲击两成为杠杆的支点，由于杠杆的作用，迫使肱骨头向前下部滑脱，造成盂下脱位，但往往因胸大肌和肩胛下肌的牵拉，而滑至肩前部，转为喙突下脱位。偶因直接打击或冲撞肩关节后部，外力迫使肱骨头向前脱出，发生前脱位。

肩关节脱位的主要病理改变是关节囊撕裂和肱骨头移位。关节囊的破裂多在关节盂的前下缘或下缘，少数从关节囊附着处撕裂，甚至将纤维软骨唇或骨性盂缘一并撕裂；或在脱位时，肱骨头后侧遭到关节盂前线的挤压或冲击，发生肱骨头后外侧凹陷性骨折。由于肩袖、肩胛下肌腱及肱二头肌长头腱与关节囊紧密相连，这些肌腱可能与关节囊同时撕裂或撕脱，有时肱二头肌长腱可从结节间沟中滑至肱骨头的后侧，妨碍肱骨头的复位。肩关节前脱位伴有肱骨大结节撕脱骨折较为常见，占 30% ~ 40%，被撕脱的大结节骨块，多数仍以骨膜与骨干相连，向上移位较少，往往随肱骨头回归原位而得到复位。仅有少数大结节骨块与骨干完全分离，被冈上肌拉至肩峰下，手法复位则又不易成功。当肩关节在外展、外旋位置时，因肱骨头后侧的凹陷，肱骨头有向前的倾向，易发生再脱位肩关节前脱位合并腋神经、臂丛神经被牵拉或被肱骨头压迫损伤者少见。合并血管损伤者更为少见，但伴有血管硬化的老年患者，可因肱骨头挫伤腋动脉而形成动脉栓塞，出现患肢发凉、桡动脉搏动消失等供血不足的现象，应及时做血管探查，否则可发生肢体坏死，应引起警惕。

2. 陈旧性肩关节前脱位　肩关节脱位，因处理不及时或不当，超过 3 周以上者为陈旧性脱位。其主要病理变化是关节周围和关节腔内血肿机化，大量纤维性瘢痕结缔组织充满关节腔内、外，形成坚硬的实质性纤维结节，并与关节盂和肩袖（冈上、冈下、小圆肌）和三角肌紧密粘连，将肱骨头固定在脱位后的部位；关节囊的破裂口，被瘢疤痕组织封闭，并与肌肉组织粘连，增加了肱骨头回纳原位的困难；挛缩的三角肌、肩胛下肌、背阔肌、大圆肌及胸大肌亦阻碍肱骨头复位；合并肱骨大结节骨折者，骨块畸形愈合，大量骨痂引起关节周围骨化，关节复位更加不易。

3. 习惯性肩关节前脱位　习惯性肩关节前脱位较为常见，多发于青年人。其原因是多方面的，其中有先天性肩关节发育不良或缺陷，如肱骨头发育不良，关节盂前缘缺损及关节囊前壁薄弱、松弛，或因首次脱位时治疗不当所致。但这些因素是互相联系、互相影响的，而外伤才是本病的主要原因。习惯性肩关节脱位的主要病理改变是关节囊前壁撕破，关节盂或盂缘撕脱及肱骨头后侧凹陷性骨折。由于处理不当，以上组织未得到整复，发生畸形愈合，即可发生再脱位。盂唇前缘撕脱与肱骨头后侧塌陷的患者，亦是发生第二次或多次脱位的可能原因。在肩关节外旋 50° ~ 70° 的正位 X 线照片上，可以看到肱骨头的缺损阴影。在以上病理改变的基础上，当肩关节遭到轻微外力，即可发生脱位，如乘车时拉扶手、穿衣时伸手入袖、举臂挂衣或打哈欠等动作，肱骨头均有可能滑出关节盂而发生肩关节脱位。

4. 肩关节后脱位　肩关节后脱位极少见，可由间接暴力或直接暴力所致，以后者居多。如暴力直接从前方损伤肩关节、癫痫发作或电抽搐治疗的强力肌痉挛等，均可引起后脱位。当肩关节前面受到直接冲击力，肱骨头可因过度内收、内旋冲破关节囊后壁，滑入肩胛冈下，形成后脱位；或间接暴力，跌倒时手掌着地，肱骨头极度内旋，地面的反作用力继续向上传导，也可使肱骨头向后脱出。

肩关节后脱位的病理变化主要是关节囊和关节盂后缘撕脱，有时伴有关节盂后缘撕脱骨折及肱骨头前内侧压缩性骨折，肱骨头移位于关节盂后，停留在肩峰下或肩胛冈下。

（三）临床分期

1. 肩关节前脱位分型　肩关节前脱位分型可以分为：①喙突下；②肩盂下；③锁骨下；④胸腔内。

2. 肩关节后脱位　目前存在几种分型系统来描述肩关节后脱位，但是尚未建立一个明确的分型标准。

（四）临床表现

肩关节脱位，有其特殊的典型体征。受伤后，局部疼痛、肿胀，肩部活动障碍。伴有骨折时，则疼痛、肿胀更甚。

1. 新鲜前脱位　患者常以健侧手托患侧前臂，紧贴于胸壁，以防肩部活动引起的疼痛，患肩往往因失去圆形膨隆外形，肩峰显著突出，形成典型的“方肩”畸形。检查时，三角肌下有空虚感，在正常位置不能扪及肱骨头，若旋转肱骨干时，可在腋窝或喙突下或锁骨下扪及肱骨头。伤臂处于 20° ~ 30° ，伤肩外展位，并呈弹性固定。搭肩试验（Duga 征）及直尺试验阳性。测量肩峰到肱骨外上髁长度时，患肢短于健肢（但盂下脱位，则长于健肢）。肩部正位和穿胸侧位 X 线摄片，可确定诊断，并可了解是否有骨折发生。

2. 陈旧性肩关节脱位　以往有外伤史，患侧三角肌萎缩，“方肩”畸形更加明显，在盂下、喙突下或锁骨下可摸到肱骨头，肩关节的各方向运动均有不同程度的受限。搭肩试验、直尺试验阳性。

3. 习惯性肩关节脱位　有多次脱位历史，多发生于 20 ~ 40 岁，脱位时，疼痛多不剧烈，但肩关节活动仍有障碍，久而可导致肩部周围肌肉发生萎缩，当肩关节外展、外旋和后伸时，可以诱发再脱位。X 线摄片检查，拍摄肩后前位及上臂 60° ~ 70° 内旋位或上臂 50° ~ 70° 外旋位，可明确肱骨头后侧是否有缺损。

4. 有并发症时的临床表现

（1）肱骨大结节骨折：除肩关节脱位一般症状外，往往疼痛、肿胀较严重，可在肱骨头处扪及骨碎片及骨擦音。

（2）冈上肌肌腱断裂：在脱位时，往往因肩关节活动障碍而无法发现冈上肌肌腱断裂，只是在解除外固定后，患肩不能主动外展，但在帮助下，外展 60° 左右后，患肩又可继续上举，这一特殊体征是其特点，有助于诊断。

（3）肱二头肌长腱撕脱：临床上往往无明显症状，只是在整复脱位时，有软组织嵌插于关节盂与肱骨头之间而妨碍复位。

（4）血管、神经损伤：较容易遭受牵拉伤的是腋神经，损伤后，三角肌瘫痪，肩部前外、后侧的皮肤感觉消失。血管损伤则极少见，损伤后前臂及手部发冷和发绀，桡动脉搏动持续减弱或消失。

（5）肱骨外科颈骨折：合并肱骨外科颈骨折时，疼痛、肿胀更为严重。临床上有时很难鉴别，但X线摄片可以帮助诊断及了解骨折移位情况。

（6）肱骨头压缩骨折：临床上难以鉴别，局部疼痛、肿胀较严重，诊断主要靠X线摄片检查。

5. 后脱位　后脱位的临床症状不如前脱位明显，外观畸形亦不典型，主要表现为有肩部前方暴力作用的病史，喙突突出明显，肩前部塌陷扁平，可在肩胛冈下后方触到突出的肱骨头，上臂呈现轻度外展及明显内旋畸形。X线摄片，拍摄肩部腋位或头足位X线摄片，可以明确显示肱骨头向后脱位。肩部前后位X线摄片，因有时肱骨头刚好落在关节盂后方，又未显示重叠阴影，易延误诊断，应注意。

（五）辅助检查

1. X线检查　大多数肩关节脱位正位X线片可发现，但临床诊断和治疗常需观察肱骨头与关节盂的前后关系。穿胸位拍摄可以提供肩关节关节盂的斜位像，标准体位的穿胸位肱骨头应该投影于前胸壁和胸椎之间，但是仍然与主动脉弓、肺门等组织有重叠，关节盂显示不清，不能理想地显示关节脱位情况，而且摆放体位时，患者因疼痛配合起来较困难，部分患者根本不能配合检查。肩关节Y字形位又称经肩胛骨位，切线侧位，该体位使肩胛骨与探测器垂直且避开了胸廓的重叠，肩胛骨呈标准侧位时，肱骨头中心重叠在肩胛骨Y字交叉点，肱骨头前脱位时，偏离Y字交叉点向肋骨侧移位，与部分肋骨略有重叠，后脱位时则向反侧移位，直观提供了前后脱位的X线片诊断，减少了漏诊误诊。肩关节Y字形位在关节脱位及观察肩部外伤骨折上比穿胸位更有价值，给临床提供了直观的X线影像。

2. 其他检查　怀疑肩关节后脱位时，建议做肩关节重建CT扫描；怀疑合并肩袖损伤时，做肩关节MRI检查。

（六）诊断及鉴别诊断

1. 诊断

（1）有外伤史。

（2）肩部局部肿胀疼痛，患者常以健侧手托患侧前臂，紧贴于胸壁，以防肩部活动引起的疼痛，患肩往往因失去圆形膨隆外形，肩峰显著突出，形成典型的“方肩”畸形。检查时，三角肌下有空虚感，在正常位置不能扪及肱骨头，若旋转肱骨干时，可在腋窝或喙突下或锁骨下扪及肱骨头。伤臂处于20°～30°。外展位，并呈弹性固定。搭肩试验（Duga征）及直尺试验阳性。测量肩峰到肱骨外上髁长度时，患肢短于健肢（但盂下脱位，则长于健肢）。肩部正位和穿胸侧位X线摄片可确定诊断。并可了解是否有骨折发生。

2. 鉴别诊断　本病需与肩周炎进行鉴别。肩周炎与肩关节脱位均有肩部的剧烈疼痛和肩关节功能明显受限。但肩周炎是一种慢性的肩部软组织的退行性炎症，早期以剧烈疼痛为主，中晚期以功能障碍为主。而肩关节脱位则多有急性损伤史，如过力或突发暴力的牵拉及冲撞，跌倒时手掌和肘部着地，由于突然的暴力沿肱骨向上冲击，使肱骨头脱离关节盂。

肩锁关节脱位患者可做左右肩关节前后位X线片对照，如患者站立，双手分别提约5kg重物摄片，肩峰与锁骨距离增大即为脱位。射线向上成角10°～15°位拍摄X片可更明确是否肩锁关节脱位。

（七）治疗

1. 手法复位

（1）新鲜肩关节脱位：新鲜肩关节脱位应争取早期手法复位，因早期局部瘀肿、疼痛与肌肉痉挛较轻，不需麻醉，给予镇痛药物即可施行复位，复位容易成功。若脱位超过24小时者常选用血肿内麻醉，局部亦可先用中药热敷或配合手法按摩，以松解肌肉紧张。

①手牵足蹬法（图9-5）：此法在临床上最为常用。具体操作方法：患者仰卧于床上，用拳大的软布垫于患侧腋下，以保护软组织，也可不用。医者立于患侧，用两手握住患肢腕部，并用近于患者的一

足抵于腋窝内，即右侧脱位术者用右足，左侧用左足。在肩外旋、稍外展位置沿患肢纵轴方向用力缓慢拔伸，继而徐徐将患肢内收、内旋，利用足跟为支点的杠杆作用，将肱骨头挤入关节盂内，当有入臼声响，复位即告成功。在足蹬时，不可使用暴力，以免引起腋窝血管神经损伤。若用此法而肱骨头尚未复位，可能系肱二头肌长头腱阻碍，可将患肢进行内、外旋转，使肱骨头绕过肱二头肌长头腱，然后再按上述进行复位。

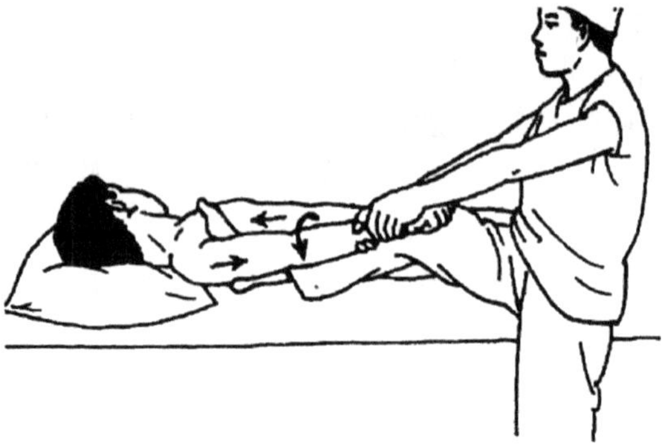

图 9–5　手牵足蹬法

②椅背整复法：唐·蔺道人在《仙授理伤续断秘方》中首次描述了应用椅背作为杠杆支点整复肩关节脱位的方法。书中载："凡肩胛骨出，相度如何整，用椅挡圈住胁，仍以软衣被盛簟，使人一捉定，两人拔伸，却坠下手腕，又着曲着手腕，绢片缚之。"此法是让患者坐在靠背椅上，把患肢放在椅背上外，腋肱紧靠椅背，用衣服（或大卷脱脂棉）垫于腋部，避免损伤，然后一人扶住患者和椅背，医者握住患肢，先外展、外旋拔伸牵引，再慢慢内收将患肢下垂，然后内旋屈肘复位，用绷带固定。

③拔伸托 A 法（图 9–6）：此法患者坐位，医者站于患肩外侧，以两手拇指压其肩峰，其余手指插入腋窝把住肱骨上端内侧（亦可左侧脱位，医者右手握拳穿过腋下部，用手腕提托肱骨头；右侧脱位，术者用左手腕提托）。第一助手站于患者健侧肩后，两手斜行环抱固定患者，第二助手握患侧肘部，一只手握腕上部，外展外旋患肢，由轻而重地向前外下方做拔伸牵引。与此同时，医者插入腋窝的手将肱骨头向外上方钩托，第二助手逐渐将患肢向内收、内旋位继续拔伸，直至肱骨头有回纳感觉，复位即告成功。

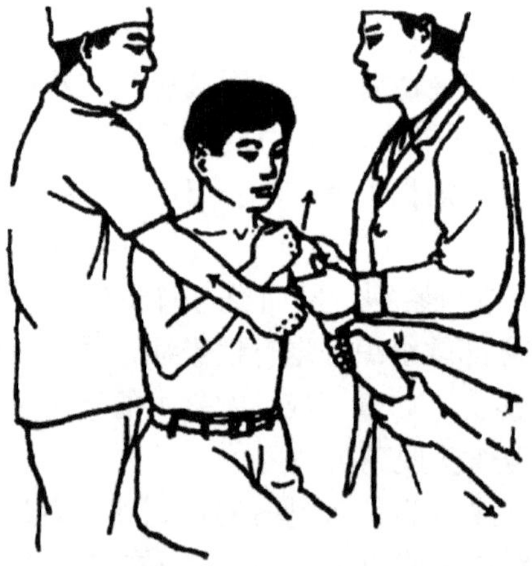

图 9–6　拔伸托入法

④肩头顶推法：此法为在缺少助手的情况下，一人独自完成的方法。患者站立，医者立于患者前，先双手握住患侧前臂及肘上部，略将身下蹲用肩头置患者患侧腋下，左侧用左肩，右侧用右肩，待肩头顶牢后术者慢慢将身立起，嘱患者放松并随力将身俯就于医者之肩背。由于患者自身重力使医者的肩头成为很大的推顶力，加上医者握住患者前臂与肘上部对肩关节形成的合力，就能使脱位的肩关节得到整复。

⑤膝顶推拉法（图 9–7）：让患者坐凳上，医者与患者同一方向立于患侧。以左侧脱位为例，医者

左足立地，右足踏于患者坐凳上，将患肢外展 80° ～ 90° ，并以拦腰状绕过术者身后，医者以左手握其左腕，紧贴于左胯上，右手拿擒住患者左肩峰，右膝屈曲小于 90° ，膝部顶于患者腋窝，右膝顶右手推左手拉，并同时左身转，徐徐用力，然后右膝顶柱肱骨头部向上用力一顶即可复位。

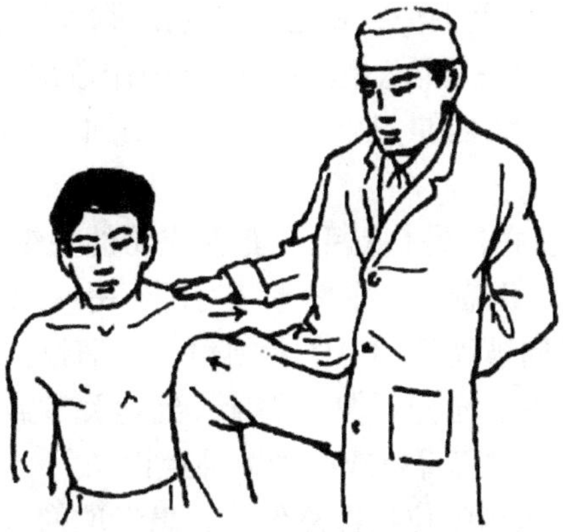

图 9–7　膝顶推拉法

⑥牵引圈旋法（图 9–8）：患者取坐位或卧位，术者站于患侧，以右肩关节脱位为例，医者用右手把住患肢肘部，左手握住手腕。右手徐徐向下牵引，同时外展、外旋上臂，以松开胸大肌的紧张，使肱骨头回到关节盂的前上缘。在上臂外旋牵引位下，逐渐内收其肘部，使之与前胸壁相连。此时肱骨头已由关节盂的前上缘向外移动，关节囊的破口逐渐张开。在上臂高度内收下，迅速内旋上臂，肱骨头便可通过扩大的关节破口滑入关节盂内，并可闻及入臼声。此法应力较大，肱骨颈受到相当大的扭转力，因此，它多在其他手法失败后选用，但操作宜轻稳谨慎，若用力过猛，可引起肱骨外科颈骨折，尤其是骨质疏松的老年患者更应注意。

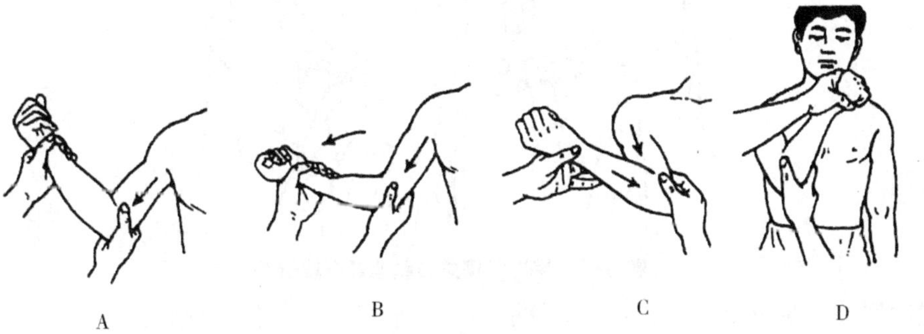

图 9–8　牵引回旋法

A. 外展；B. 外旋；C. 内收；D. 内旋

复位后检查：a. 搭肩试验阴性；b. 方肩畸形消失，即观察肩部外形是否丰满圆隆，双肩是否对称；c. 患者腋窝下、喙突下、锁骨下，已摸不到脱位的肱骨头；d. 患肩能否作被动活动；e. X 线片显示肩关节已复位。

（2）陈旧性肩关节脱位整复方法：治疗陈旧性脱位，可以尝试手法复位。但必须严格选择病例，谨慎从事，因手法复位时处理不当，还可能发生肱骨外科颈骨折、臂丛神经损伤等严重并发症。故应根据患者的具体情况，认真分析、仔细研究、区别对待，老年患者脱位时间较长，无任何临床症状者，可不采取任何治疗，年龄虽在 50 岁左右，体质强壮，脱位时间超过 2 个月以上，但肩关节外展达 70° ～ 80° 者，亦可听其自然，不做治疗；年龄虽轻，脱位时间超过 2 ～ 4 个月，但伴有骨折，或大量瘢痕组织形成者，不宜采用手法复位，应行切开复位。

①适应证与禁忌证：a. 陈旧性肩关节前脱位，在 3 个月以内，无明显骨质疏松者，可试行手法复位。b. 年轻体壮者，可试行手法复位，年老体弱者禁用手法整复。c. 脱位的肩关节仍有一定活动范围，可手法整复；相反，脱位的关节固定不动者，禁用手法复位。d. 经 X 线照片证实，未合并骨折，或关节内外无骨化者，可试行手法复位。e. 肩关节脱位无合并血管、神经损伤者，可尝试手法整复。

②术前准备。

a. 持续牵引脱位：整复前，先做尺骨鹰嘴牵引 1 ~ 2 周，牵引重量 3 ~ 4kg。以冀将脱出的肱骨头拉到关节盂附近以便于复位。在牵引期间，每天配合中药熏洗、推拿按摩，施行手法时，可暂时去掉牵引。以拇指推揉，拇、示指提捏等手法，提起三角肌；胸大肌、肩胛下肌、背阔肌、大圆肌等，然后，以摇转、扳拉等手法，加大肩关节活动范围，反复操作数次，逐步解除肩关节周围肌肉的痉挛，松解关节周围的纤维粘连，使痉挛组织延伸，肱骨头活动范围加大。若脱位时间短，关节活动范围较大，可以不做持续牵引。

b. 手法松解粘连：松解是否彻底，是整复手法能否成功的关键。患者仰卧于手术台上，在全麻或高位硬膜外麻醉下，助手固定双肩，医者一只手握患肢肘部，另一只手握伤腕部，屈肘 90° ，做肩关节的屈、伸、内收、外展、旋转等各向被动活动。医者须耐心、细致，动作持续有力，范围逐渐增大，使粘连彻底松解，痉挛的肌肉彻底松弛、充分延伸，肱骨头到达关节盂边缘，以便于手法整复。医者在松解粘连时，切不可操之过急，否则可引起骨折或血管、神经损伤。

c. 复位（图 9–9）：复位一般采用卧位杠杆复位法，患者取仰卧位，第一助手用宽布带套住患者胸廓向健侧牵引；第二助手立于床头，一只手扶住竖立于手术台旁的木棍，另一只手固定健侧肩部；第三助手双手握患肢腕关节上方，牵引下逐渐外展到 120° 左右；医者双手环抱肱骨大结节处，3 个助手协调配合用力，当第三助手在牵引下徐徐内收患肢时，医者双手向外上方拉肱骨上端，同时利用木棍当杠杆的支点，迫使肱骨头复位，复位前，木棍与患臂的接触部位，用棉花、绷带包绕，以免木棍损伤皮肉。在复位过程中，木棍要紧靠胸壁，顶住腋窝，各方用力要适度，动作要缓慢，协调一致，密切配合，避免造成肱骨外科颈骨折及并发血管、神经损伤。

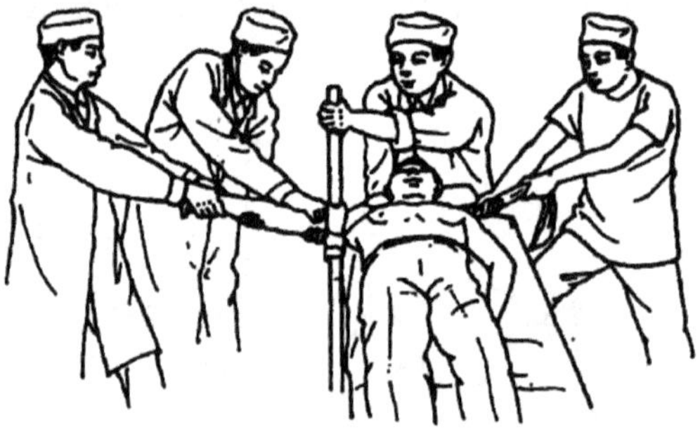

图 9–9　陈旧性肩关节脱位杠杆复位法

（3）习惯性肩关节脱位整复方法：习惯性脱位，一般可自行复位，或轻微手法即可复位，可参考新鲜性脱位复位手法。

（4）有并发症的肩关节脱位整复方法。

①肱骨大结节骨折：一般肱骨大结节骨折者，大块骨折块往往可随脱位整复而得到复位。若骨折块少，则可能在整复后，骨折块被嵌入关节腔内，可在复位后通过手术摘除骨折片或切开复位内固定。

②合并肱骨外科颈骨折（图 9–10）：本症治疗比较困难，其治法可先行手法复位，先整复脱位，再整复骨折。采用外展牵引推拿法，一名助手用布单套住胸廓向健侧牵引，另一名助手握伤肢腕部稍外展牵引。医者一只手从腋窝以拇指推压脱位之肱骨头向上外。在继续保持牵引与推压之下，另一只手放于肩峰做对抗压力使肱骨头归臼的同时，助手继续牵引患肢使之复位。若用上法复位困难，亦可试用足蹬拔伸法，若再失败，则采用持续牵引法。

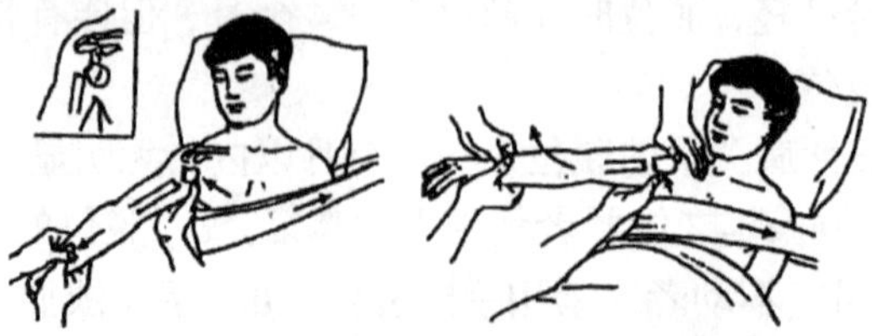

图 9–10　肩关节脱位合并肱骨外科颈骨折整复法

（5）肩关节后脱位整复方法：治疗比较简单，一般采用前脱位的牵引推象法。将上臂轻度前屈。外旋牵引肱骨头即可复位。

陈旧性后脱位者，如手法复位困难，多采用手术切开复位，但是复位后有再脱位可能。

2. 固定　复位后常选用胸壁绷带固定，将患肢屈肘 60° ~ 90° 上臂内收内旋，前臂依附胸前，用纱布棉花放于腋下和肘内侧，以保护皮肤，接着将上臂用绷带固定于胸壁，前臂用颈腕带或三角巾悬吊胸前 2 ~ 3 周。固定时于腋下和肘部内侧放置纱布棉垫，将胸壁与上臂内侧皮肤隔开，防止因长期接触而发生皮炎、糜烂。固定宜妥善、牢固，限制肩关节外展、外旋活动。固定时间要充分，使破裂的关节囊得到修复愈合，预防以后形成习惯性脱位。若是合并肱骨外科颈骨折，则采用肱骨外科颈骨折的治疗方法进行固定，视复位后的肱骨头处于何种位而采用相应的办法。

若是新鲜性肩关节后脱位，复位后，用肩人字石膏固定上臂于外展 40° 、后伸 40° 和适当外旋位，3 周后去除固定。

3. 辨证施治

（1）内治法。

①新鲜脱位：早期息处瘀肿、疼痛明显者，宜活血祛瘀，消肿镇痛，内服舒筋活血汤、活血止痛汤等，外敷活血散，消肿镇痛膏；中期肿痛减轻，宜服舒筋活血，强壮筋骨之剂，可内服壮筋养血汤、补肾壮筋汤等，外敷舒筋活络药膏；后期体质虚弱者，可内服八珍汤、补中益气汤等；外洗方可选用苏木煎、上肢损伤洗方等，煎水熏洗患处，促进肩关节功能的恢复。

②陈旧性脱位：应加强中药内服通经活络之品，及加强温通经络之品以外洗，以促进关节功能恢复。

③习惯性脱位：应提早补肝肾、益脾胃，以强壮筋骨。

④对于各种并发症：有骨折者，按骨折三期辨证用药。有合并神经损伤者，应加强祛风通络，大量用地龙、僵蚕、全蝎等；有合并血管损伤者，应加强活血祛瘀通络，可合用当归四逆汤加减。

（2）外治法：针灸推拿结合康复在肩关节脱位患者可以明显缓解疼痛、改善肩部活动。针刺早期具有抗挛缩、促进上肢功能恢复等多方面的效应，还具有促进患者神经感觉与运动传导速度的作用。推拿手法循经取穴，手法作用于局部有舒筋通络、行气活血、理筋正骨、散络止痛、滑利关节的功效，可以减轻对神经的刺激，减轻异常的应力集中，恢复局部解剖关系和力学平衡。两者配合可以有效增强冈上肌、三角肌肌力，可以使患者安全、有效、无痛地恢复肩关节功能。

4. 手术治疗　多数新鲜性肩关节脱位，都能通过手法复位成功，极少数患者需要切开复位，凡遇到下列情况之一者，可考虑切开复位。

（1）脱位合并血管、神经损伤，临床症状明显者。

（2）合并肱二头肌长头腱向后滑脱，手法复位多次不能成功者。

（3）合并肱骨外科颈骨折，经手法复位不成功者，应做切开复位内固定。

（4）合并关节盂大块骨折，估计脱位整复后影响关节稳定者，应做切开复位内固定。

（5）合并肱骨大结节骨折，骨折块嵌在肱骨头和关节盂之间，阻碍复位者。

习惯性脱位，手术治疗的目的在于增强关节囊前壁和人工圆韧带重建，以控制肩关节的外旋活动，增加肩关节的稳定性，防止再脱位。但术后仍有 10% ~ 20% 复发。一般若经常脱位致影响肩部功能，则可考虑手术，其术式有如下几种：①肩胛下肌、关节囊重叠缝合术；②肩胛下肌止点外移术；③喙突植骨延长术及关节囊紧缩术。

（八）并发症

1. 肱骨大结节骨折　外伤性肩关节前脱位，有 30% ~ 40% 的患者可合并大结节撕脱骨折。当肩关节前脱位时，由于大结节与关节盂前下缘相互撞击，造成大结节骨折。合并骨折者，比单纯脱位者疼痛、肿胀更甚。多数病例骨折块较大，且与肋骨骨膜相连，少数病例骨折块较少，往往被冈上肌拉向内上方。

2. 冈上肌肌腱断裂　肩关节前脱位合并冈上肌肌腱断裂者较少见，多为肩关节在外展位时，遭到急骤内收的暴力，使冈上肌肌腱在脱位同时发生断裂。但往往易被漏诊，多数在解除外固定后，才发现肩关节自主外展功能障碍，而考虑此肌腱断裂之可能。

3. 肱二头肌长腱撕脱　此并发症较少见，多因间接暴力造成肩关节脱位时，肱二头肌强力收缩，引起肱二头肌长腱断裂。断裂多发生在肱二头肌长腱与关节囊交界处。合并长腱断裂者，往往因断裂的肌腱滑到肱骨头的后内侧而阻碍复位。

4. 血管、神经损伤　合并血管神经损伤者极少。往往是脱位时对腋神经的牵拉，导致神经麻痹，一般不会出现神经断裂。而血管损伤，除原有血管硬化者外，一般均是整复手法粗暴而致。

5. 合并外科颈骨折　此型在肱骨外科颈骨折合并肩关节脱位一节中已论述，是在所有的肩关节脱位中最难处理的一种。

6. 肱骨头压缩性骨折　肩关节脱位合并肱骨头压缩性骨折，较少见。主要是肱骨头与关节盂直接撞击所致。

（九）功能锻炼及预后

1. 功能锻炼　复位后最好在患肢腋下放软枕，上臂保持在外展外旋 30° 位置，利于关节囊修复，可以减少今后再脱位的概率。鼓励患者做手腕及手指练功活动，新鲜前脱位 1 周后去绷带，保留三角巾悬吊前臂，开始练习肩关节前屈、后伸活动；2 周后去除三角巾，开始逐渐做有关关节向各方向主动功能锻炼，如左右开弓、双手托天、手拉滑车、手指爬墙等运动，并配合按摩、推拿、针灸、理疗等，以防肩关节周围组织粘连和挛缩，加快肩关节功能恢复。但是，在固定期间，必须禁止上臂过度外旋活动，以免影响软组织修复。固定去除后，禁止做强力的被动牵拉活动，以免造成软组织损伤及并发骨化性肌炎。陈旧性脱位，固定期间应加强肩部按摩、理疗。

2. 预后　急性肩关节前脱位患者，大部分功能恢复良好，但是部分人有再脱位风险。部分存在持续肩部症状的患者，通常均存在主观感觉和客观存在的肩关节不稳定，同时伴有肩关节疼痛。体格检查时，进行肩关节活动时患者通常存在脱位恐惧感。

大约有 18% 的急性肩关节后脱位患者在发病后 1 年内出现复发性肩关节不稳。出现再脱位的危险因素包括：年龄小于 40 岁、癫痫疾病、大块的反式 Hill–Sachs 损伤。

由于近年肩关节镜诊疗技术的进步，部分肩关节脱位复发患者可通过手术治疗。

第六节　肘关节脱位

肘关节脱位占全身大关节脱位的第 1 位，其发病率占全身四大关节脱位的 50% 左右。肘关节又名曲楸骱。《伤科补要·曲楸骱》说：“肘骨者，胳膊中节上下支骨交接处也，俗名鹅鼻骨，上接臑骨，其助名曲楸”。本病多发生于青壮年，儿童与老年人少见。

肘关节脱位根据上尺桡关节与肱骨远端所处的位置可分为后脱位、前脱位、侧方脱位、分裂型脱位及骨折脱位等，其中后脱位最为常见，分裂型脱位很少见。按发病时间至整复时间分，可分为新鲜及陈旧脱位。

（一）解剖学

肘关节是屈戌关节，由肱桡关节、肱尺关节及上尺桡关节组成，构成这 3 个关节的肱骨滑车，尺骨上端的半月形切迹、肱骨小头、桡骨小头共包在一个关节囊内，有一个共同的关节腔。肘关节囊的前后壁薄弱而松弛，但两侧的纤维层则增厚形成桡侧副韧带和尺侧副韧带，关节囊纤维层的环行纤维形成一坚强的桡骨环状韧带，包绕桡骨小头。所以肘关节的稳定主要依靠肱骨下端与尺骨上端的解剖联系，尺桡侧副韧带、环状韧带为辅。从整体来说，肘关节沿额状轴做屈伸活动，是以肱尺关节为主，肱桡关节和上尺桡关节的协调配合完成的。肘部的三点骨突标志是肱骨内、外上髁及尺骨鹰嘴突。伸肘时，这三点成一直线，屈肘时，这三点形成一等边三角形，故又称“肘后三角”。此三角关系可作为判断肘关节脱位和肱骨髁上骨折的标志（图 9–11）。

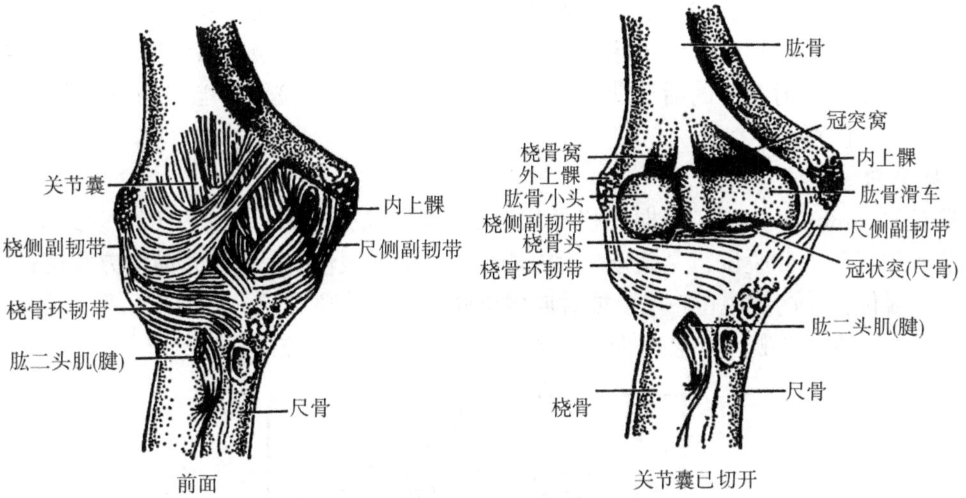

图 9-11 肘关节结构

（二）病因病机

肘关节后脱位多因间接暴力（传达暴力或杠杆作用力）所造成。患者跌倒时，上肢处于外展、后伸，肘关节伸直及前臂旋后位手掌触地。向上传达的暴力甲由两个分力合成，分力乙使肘关节过度后伸，以致鹰嘴尖端急骤撞击肱骨下端的鹰嘴窝，则鹰嘴构成一支点，肱尺关节处形成杠杆作用，半月切迹自肱骨下端滑车部脱出，使止于尺骨粗隆上的肱肌及肘关节囊的前壁被撕裂，在肘关节前方无任何软组织阻挡的情况下，肱骨下端向前移位；分力丙使尺骨鹰嘴突向后上移位，尺骨冠状突和桡骨头同时滑向后方，形成肘关节后脱位（图 9-12）。

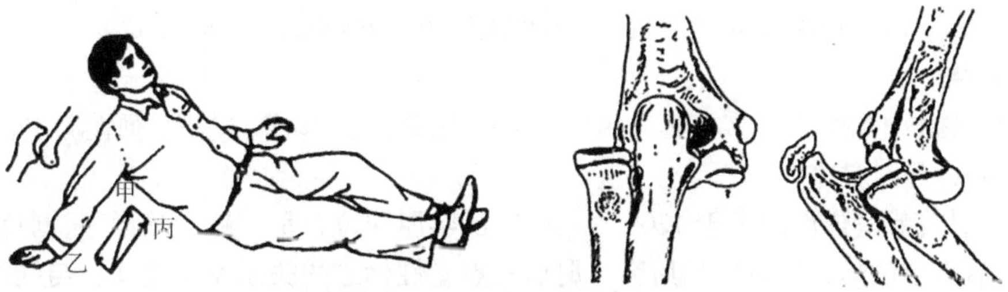

图 9-12 肘关节后脱位机制

若分力丙大于分力乙，则冠状突尚未离开滑车时，即向上移位，则冠状突可先发生撞击骨折；或桡骨头产生挤压性骨折。这种情况，肱前肌群损伤往往较严重。

肘关节侧方脱位，又分为后内侧脱位和后外侧脱位，其中以后者较为多见。在引起肘关节后脱位的同时，由于暴力作用不同，可沿尺侧或桡侧向上传达，出现肘内翻或肘外翻，引起肘关节的尺、桡侧副韧带撕脱或断裂，但环状韧带仍保持完整，所以尺骨鹰嘴和桡骨小头除向后移位外，还同时向尺侧或桡侧移位，形成后内侧脱位或后外侧脱位，骨端向桡侧严重移位者，可引起尺神经牵拉伤。

肘关节分裂型脱位极少见，分为前后型和内外型，后者更少见。前后型脱位，受伤时，由于前臂过度旋前，脱位的肱骨滑车纵行劈开上尺桡关节，造成环状韧带和骨间膜断裂，桡骨头移位到肱骨下端的前方，尺骨鹰嘴移位于肱骨下端的后方，形成典型的肘关节前后型脱位。内外型脱位，由于暴力因素致使环状韧带撕裂，使尺桡骨上端分别移位于肘关节内、外侧，造成肘关节向内外侧脱位。

肘关节前脱位极少见，是因肘关节屈曲位跌仆，肘尖着地，暴力由后向前，先发生尺骨鹰嘴骨折，暴力继续作用，可将尺桡骨上部推移至肱骨下端的前方，成为肘关节前脱位。不合并鹰嘴骨折的前脱位是罕见的。

肘关节骨折脱位，系指肘关节后脱位合并肱骨内、外上髁骨折，较为常见，尤其伴有内上髁骨折最多。患者跌倒时，除具有后脱位的暴力外，同时伴有屈肌或伸肌的急骤收缩，造成肱骨肉上髁或外上髁的撕脱骨折。

肘关节脱位时，肱三头肌腱和肱前肌腱被撕脱、剥离，骨膜、韧带、关节囊均被撕裂，瘀血留滞，肘窝部形成血肿。该血肿容易发生纤维化，以至骨化，引起骨化性肌炎，成为陈旧性肘关节脱位整复的最大困难，并影响复位后肘关节的活动功能。移位严重的肘关节脱位，可能损伤肘部血管与神经，引起严重的并发症，应予注意。

（三）临床分期

肘关节脱位的 Browner 分型：根据尺桡骨相对肱骨移位的方向可以分为（图 9-13）：①后脱位：80% 以上为后脱位或后外侧脱位，少部分为后内侧脱位；②前脱位：尺、桡骨向前方脱位；③外侧脱位：尺、桡骨向外侧脱位；④内侧脱位：尺、桡骨向内侧脱位；⑤分离脱位：有前 – 后型（桡骨向前方脱位，尺骨向后方脱位），内 – 外侧型（桡骨向外侧方、尺骨向内侧方脱位）。

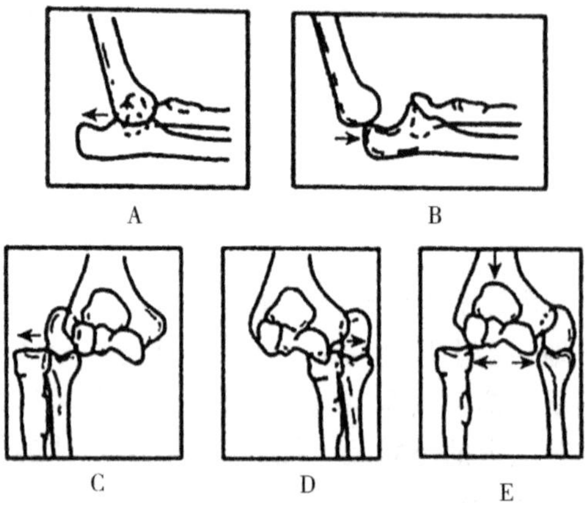

图 9-13　肘关节脱位分型

A. 后脱位；B. 前脱位；C. 外侧脱位；D. 内侧脱位；E. 分离脱位

（四）临床表现

肘关节脱位的诊断比较容易，多有典型的外伤史，肘部肿胀、疼痛、畸形，弹性固定，活动功能障碍。根据脱位类型不同，分别叙述。

1. 后脱位　肘关节呈弹性固定于 120° ~ 140° 的半屈曲位，呈“靴状畸形”，肘窝前饱满，可触到肱骨下端，肘后空虚凹陷，尺骨鹰嘴后突，肘后三点骨性标志的关系发生改变，与健侧对比，前臂的掌侧明显缩短，关节的前后径增宽，左右径正常。

2. 侧后方脱位　除具有后脱位的症状、体征外，可呈现肘内翻或肘外翻畸形，肘关节出现内收、外展等异常活动，肘部的左右径增宽。

3. 分裂型脱位　因尺、桡骨上部可分别位于肱骨下端的内、外侧，肘关节左右径明显增宽；或因尺桡骨上部分别位于肱骨下端的前后侧，肘关节的前后径明显增宽。

4. 前脱位　肘关节过伸，屈曲受限，肘窝部隆起，可触及脱出的尺、桡骨上端，在肘后可触到肱骨下端及游离的尺骨鹰嘴骨折片。与健侧对比，前臂掌侧较健肢明显变长。肘关节正侧位 X 线片可明确脱位的类型，并证实有无并发骨折。

（五）辅助检查

肘关节正侧位 X 线片可明确脱位的类型，并证实有无并发骨折。

（六）诊断及鉴别诊断

1. 诊断

（1）有外伤史。

（2）肘半屈位弹性固定（120° ~ 140° ），局部肿胀、疼痛及压痛，活动受限。有明显畸形，肘后三点（肱骨两上髁和尺骨鹰嘴）骨性标志位置关系改变。

（3）可伴有神经损伤。

（4）X 线摄片可明确脱位情况及有无冠状突或桡骨小头骨折。

2. 鉴别诊断

（1）肱骨远端全骺分离：小儿 X 线片上肱骨小头骨化中心未显现，仅靠 X 线片诊断，容易与肘关节脱位相混淆。肱骨远端全骺分离者局部肿胀、压痛及瘀血斑更为明显，肘关节脱位则有明确的肘后三角位置关系的改变。同时摄对侧 X 片有助于鉴别诊断。必要时 CT 重建。

（2）合并尺骨鹰嘴骨折的肘关节前脱位与伸直型孟氏骨折：合并尺骨鹰嘴骨折的肘关节前脱位的主要临床特征是尺骨近端发生骨折，肱骨远端穿过尺骨鹰嘴，使肘关节产生前脱位，这种损伤常伴有肱桡关节脱位，与伸直型孟氏骨折有相似的症状、体征及 X 线片表现，容易混淆。其主要鉴别方面在于，合并尺骨鹰嘴骨折的肘关节前脱位主要表现为肘关节前脱位和尺骨近端骨折，上尺桡关节无明显分离。

（3）肱骨髁上骨折（伸直型）：肱骨髁上骨折（伸直型）时，肘关节可部分活动，可扪及骨擦音和骨擦感，肘后三角无变化，无肘关节弹性固定，上臂常有短缩，以此鉴别。

（七）治疗

新鲜性肘关节脱位应以手法整复为主，宜早期复位及固定。因脱位之类型不同，整复方法亦异。复位前应了解骨端移位的方向，《仙授理伤续断秘方·理伤续断方》载："凡手骨（指肘关节）出者，看如何出，若骨向左出，则向右边拔入。骨向右出，则向左拔入。"脱位之整复，应采用反向复位的方法。并发骨折者，应先整复脱位，然后处理骨折。麻醉的选择，原则上应使复位手法在肌肉高度松弛及无疼痛感觉下进行；一般来说，脱位在 24 小时内者，可不用麻醉整复；脱位超过 24 小时者，或者患者的肌肉紧张，可选用局部浸润麻醉；脱位数日至 3 周者，可用臂丛阻滞麻醉等。陈旧性脱位，应力争手法复位，若复位失败，可根据实际情况考虑采用手术治疗。

1. 手法复位。

（1）新鲜性肘关节脱位。

①肘关节后脱位。

a. 拔伸屈肘法：钱秀昌在《伤科补要·曲楸骱》中记载："其骱若出，一手握住骱头，一手拿其脉窝，先令直拔下，骱内有声响，将手曲转，搭着肩头，肘骨合缝，其骱上矣。"即患者取坐位，助手立于患者背侧，以双手握其上臂，医者站在患者前面，以双手握住腕部，置前臂于旋后位，与助手相对牵引，3 ~ 5 分钟，医者以一只手握腕部保持牵引，另一只手的拇指抵住肱骨下端（肘窝）向后握按，其余四指置于鹰嘴（骱头）处，向前端提，并缓慢地将肘关节屈曲，若闻及入臼声，则说明脱位已整复。患者亦可取卧位，患肢上臂靠床边，术者一只手按其上臂下段，另一只手握住患肢前臂，顺势拔伸，有入臼声后，屈曲肘关节（图 9-14）。

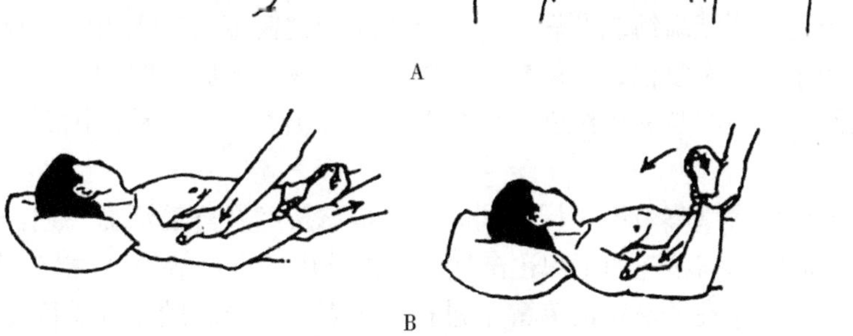

图 9-14　拔伸屈肘法

A. 坐位法；B. 卧位法

b. 膝顶复位法：患者取坐位，医者立于患侧前面；一只手握其前臂，一只手握住腕部，同时一足踏在凳面上，以膝顶在患侧肘窝内，先顺畸形拔伸，然后逐渐屈肘，有入臼声者，患侧手指可摸到同侧肩部，即为复位成功（图 9–15）。

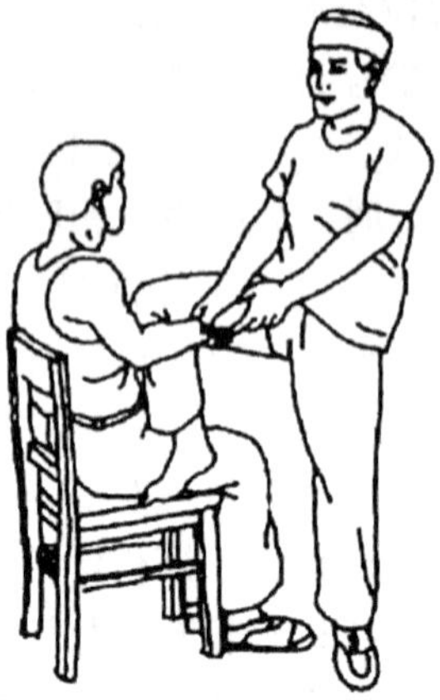

图 9–15　膝顶复位法

c. 推肘尖复位法：患者取坐位，一名助手双手握其上臂，第二名助手双手握腕部，医者立于患者患侧，双拇指置于鹰嘴尖部，其余手指环握前臂上段，先拉前臂向后侧，使冠状突与肱骨下端分离，然后助手在相对牵引下，逐渐屈曲肘关节，同时术者由后上向前下用力推鹰嘴，即可还纳鹰嘴窝而复位。

②肘关节前脱位：单纯性肘关节前脱位，复位时应使肘关节呈高度屈曲位进行。患者取仰卧位，一名助手牵拉上臂，术者握前臂，另用一布带套在前臂上端掌侧，两头栓结于术者腰部，在肘关节屈曲位，术者弓腰牵引尺桡骨上端向下的同时，推前臂向前，即可复位。

合并尺骨鹰嘴骨折者，复位手法较简单。患者取仰卧位，一助手固定上臂，另一助手握其腕部，顺势牵引前臂，医者两手拇指置于尺桡骨上端掌侧，向下向后推送，余指置于肋骨下端背侧，向上向前端提，有入臼声，说明已复位。脱位整复后，按鹰嘴骨折处理。

③肘关节侧方脱位：其处理原则，应先整复侧方脱位，而后矫正前后移位。侧方移位矫正后，再按拔伸屈肘法或推肘尖复位法，整复前后移位。

④肘关节分裂型脱位：前后型脱位者，在助手相对牵引下，医者先整复尺骨的脱位，而后整复桡骨。内外侧脱位者，复位时，患侧肘关节应在伸直位，助手相对牵引，医者用两手掌直接对挤尺、桡骨上端，内外侧移位矫正后，肘关节逐渐屈曲即可复位成功。但往往在拔伸牵引时，尺、桡两骨近端同时复位成功。

⑤肘关节骨折脱位：其治疗原则是先整复脱位，再整复骨折。整复脱位时。应避免骨折块夹在关节腔内。一般情况下，肘关节脱位整复后，肱骨内上髁或外上髁骨折块亦可随之复位。若复位后关节伸屈不利，被动活动肘关节时有机械性阻力及发涩感，应考虑有骨折块移位于关节间隙内。

（2）陈旧性肘关节脱位：脱位时间超过 3 周者，称为陈旧性脱位。但肘部脱位超过 10 天，整复就比较困难。关节间隙充满肉芽结缔组织及瘢痕，关节囊及侧副韧带与周围组织广泛粘连，甚至出现血肿机化，关节软骨退变剥脱，再次复位，难度较大。临床上，成年人脱位时间在 3 个月以内，不合并有骨折或血管、神经损伤及骨化性肌炎的单纯性后脱位，肘关节仍有一定活动范围者，可采用手法整复，仍可获得较满意的效果。

①复位前准备：先做尺骨鹰嘴牵引 1 周，同时配合推拿按摩及舒筋活血、通经活络、利关节的中药煎汤熏洗局部，使关节周围挛缩粘连的组织逐渐松解。并嘱患者自行活动肘关节，增加复位可能。

②松解粘连：手法复位应在臂丛阻滞麻醉下进行。患者仰卧位，助手双手固定上臂，医者一只手握肘部，另一只手握腕部，做肘关节前后屈伸、内外旋转及左右摇摆活动，交替进行，反复多次。力量由轻而重，范围由小渐大。各种活动均应轻柔、缓慢、稳妥有力，切不可操之过急。随着活动范围增大，

肘关节周围的纤维粘连和瘢痕组织即可逐渐解脱，挛缩的肱二头肌亦可伸展延长。当肘关节相当松动时，在助手的对抗牵引下摄X线片，观察尺骨冠状突及桡骨头的位置。如桡骨头已达到肱骨小头平面，冠状突已达肱骨滑车平面，说明复位前准备活动已完成，可进行下一步复位。若经过长时间活动，在助手大力牵引下，仍不能达到以上要求，或活动范围改善不大，不宜强行试行手法复位，以免发生骨折等并发症。

③复位：患者仰卧位，医者立于患侧，用一条宽布带绕过患侧肱骨下端的前面，布带两头系于术者腰间，向后微微弓腰，扯紧布带。两助手分别握其上臂与前臂，徐徐拔伸牵引，医者两手拇指顶住鹰嘴向前、向下推挤，余指抓住肱骨下端向后拉，同时助手慢慢将肘关节屈曲，闻及入臼响声，整复即告成功。亦可采用拔伸屈肘法与推肘尖复位法。

2. 复位后的检查　肘部外形恢复正常，与健侧对比相似，肘关节屈伸活动功能恢复正常，患侧手可触及同侧肩部，肘后三角关系正常；陈旧性肘关节脱位，复位成功后，肘关节X线照片仍可见关节腔有增宽现象，这是因为关节间隙仍有肉芽组织和瘢痕组织充填，在日后活动中，可逐渐恢复正常。摄肘关节正侧位X线照片，可以证实复位是否成功，并确定肱骨内上髁、鹰嘴或冠状突是否有新的骨折。

3. 固定　脱位复位后，一般用绷带做肘关节“8”字固定；1周后采用肘屈曲90° 前臂中立位，三角巾悬吊或直角夹板固定，2周后去固定。

4. 辨证施治　各种类型的脱位复位后，可按损伤三期辨证施治进行治疗。初期宜活血化瘀、消肿镇痛，内服可选用续断紫金丹、舒筋活血汤，外敷消肿膏、双柏膏或消肿止痛膏；中期宜和营生新，舒筋活络，佐以活血理气，可内服壮筋养血汤、跌打营养汤，外敷舒筋活络药膏，或接骨续筋药膏；后期关节僵硬者，外用海桐皮汤、上肢损伤洗方等煎汤熏洗。

5. 手术治疗

（1）适应证：适用于开放性脱位者，闭合复位不成功者，合并血管、神经损伤需要探查者，以及合并骨折用非手术方法无法复位或固定影响以后功能者；伤后已数月而无骨化肌炎及明显骨萎缩的陈旧性肘关节脱位，以及习惯性肘关节脱位，关节处在非功能位也是适应证之一。术前须考虑患者有无手术禁忌证。如全身或局部情况不允许，如伤处水肿严重，术口周围皮肤有感染性疾病的患者，不适合手术。

（2）常用方法：①切开复位术；②关节切除或成形术；③关节囊及韧带紧缩术；④其他修复方式如肱二头肌腱止点移位术、骨挡手术等。

（八）并发症

1. 关节脱位早期并发症　当患者受伤时，附着于肱骨外髁的肌肉收缩，关节囊破裂，再合并直接的外力作用，可造成外髁撕脱骨折。研究发现，在单纯肘关节后脱位的患者，100%伴有肘外侧副韧带的撕裂，大部分伴有肘内侧副韧带的断裂，前关节囊及肱肌的严重损伤也很常见。由于向内、外侧脱位时的移位将尺神经与周围的组织撕脱，一并向内或外移位，可造成尺神经牵拉伤，有时还可合并血管的损伤。故骨折、神经损伤、血管损伤、感染是肘关节脱位常见的早期并发症。还可并发Volkmann缺血挛缩。

2. 关节脱位晚期并发症　晚期的并发症多是由于患者未及时治疗或治疗不当引起，主要包括关节僵硬、骨化性肌炎、创伤性关节炎等。

（九）功能锻炼及预后

1. 功能锻炼　肘关节损伤后，血肿极易纤维化或骨化，产生肘关节僵硬，或骨化性肌炎，故脱位整复后，应鼓励患者尽早主动锻炼肘关节活动，以利加快局部血液循环，血肿吸收，防止脱位并发症的产生。固定期间，可做肩、腕及掌指等关节的活动，去除固定后，积极进行肘关节的主动活动，活动时应以屈肘为主，因伸肘功能容易恢复，前臂下垂的重力、提物的重量，都有利于伸肘功能的恢复。功能锻炼时，可配合理疗或轻手法按摩，但必须禁止肘关节的粗暴被动活动，以免增加新的损伤，加大血肿，产生骨化性肌炎。

2. 预后　单纯肘关节脱位在手法复位后，肘关节大多稳定，非手术治疗的效果较好。

伴有骨折的肘关节脱位称为复杂脱位，其治疗效果远较单纯肘关节脱位为差。统计发现，有5%～10%

的肘关节脱位伴有桡骨头骨折；另有 2% ~ 15% 的肘关节脱位伴有尺骨冠突骨折；而同时伴发桡骨头和尺骨冠突骨折的肘关节后脱位则更为少见（肘关节三联征），此损伤的治疗效果不太满意。

新鲜脱位患者，脱位经过复位治疗，可以取得不错的治疗效果，只要能在脱位发生后及时纠正，一般不存在严重的活动障碍。而针对陈旧性脱位患者，则根据病程长短，治疗效果不一。如时间较长，粘连较为严重，甚至损伤尺神经等，简单的复位已经不能恢复，则需要手术矫正。

第十章　膝关节微创手术

第一节　前交叉韧带断裂与重建概述

人类对于前交叉韧带损伤认识的开始已有很长的时间了，公元前 300 多年希波克拉底描述了一个因 ACL 断裂引起关节半脱位的病例。1836 年 Weber 首先开始对前交叉韧带的生物力学特性进行研究，继而在 1850 年 Bonnet 描述了前交叉韧带断裂的发生机制，并发现其容易从股骨止点撕裂。1913 年，Nicoletti 在尸体上进行了具有划时代意义的自体肌腱重建手术，并在 1914 年由俄国医师 Grekow 将其应用在临床上。此后经过不断的完善，重建术后膝关节的稳定性得到明显的改善。近 20 多年来，经过大量的研究和技术改进，前交叉韧带重建的手术方法逐渐统一，手术后效果取得了显著的提高。然而，仍有将近 1/5 的患者残留一定的关节不稳。近年来，许多学者尝试更加接近前交叉韧带解剖结构的双束重建方法，希望进一步提高重建手术的效果。双束重建在尸体实验上可以更好地控制关节的旋转，但临床效果和单束重建没有明显区别。虽然双束重建的必要性仍然受到一些学者的质疑，但是其重建韧带的理念越来越受到大家的关注，越来越多的学者尝试进行此方面的临床和试验工作。

前交叉韧带（ACL）是膝关节重要的前向稳定结构，损伤后可以产生明显的膝关节前向不稳，严重影响膝关节功能，随之继发关节软骨、半月板等主要结构损害，导致关节退变和骨关节病的发生。临床实践与实验研究结果表明 ACL 断裂后，早期重建可以恢复膝关节的稳定性，预防和延缓骨关节病的发生。现在的研究进展与临床技术、理论已改变了传统对 ACL 损伤治疗的观念，尤其随着关节镜下微创手术重建的实现，人们已逐渐接受这种较为积极的治疗观点。目前，膝关节 ACL 断裂的治疗着重于重建韧带的方法、镜下微创手术、移植物的合理选用、重建韧带生物学转归及术后合理早期康复等。随着膝关节镜技术的不断成熟与完善，关节镜下微创重建 ACL 手术已成为膝关节镜外科中有效的治疗方法。同时，该治疗方法也为广大患者所接受。目前，国内开展关节镜下微创重建 ACL 手术的例数逐年增多，现在，在有条件的单位已放弃开放的 ACL 重建手术。随着技术的不断进步，关节镜下微创重建 ACL 手术也已从最初的对单纯陈旧性损伤进行重建治疗，逐渐发展到对急性损伤的早期检查、一期重建以及复合韧带损伤的同时修复与重建，重建的方法也由以往最初的关节镜辅助下完成重建发展到完全镜下技术完成重建，并开始进行双束重建。目前，重建 ACL 的移植物有多种，已改变了以往 B-PT-B 自体移植重建为主的现象。使用半腱肌腱和股薄肌腱重建 ACL 方法的应用，使得对膝关节局部的影响明显减小。实验研究与临床观察表明，采用四股或更多股（六股、八股）合一的半腱肌腱和股薄肌腱重建 ACL，明显提高了整体抗拉抗张强度，移植重建经塑形改建完全可以达到甚至高于正常 ACL 的断裂强度，避免了利用髌腱重建对膝关节局部的影响，同时利用微孔钢板进行固定股骨端，利用 Intra-Fix 固定胫骨端，改进了传统固定方法，便于镜下完成手术，明显提高了效果。

随着对 ACL 解剖、重要生物学特征及生理作用、伤后自然转归及对膝关节功能的影响以及重建替代物的选择与重建韧带生物学转归研究的深入，对ACL损伤的认识有了新的发展，临床诊治水平有了进一步提高。目前，ACL损伤的修复与重建进入了新的阶段，其重点是提高重建韧带的稳定性、促进移植物再血管化、选择合适的重建材料、关节镜下微创手术以及术后早期康复。

一、交叉韧带断裂继发关节主要内结构损害

前、后交叉韧带是各自独立的两个韧带，但又相互协同保证膝关节的稳定性与功能，ACL的主要作用是限制胫骨前移，同时还是第二线限制旋转及内外翻的结构；交叉韧带有神经感受装置，在本体感觉方面也起着重要的作用。交叉韧带断裂后膝关节丧失了重要的前或后向稳定结构，必然会带来胫骨的过度向前或向后的移动，同时由于本体感觉的丧失，导致和加重了膝关节的反复扭伤。随着时间推移，由于关节不稳、反复扭伤，会使得半月板及软骨的损伤逐渐增多。应用关节镜观察ACL断裂后膝关节软骨损伤的病理改变、发生部位、损害程度等进行前瞻性临床研究，发现陈旧性ACL断裂后膝关节软骨损伤发生率（75%）明显高于急性损伤（260），病程1年内者软骨损伤发生率为60%，1年以上为79.6%，且重度软骨损伤发生率（44.9%）明显高于病程1年内者（4.76%）。而且更大样本量病例临床资料进一步研究ACL断裂与继发膝关节软骨损伤的关系，也证明了这一点。PCL断裂亦将继发关节软骨损伤，后向不稳及髌股关节压力增高是继发损伤的主要原因。研究表明交叉韧带断裂后膝关节软骨损伤发生率明显增高，继发关节软骨损伤主要由韧带断裂后关节不稳所致，关节软骨损伤程度会随病程延长而加重，骨关节炎明显加重，进行膝关节置换的年龄明显提前。实验研究亦表明ACL切断后可继发膝关节软骨损伤，待关节软骨出现退变后再进行韧 吧带重建，对其退变缓解作用不明显，然而断裂后即刻重建交叉韧带可有效阻止与延缓关节软骨退变。表明ACL/PCL断裂后应尽早手术修复重建，尽快恢复关节的稳定性，改善功能，预防、延缓、减轻软骨退变与骨关节炎的发生。

二、ACL断裂导致膝关节多向不稳并影响到对侧膝关节

ACL损伤后还可产生多向不稳而影响膝关节功能。损伤后除主要产生明显的膝关节前向不稳外，还可以出现前内侧不稳、侧方不稳、过伸不稳，从而严重影响膝关节功能；同时由于本体感觉功能障碍，保证膝关节稳定的防御性神经肌肉反射功能丧失、肌肉萎缩，导致膝关节的反复扭伤，以及关节退变和骨关节病的早期发生，进一步加重膝关节损害。最近的临床观察还发现，伤侧膝关节可以影响到对侧膝关节，由于两侧膝关节稳定性的平衡与协调关系紊乱，对侧膝关节易发生损伤。

三、早期修复与重建ACL的观点

目前，就有关ACL损伤的治疗已提出早期手术重建交叉韧带的观点，以尽早恢复膝关节的稳定性，阻止、延缓、减轻关节内继发损伤；同时早期手术可以在早期处理合并损伤，最有效地治疗与保护关节内结构，在损伤修复的最佳时间内处理合并损伤，从而保证膝关节的整体稳定性与功能。这些在实验与临床研究的基础上建立的理论、观点与临床处理原则已逐渐被人们接受并应用于临床治疗中。尤其随着关节镜下微创手术重建的实现，韧带损伤早期修复与重建的理论已彻底改变了传统对交叉韧带损伤治疗的观念。随着关节镜技术的提高和高新技术、设备引入，关节镜下微创重建交叉韧带的临床治疗与研究，使得膝关节韧带重建学不断发展，成为膝关节微创修复与重建外科中的重要组成部分。而关节镜微创修复与重建外科作为整体微创外科中的一个重要组成部分，代表着21世纪膝关节微创外科的发展方向。

四、重建ACL移植物的应用与选择

重建后的交叉韧带要经历重新塑形改建与止点重建的过程。由于重建韧带经塑形改建后其生物力学强度要失去原强度的50%，因此，人们一直在不断寻求更为理想的韧带替代移植物。以往，鉴于自体髌腱中1/3具有良好的抗拉抗张强度，加之移植物取材时两端可带有骨块，利于直接固定，为骨－髌腱（中1/3）－骨（B-T-B）移植重建交叉韧带提供了良好的生物学基础，一度成为重建ACL的最佳移植物，并被视为金标准。但由于取材所引起的局部变化不同程度地影响到临床效果，人们试图寻找其他的移植物，

以克服 B-T-B 法的不足。此后，由于半腱肌腱和股薄肌腱重建交叉韧带手术快捷、康复快、对关节局部的影响较小，以此作为移植物重建交叉韧带成为学者们继 B-T-B 后又一研究的热点。实验研究与临床观察表明，利用半腱肌腱和股薄肌腱四股合一或八股合一进行重建，明显提高了重建韧带的整体强度，重建韧带经塑形改建完全可以达到甚至高于正常交叉韧带的断裂强度，同时避免了应用髌腱取材后对膝前的影响，同时利用微孔钢板固定股骨端，应用 Intra-Fix 固定胫骨端，改进了传统固定方法，使固定更加牢靠，又便于全镜下完成手术，术后康复快，功能恢复好。尽管如此，利用半腱肌腱和股薄肌腱重建后对膝关节屈膝力量及内旋力量的影响、隐神经损伤所致的胫前皮肤感觉障碍、骨的增宽与扩大、临床重建后再观察发现的多股肌腱分束存在的状态乃至最终能否塑形改建成为一体化的韧带，以及较 B-T-B 法重建有较高的术后感染率等问题有待于今后进一步研究解决。

目前，自体移植物重建交叉韧带在临床上应用较为广泛，但存在自体移植物供区病损、翻修手术移植物来源缺乏等问题。因此，人们也在研究同种异体肌腱移植重建。现在，异体移植物重建交叉韧带在国际上正逐渐开展，有关临床报道不断增多。国内也已开展相关工作并取得较好的临床疗效。目前，同种异体移植物的种类较多，常用的有 B-T-B、跟腱、阔筋膜、半腱肌腱和股薄肌腱等，其中，B-T-B、半腱肌腱和股薄肌腱最为常用。最近应用胫前肌腱重建的临床研究又显示出良好的临床效果。然而，同自体移植物重建相比，同种异体移植物的愈合时间较自体移植物的长（异体移植物完全成熟一般需 18 ~ 24 个月）；疾病传播仍是人们最关心的问题，低剂量的辐射不能完全消除病毒传播的风险，高剂量的辐射将严重降低移植物的生物力学强度，还有免疫反应是引起移植物延迟愈合及失败的另一原因，这些问题仍有待于进一步研究。但不论怎样，同种异体移植重建交叉韧带经过近 20 年的研究和发展，取得了很大的进展。

人工韧带的研究与临床应用亦是人们一直关注的问题。人工韧带重建交叉韧带在 20 世纪 80 ~ 90 年代曾经得到广泛的临床应用。后来由于人工韧带在关节内发生降解和变性，强度下降，长期效果不能肯定，组织相容性尚未完全解决，可能导致关节内渗出和滑膜炎等原因使其临床应用明显减少。然而人们并没有因此而停止探索，仍在研究并有新型人工韧带引入临床应用中。理想的人工韧带应具备与正常人交叉韧带相同的生物力学特性，要提供足够的抗拉强度和固定强度，同时应具有较好的抗蠕变、抗弯曲磨损能力，要有较长的使用寿命。因此，要求人工韧带应具有适当的刚性和弹性，更要具有良好的组织相容性，尤其在膝关节内的特殊内环境中。目前，用于重建前交叉韧带的人工韧带基本上可分为永久型（permanent），增强型（LAD）和支架型（scaffold）3 种类型。永久型人工韧带的应用没有经验；增强型人工韧带 Kennedy LAD 是最具代表性和最广泛使用的此型韧带，有学者在国外学习工作期间，参加了应用 Kennedy LAD 辅助自体髌腱（中 1/3）重建 ACL 的临床研究，并观察到良好的近期临床效果；支架型（scaffold）人工韧带的设计目的是希望它能允许和刺激宿主胶原纤维的长入，并按正常韧带的方向排列，逐渐获得正常韧带的结构和抗拉强度，最终形成一条新的韧带。Leeds-Keio 人工韧带是支架型人工韧带的最主要代表。应用 Leeds-Keio 人工韧带辅助自体骨 - 髌腱（中 1/3）- 骨重建 ACL 32 例，术后随访 7 ~ 9 年（平均 8 年），Lysholm 功能评分由术前平均 67 分提高到术后平均 87 分，Noyes 功能评分由术前平均 147 分提高到术后平均 230 分，主观评价对手术的满意度平均为 86%（70% ~ 99%），手术后康复快，运动员可早期恢复运动训练与比赛。

人工韧带的临床应用在曾一度走入低迷阶段后，又有高韧性生物聚酯纤维制作的 LARS 人工韧带引入临床应用，尽管人工韧带重建交叉韧带的实验结果和短期临床效果令人鼓舞，但远期疗效有待于进一步观察，仍有许多问题有待于研究解决，其韧带与骨面的磨损和应力疲劳是人工韧带重建失败的主要原因。今后随着生物材料技术的发展和对交叉韧带研究的不断深入，深信这些问题会得以解决，人工韧带是今后韧带重建领域的重要发展方向之一，相信将来会有理想的人工韧带被研发、应用于临床。

五、双束重建 ACL

传统而又经典的 ACL 重建是单束重建。ACL 重建技术主要侧重于 ACL 前内束（AMB）重建，作为重建标准而广泛应用，并取得能够使运动员恢复训练与运动比赛再次取得世界冠军成绩的良好临床效果。

随着解剖与生物力学研究的发展，人们在单束重建的基础上，开始了交叉韧带双束重建的研究。并将其称为“解剖重建技术”，ACL重建前内束（AMB）和后外束（PLB），PCL重建前外束（ALB）和后内束（PMB）。解剖与尸体上的对比研究表现出单束重建与双束重建的生物力学变化与差异，双束重建具有更好的稳定性，更接近正常交叉韧带解剖，临床研究近期观察结果也显示出较单束重建具有更好稳定性的优势。但亦有学者通过研究，认为双束重建与单束重建在关节稳定性与本体感觉方面相比未体现出优势。国内相关研究较晚，临床应用与研究报道不多，主要为近期临床随访观察结果的报告，也认为双束重建优于单束重建。实验室研究表明双束重建较单束重建显现出生物力学方面的优势，双束重建能够更好地改善膝关节的稳定性；同时单束重建 3 000 例的基础上已进行双束重建 600 余例，临床对比研究表明，单、双束重建均可取得良好的临床效果，双束重建对膝关节整体稳定性的改善有一定益处。但有关单束重建与双束重建疗效的比较，更有待于国内学者根据国人膝关节的解剖与韧带的生物力学特性进行深入的临床研究和长期的随访观察结果。不论怎样，双束重建的研究表明人们在不断更新观念、改进技术，在不断模拟正常的 ACL 结构、向着“解剖与生物学重建”的方向发展。

六、翻修手术

ACL 重建后失败要进行翻修手术是人们关注的又一问题，国外已有文献报告，国内相关研究不多，但已出现翻修病例，临床上要予以重视。ACL 重建手术失败的原因基本上有术前、术中、术后 3 种因素，涉及伤后手术重建前的处理与治疗复合损伤和整体损伤程度、术时合并损伤的处理、重建方法的选择、手术技术、移植物的选择与固定；术后处理与康复，重建韧带的塑形改建与止点形成以及并发症等多方面。因此，ACL 重建后翻修可谓是一个综合性问题，临床上要加以认真研究。根据收治交叉韧带重建后翻修病例的临床研究，重建失败与翻修的原因以手术及技术相关的因素居多，主要是骨道的位置不正确、移植物的固定不正确，没有起到固定作用。此外，移植物的选择不当、同种异体肌腱术后骨道明显扩大与韧带吸收、术后关节感染以及膝关节粘连等也是导致重建失败重要因素。研究表明，交叉韧带重建后的生物学改变是一个复杂的过程，因此，术后失败除技术性原因外，还有许多复杂的生物学因素的影响，这均需要深入研究加以解决和预防。

七、其他相关技术进步与进展

目前，临床基础研究在促进重建韧带的塑形改建止点以及生物力学变化方面取得了许多的进展，并不断指导临床实践。临床治疗方面不断有新的方法引入临床应用，例如，固定方法中的 Intra-Fix、Trans-Fix 等，使韧带移植物固定更加牢固，利于早期康复；计算机导航技术应用与交叉韧带重建，使骨道定位定点更加准确；同时，射频技术的应用以及半月板快速缝合方法的使用，使交叉韧带重建手术中半月板损伤的处理更为快捷；加之术后合理有效的早期康复程序的应用，整体提高了韧带重建的临床效果。此外，基因治疗韧带损伤，组织工程韧带的研究与应用等将会开辟韧带损伤临床治疗的新领域。然而，要真正完成由分布着毛细血管和神经末梢的、许多微型韧带组成的、结构非常复杂的交叉韧带的解剖修复与生物学重建，取得更好的效果，尚需要不懈的研究与探索。

第二节　前叉韧损伤的镜下检查诊断

由于膝关节结构及损伤机制复杂，运动创伤所致的膝关节损伤除交叉韧带损伤外，常合并侧副韧带、半月板、软骨及关节囊的损伤而引起复合损伤。目前，随着关节镜技术的不断发展，对膝关节损伤施以早期关节镜检查与处理，使膝关节 ACL 损伤的诊断与治疗水平明显提高。前交叉韧带损伤的同时，常合并其他主要结构的损伤，急性损伤时又能造成关节内积血（液）、肿胀、疼痛，影响检查以致延误正确诊断与治疗。关节镜检查可以直接观察交叉韧带及合并损伤，判明损伤程度，有利于明确诊断，指导治疗和功能康复。

一、关节镜的检查方法

所用膝关节镜为直径 4mm 的 30° 斜面视镜。单纯进行关节镜检查可不用止血带，镜下手术时上止血带，这样可以节省止血带时间，充分保证镜下手术的完成。入水管由髌骨外上侧入口放置，拟急诊关节镜下重建 ACL 时，需从髌骨内上方入口置入水管。膝关节标准前内、外侧关节镜入口置镜、器械进行检查，膝关节腔要持续扩张冲洗，保证检查视野清晰。若因轻微出血、血凝块及残存积血影响观察视野时，可经关节镜入水，以达到冲洗镜前区域，确保检查清楚。关节镜检查顺序由髌上囊开始，逐渐向下，除交叉韧带外亦要认真检查髌股关节面、股骨髁及胫骨平台软骨、半月板、滑膜隐窝、关节囊和骨折等。

二、急性 ACL 损伤早期膝关节镜检查

关节镜下检查急性 ACL 损伤的部位与病理类型：ACL 中间部断裂、上部断裂、股骨髁侧上止点撕脱及胫骨侧下止点带小撕脱骨折片断裂。中间部断裂者中少数可表现为滑膜内断裂。ACL 断裂常会合并膝关节内侧副韧带（MCL）断裂，此时可以在镜下探查到。ACL 损伤常会合并软骨损伤、半月板损伤、前内侧关节囊损伤，严重者会合并 PCL 断裂。总之，临床经验表明，ACL 断裂时单纯损伤较少，多数为合并损伤，关节镜检查时应予以注意。

三、急性 ACL 损伤早期膝关节镜检查临床经验探讨

有关 ACL 急性损伤术前诊断仍是一个困难而又待于解决的临床任务。尽管前抽屉试验（ADT）和 Lachman 试验（L–T）是检查 ACL 损伤的经典方法，但总会有假象出现，尤其在膝关节急性损伤时，更增加了检查诊断的难度，国内外文献报告急性 ACL 断裂术前检查其前抽屉试验的阳性率分别为 72.4% 与 24%，假阴性率分别为 27.6% 和 76%，国外文献中麻醉状态下检查 ADT 的阳性率也仅为 60%，假阴性率高达 40%。此外，轴移试验（pivot shift test）常用于检查 ACL 损伤，其实质是再现胫骨外髁在应力下 30° 位左右屈伸膝关节活动过程中突然向前半脱位而又突然复位，患者主观上出现患膝突然错动而感到不安和恐惧。轴移试验多用于检查 ACL 断裂后膝关节出现的功能性不稳。国外有报告将轴移试验用于急性 ACL 损伤的检查，其阳性率为 12%，假阴性率 72%，难以检查者占 16%，麻醉状态下检查其阳性率为 24%，假阴性率为 76%。尽管轴移试验阳性率较低但亦表明急性 ACL 损伤中有部分病例可出现急性膝关节功能不稳，对治疗、术后康复及功能评定有一定意义。但由于该项检查用力较大，重复膝关节半脱位及复位动作明显增加急性损伤患者的痛苦和不安，膝关节肿痛、肌肉痉挛又使检查难以完成，其阳性检出率又不高，因此，我们认为在急性严重膝关节损伤检查 ACL 时，不宜使用轴移试验。

文献报告及我们的临床经验与观察结果表明，急性膝关节损伤时由于关节内出血、积液肿胀、疼痛、肌肉痉挛以及复合损伤使 ACL 损伤的检查及正确诊断受到很大影响。而早期关节镜检查急性 ACL 断裂可明确损伤部位、程度，创伤轻微并可在关节镜下进行修复与重建 ACL，同时处理合并损伤，对 ACL 急性损伤的诊断、治疗、康复及膝关节功能恢复均有重要意义。

ACL 急性完全性损伤的病理类型：①韧带实体部完全断裂，表现为韧带纤维与滑膜一同撕裂，断端多呈条束状，韧带纤维松散于髁间，伤后时间稍长者断端可挛缩成团状。此种损伤多发生在韧带的中、上段。②滑膜内断裂，较少见。此型损伤与前一种类型损伤相比，亦为韧带实质部断裂，但镜下直接见不到断端，不易发现，需根据滑膜的病损间接判定。认真检查可发现韧带张力明显减弱、松弛，并可通过滑膜损伤处用探钩将韧带断端纤维钩出，继而显露断端明确诊断。③附丽点处撕脱。可表现为由股骨外髁侧的上止点撕脱或由胫骨侧下止点撕脱。附丽点处撕脱可合并撕脱骨折，此时拍 X 线片可以发现。

ACL 实质部断裂多发生在 ACL 的中上段，表明 ACL 解剖薄弱易损部位位于韧带实质部的中上区域。ACL 断裂多由较严重暴力所致，单纯损伤较少，多合并其他结构的合并损伤。除关节内结构损伤外，严重者可出现侧副韧带损伤、髌骨脱位、周围肌腱断裂等。在 ACL 急性断裂合并半月板损伤中，内侧半月板损伤的发生率很低而外侧半月板损伤率较高。经典的膝关节联合损伤由于膝关节屈曲外翻损伤所致，引起 ACL 断裂，同时合并内侧副韧带（MCL）及内侧半月板损伤。但在临床观察中发现术前诊断膝关节

联合损伤病例中外侧半月板损伤较多，内侧半月板损伤者很少而且多数所谓损伤主要是内侧关节囊横行撕裂所致，并非半月板真性损伤。在此种情况下，缝合横裂的关节囊内侧半月板即可得到很好的固定。因此，在膝关节联合损伤诊断时，更应注意检查外侧半月板。急性ACL损伤早期进行膝关节镜检查，可以明确合并半月板损伤的位侧、部位、类型和程度，有助于治疗方法的选择，减少手术的盲目性，同时可以镜下手术，在微创条件下最有效地处理和保护半月板这一重要的稳定结构。ACL急性损伤合并关节软骨损伤，关节软骨损伤在普通X线摄片检查中难以发现，给诊断及处理造成困难。早期关节镜检查可以及时发现其损伤并进行处理。临床观察结果表明股骨软骨损伤多发生在半月板区，损伤程度多在Ⅱ～Ⅲ层。因此，有必要指出，急性ACL断裂后引起膝关节功能性不稳的病例合并关节软骨损伤者中，不除外原有损伤或在原有损伤基础上发展而来。

对急性膝关节损伤所致ACL断裂施以早期关节镜术时，很少出现并发症，但要注意扩充关节腔的液体渗流到小腿间隔引起肿胀的发生。遇此情况要立即停止操作，防止液体继续渗流使小腿组织内压不断增高以致肌间隔综合征发生的可能性。根据我们的临床观察膝关节损伤不合并关节囊裂伤时，关节镜术中及术后不易出现此种情况。内侧关节囊撕裂与液体渗流亦无明显关系，而后关节囊的损伤易出现液体渗流至小腿后间隔引起小腿肿胀。预防方法为膝关节腔液体灌注压力不要过高，镜下操作尽量要快，减少手术时间，术中要经常检查小腿肌肉的张力，发现此种情况，立即终止关节镜下操作。

四、陈旧ACL损伤的关节镜检查诊断

由于膝关节腔内的特殊环境，ACL急性损伤完全断裂绝大多数难以自行愈合修复。基本在断裂后2～3周内开始吸收，6个月内基本完全吸收。由于ACL损伤多在韧带实质部断裂，上部断端相对细小吸收较快；下部残端相对粗大，加之其基底附着部面积较大，吸收相对较慢，往往在伤后3个月左右仍可能见到残端。但不论怎样ACL已丧失其连续性。因此，对陈旧ACL损伤的镜下诊断在一般情况下没有困难。但有以下几种情况应予以注意，需要认真检查，以防误导，影响治疗。

部分损伤：部分损伤很少，但仍能见到，正常ACL解剖失常，留有一束或更少部分，仍存有张力，但已减弱。此时诊断容易，进一步处理则要结合临床表现综合考虑韧带是否完全失用。如果临床有不稳现象，查体前向松弛，镜下所见留有部分ACL且张力松弛，亦应按完全断裂处理。

有时韧带实质部全断，但相连滑膜组织尚未完全吸收仍有连续性，镜下可见滑膜与纤维结缔组织样结构，失张力状态。术中要予以确认。此种情况时韧带已完全失用。

上止点处断裂后与PCL相粘连：由于前、后交叉韧带毗邻密切，上止点处断后残端与PCL相粘连、血运重建，断裂ACL的残部滑膜组织修复，ACL残端未能吸收，而且延长愈合。镜下可见ACL上止点处空虚，而下部残端存在并与PCL相连，呈束状，可有一定张力。

部分束断裂：可表现为单独的前内束或后外束断裂。此时的检查、判定要整体全面，尤其对前内束的张力与强度进行综合分析，确保其功能强度。单束断裂应进行断裂束的重建。

前内束损伤松弛，连续性存在，但功能失用。此时可在保留原有损伤韧带的同时加固重建。

陈旧性ACL断裂中有时由于部分损伤或单束ACL的作用，临床上可有膝关节前向不稳的症状，但检查时前抽屉和Lachman试验可显现出膝关节前向不稳定的体征不十分明显，会出现一定程度的抵抗感，会给术前临床诊断造成一定困难。此种情况手术时要先置镜探查，明确诊断后再进一步处理。

第三节　急性前交叉韧带断裂的关节镜下早期重建

以往膝关节联合损伤的手术治疗均切开进行，由于手术复杂，创伤较大，术后患者恢复及康复较慢。因此，急性膝关节损伤的早期微创手术治疗成为临床的重要课题。为此，北大运医所在开展急性膝关节损伤早期关节镜检查及膝关节镜下重建ACL临床研究的基础上，开展了膝关节镜下早期重建治疗急性、完全性ACL损伤的临床工作。

一、急性单纯性 ACL 断裂的早期重建

急性单纯性 ACL 断裂的早期重建的技术、方法与陈旧性损伤的重建方法基本相同，不同之处在于急性损伤阶段组织充血肿胀明显，加之损伤的组织由于出血等原因手术视野不甚良好。重建移植物可以用半腱肌腱与股薄肌腱，亦可用髌腱。其关键是手术时机的选择，若在创伤急性期过后重建，时间应在 3 个月间为宜，过久会出现关节内继发损伤。

二、ACL 断裂合并内侧副韧带断裂的手术方法

在运动损伤中的 ACL 断裂常合并内侧副韧带断裂与内侧半月板损伤，出现所谓的“膝关节三联损伤”。ACL 断裂合并内侧副韧带断裂时应该早期重建治疗，以尽早修复与重建断裂的内侧副韧带为原则，同时重建 ACL。此时的处理原则是先探查内侧副韧带损伤情况，决定修复内侧副韧带的方案，然后进行关节内手术，重建 ACL 后再进行关节内侧副韧带损伤的修复。

（一）手术切口与取腱

膝关节镜探查明确 ACL 完全断裂后沿内侧副韧带走行方向行膝前内侧斜切口，上起内收肌结节，下至胫骨结节内下方，长 8 ~ 10cm，可经此切口入路显露髌腱后切取自体骨 – 髌腱 – 骨复合体（胫骨侧骨块长 2.5cm，厚 1.0cm；髌骨侧骨块长 2.0cm、厚 0.6 ~ 0.8cm；宽度均同所取髌腱），修整后备以重建 ACL。内侧结构损伤严重时，亦可取对侧膝关节的半腱肌腱与股薄肌腱重建。由于合并内侧结构损伤，通常不利用患膝侧的半腱肌腱与股薄肌腱，但也不是绝对的。

（二）膝关节镜下操作

首先探查关节内主要结构，处理半月板、软骨等损伤，清理 ACL 的残端与髁间窝（保留韧带残端的重建可以适当处理）。

1. 自体骨 – 髌腱（1/3） – 骨复合体重建 ACL　利用镜下定位器定位，分钻胫骨与股骨侧骨道，利用引导针将骨 – 腱 – 骨复合体引进装入骨道后，经导针将挤压螺钉送进拧入外髁侧骨道固定上方骨块，然后将下方骨块向外旋转 180°（使韧带形成前内、后外束状），调整张力，屈伸膝关节检查是否等长重建，有无撞击现象；然后屈膝 30° 位后向应力下拉紧韧带固定下方骨块（酌情用挤压螺钉、双门形钉或钢丝）；术中查前抽屉试验和 Lachman 试验检查重建 ACL 后膝关节的稳定性。

2. 自体半腱肌腱与股薄肌腱重建 ACL　移植物可以取自对侧膝关节。

3. 同种异体腱重建 ACL　有条件的地方可以得到国家正式批准的组织库来源的同种异体腱，以此作为重建 ACL 的移植物，可以取得很好的临床疗效。

（三）关节外损伤的处理

屈膝 30° 膝关节内翻位下操作。检查明确内侧关节囊与伸膝筋膜损伤的程度、范围以及内侧副韧带断裂的部位。缝合撕裂的关节囊后重叠缝合伸膝筋膜。内侧副韧带上止点或体部断裂者可以原位缝合修补；下止点完全断裂者需进行下止点重建，在其止点部位钻骨道，将断端固定在骨道内。

三、术后康复

单纯急性 ACL 损伤重建后的康复方法和程序与陈旧性损伤相同。

联合损伤的术后康复：目前，已改变了以往膝关节联合损伤术后要屈膝 30° 位长腿石膏托（带踝关节）固定的方式，术后应用膝关节功能支具在膝关节伸直 0° 位固定，术后鼓励患者积极进行下肢肌肉收缩练习，48 ~ 72h 内酌情拔引流管，并可扶拐下地患肢部分负重行走；3 周后开始在 30° ~ 36° 内进行功能练习并可全负重，4 周后增加功能练习角度，开始练习伸膝，然后渐渐弃拐；5 周屈膝至 90°，6 周至 120°，8 周屈伸应至正常，带活动型膝支具保护膝关节 3 个月，半年内免体育活动，半年至 1 年间在练好肌力的同时逐渐恢复运动，但要避免运动训练，1 年后恢复运动训练与比赛。

四、临床经验探讨

有关ACL急性损伤的治疗意见虽然尚未完全统一，有人认为早期修复或重建ACL的疗效不够确切，主张保守，亦有主张早期手术治疗。我们认为ACL断裂合并内侧副韧带断裂或其他主要结构损伤时，应尽早手术。因为在复合损伤的情况下保守治疗往往难以奏效，严重的膝关节内侧关节囊、伸膝筋膜的撕裂及内侧副韧带的断裂将会引起严重的膝内侧不稳；ACL断裂造成膝关节前向不稳，最终将会导致严重的复合性功能性不稳定而进一步加重膝关节损害。早期手术的优点是，损伤部位清楚，组织修复条件好，能够早期修复并可处理合并损伤，使膝关节早期恢复稳定性，防止后遗病变发生。我们的有关临床观察经验及结果已表明，急性ACL早期修复重建可以取得良好临床效果。

急性ACL断裂早期手术以往均切开手术进行ACL重建。有关ACL急性损伤，尤其是合并内侧关节囊、伸膝筋膜横行撕裂以及内侧副韧带断裂时早期进行关节镜下ACL重建的报告很少。与陈旧性ACL损伤关节镜下重建相比，急性ACL损伤，尤其是合并其他结构损伤时，早期关节镜下重建，相对手术技术难度较大，要求较高，必须具备急性膝关节损伤早期关节镜检查及治疗的经验，必须具有良好的关节镜下手术操作技术，同时必须具有娴熟的关节镜下重建ACL的临床技术。否则，在膝关节严重损伤条件下，在有限的止血带时间内完成镜下检查，处理关节内合并损伤与重建ACL是较为困难的。

总结我们的临床实践，有几点经验值得借鉴。

（1）初期重建手术技术不娴熟时，为节省有效的止血带时间，可以在不驱血不打止血带的条件下进行关节腔冲洗，将积血、血凝块彻底清理干净，充分保证关节镜下操作时视野清晰。然后置镜检查，明确ACL伤情及关节内其他结构有无合并损伤。ACL完全断裂难以原位修复需重建者，撤出关节镜后行膝前内侧斜切口（切口照顾到内侧副韧带的修复）切取骨－髌腱（中1/3）－骨复合体备以重建ACL。

（2)驱血打止血带后进行镜下手术：首先处理软骨或半月板等合并损伤,然后清理ACL残端及髁间窝,再进行ACL重建。这样可以在有限的止血带使用时间内完成镜下操作。目前，关节镜下重建技术已很成熟，术者如果掌握了手术技术，完全能够在有效的止血带时间内完成整个手术。因此，可以直接上止血带开始手术。

（3）关节内操作完毕后，逐层处理关节外损伤。如果有内侧关节囊横裂损伤，首先要缝合横裂的内侧关节囊组织（关节镜手术中漏液时应在开始手术就将其关闭），这一点对保证术后膝关节前内侧稳定性起到很重要的作用。然后根据内侧副韧带损伤部位及特点进行修复，体部或上止点断裂缝合修复效果良好，下止点断裂需进行下止点重建。重建ACL后若不修复内侧副韧带则术后效果不佳，将会出现膝关节内侧不稳。最后缝合断裂的伸膝筋膜。

（4）急性膝关节损伤施以早期关节镜术时很少出现并发症：但如果同时进行镜下ACL重建，由于操作时间延长，要特别注意关节腔内的液体渗流到小腿间隔引起肿胀，遇此情况要停止镜下手术，以免液体继续渗流使小腿组织内压不断增高以致肌间隔综合征发生的可能性。根据我们的临床观察发现膝关节前内侧关节囊的撕裂与继发液体渗流关系不大。我们的资料中全组病例均未出现此种现象，并顺利完成镜下重建手术。然而后关节囊的损伤则与此有相当程度的关系。我们的资料中曾遇有1例ACL合并PCL断裂及后关节囊损伤者出现此种情况，停止镜下检查，改为切开手术，术后抬高患肢迅速消肿，恢复良好；另1例PCL断裂合并髁间嵴撕脱骨折，关节镜下重建PCL后发现小腿后间隔明显肿胀，即改为开放手术同时行小腿后间隔肌筋膜切开减压，未出现小腿肌间隔综合征。我们的资料中亦有1例急性ACL断裂合并PCL断裂，急诊条件下完成前、后交叉韧带重建手术却未出现此种情况，因此考虑该情况的出现与后关节囊的损伤程度有直接关系。若后关节囊损伤严重，膝关节腔后室开放，扩充液体便可通过撕裂的后关节囊间隙渗流至小腿后间隔而引起肿胀。

（5）急性ACL断裂早期进行重建手术后康复工作非常关键：要做到早期康复，防止膝关节粘连的发生。

（6）急性膝关节联合损伤由于有内侧副韧带损伤，利用同侧半腱肌腱和股薄肌腱重建ACL对内侧稳定性的恢复不利。因此，我们认为若要利用半腱肌腱和股薄肌腱重建ACL时，尤其对一些经常有跪地动作专项的运动员可取对侧的半腱肌腱和股薄肌腱进行重建。

临床实践及结果表明，急性 ACL 断裂可以施以早期关节镜检查和镜下重建手术。早期关节镜下手术可以早期发现及时处理合并损伤，治疗及时，创伤小，康复快，能够早期恢复膝关节的稳定性和运动功能，能够防止由于 ACL 缺失引起的膝关节功能性不稳以及由此导致的一系列后遗病变。

第四节 双束重建前交叉韧带

一、临床解剖与生物力学研究

组成 ACL 的纤维是由 150 ~ 250nm 直径的纤丝先组成 1 ~ 20μm 的纤维，继而组成 100 ~ 250μm 的亚筋膜单位，这些亚筋膜单位被覆称为腱内膜的疏松结缔组织。3 ~ 20 个亚筋膜单位结合在一起组成纤维束，直径从 250μm 到数毫米不等，被腱鞘包绕。纤维束或绕韧带的纵轴螺旋走行，或直接由股骨止点到胫骨止点，周围包绕腱旁组织。通过一些解剖研究揭示 ACL 由连续排列的小纤维组成，并不能被分成不同的束。除了纤维之外，组成 ACL 的另一个重要成分是细胞，韧带不同部位细胞的形态和比例是不同的，韧带中部的纤维较多，细胞较小，其次是接近股骨止点部分，细胞成分相对较多，呈圆形，而靠近胫骨止点的韧带内细胞的成分最多。

ACL 的供应血管来源于膝中动脉，膝中动脉呈直角起于胭动脉，在关节外隐行于腘窝脂肪中，与同名的神经伴行，从胭斜韧带的孔隙中穿过后关节囊，几乎呈垂直走向远端。动脉进入关节囊后立即分支供应髁间窝内组织，包括 ACL。但除了滋养动脉，ACL 还接受一个大的膝中动脉后降支的供应。另外，滑膜血管在滑膜下伴韧带全程走行，它们的分支像网一样包绕整个韧带。骨质内的血管不通过止点到达韧带内，韧带内血管也不穿过骨性止点到达骨质。韧带股骨端的血供好于胫骨端，在胫骨止点近端 5 ~ 10mm 处韧带周围的动脉网缺失。虽然脂肪垫内血管丰富，但只有很少的分支供应 ACL。

（一）大体解剖

ACL 表面被两层滑膜覆盖，为关节内、滑膜外结构。它起自股骨外髁内侧面，纤维斜向前、内、下止于胫骨内、外侧棘和两棘之间的非关节软骨区，由致密结缔组织组成，平均长度 32mm（22 ~ 41mm），矢状径前后距离 17mm，冠状面宽 7 ~ 12mm，其纵轴和股骨纵轴夹角呈 25° ~ 30° 。靠近股骨侧实质部纤维较细，向胫骨侧逐渐增粗，截面积为 34 ~ 42mm^2，男子的平均面积略大于女子。止点处的面积是实质部面积的 3.5 倍，这种结构造成了解剖模拟和定位的困难。Staubi 和 Rausching 通过 MRA 测量认为 ACL 关节腔内走行基本平行于髁间窝顶部。ACL－胫骨平台角度随关节屈伸角度而变化，完全伸直时角度约 67° ±4° ，屈膝 30° 时为 45° ± 3° ，屈膝 90° 时为 28° ±4° 。

（二）股骨止点

ACL 股骨止点位于股骨外髁内侧面后部的小窝内，是位于股骨外髁而非髁间窝顶部，但并非所有纤维均位于股骨外髁垂直的部分，大部分人的纤维延续到弧顶部分（接近 11 点位），有部分人止点延续到弧顶中部（接近 12 点位）。Cirgjs 等的解剖研究认为股骨止点像圆环的一部分，前方边缘较直，后方边缘呈弧形，和股骨外髁内侧面的关节软骨边缘弧度一致，距股骨外髁的软骨缘 2.8 ~ 4mm，长 18mm，宽 11mm，长轴轻度向前倾斜约 25° ，止点面积 113mm^2。北大运医所研究发现：ACL 在屈膝过程中沿矢状面发生旋转，其轴心大约位于股骨止点的近前角，接近过顶（over-the-top）位置，面积较小，该区域的纤维束在屈膝过程中始终处于紧张状态，具有良好的等长性，止点离轴心越远的纤维束在膝关节屈伸过程中的等长性越差。

（三）胫骨止点

ACL 胫骨止点呈椭圆形分散止于胫骨前棘的前、外和后方，其前部纤维向前伸出，形成一个“足”形区域，可以延伸到半月板横韧带的下方，一部分纤维束和外侧半月板前角止点纤维混合；胫骨止点向后可延伸到外侧半月板后角根部（止点），接近后交叉韧带，个别还接受外侧半月板后角的部分纤维。由于胫骨止点如直角弯管状，韧带的中心和止点的中心不一致（韧带的中心偏后）。胫骨止点较股骨止点面积大，止点的前后长度为 17 ～ 30mm，前端距胫骨平台前缘约 15mm。北大运医所研究发现：ACL 胫骨止点近似于三角形，前宽后窄，其后方邻近 PCL，二者间隔一纤维束，来源于外侧半月板后角，其前缘构成了 ACL 胫骨止点的内后壁，后缘与过后位置相延续；ACL 的纤维不都止于胫骨平台骨面上，ACL 前外侧部纤维末端形成拱形结构，跨于外侧半月板前止点的上方，并止于邻近骨面与软组织，其中 ACL 外侧部表面的纤维与外侧半月板前角止点纤维相互交织，拱形结构与外侧半月板前止点间为疏松结缔组织填充；ACL 的骨性胫骨止点明显小于全部胫骨止点，形状也由三角形变为不规则条形。胫骨外侧髁间嵴范围局限，为一圆丘形隆起，其内侧面构成了 ACL 胫骨止点的后外侧壁，胫骨内侧髁间嵴范围较广泛，为嵴状，基本呈前后走向，其外侧为 ACL 胫骨止点内侧缘。

（四）ACL 的分束解剖研究

在第 8 周的胎儿就可观察到 ACL 的形成，在第 16 周时韧带在外观上呈现为明显的两束，胚胎发育的以后阶段其组织和成分不再发生变化。由于 ACL 和半月板是同一个胚细胞瘤，所以两者在解剖上密切相关，在功能上一致，韧带止点尤其和外侧半月板止点关系十分密切。

ACL 由股骨止点向胫骨止点走行过程中，大约旋转了 90° ，这是由于股骨止点与胫骨止点走行不一致造成的，股骨止点的走行方向是由近端向远端，而胫骨止点方向是由前向后。伸直时，韧带所有纤维均紧张，并且纤维平行走行。在屈曲时，纤维出现交叉现象，只有小部分前部韧带紧张，后部大部分韧带松弛，据此将韧带分为功能性的两束，小的前内束（anteromedial bundle，AMB）和大的后外束（posterolateral bundle，PLB），在胫骨侧，AMB 占据前内侧部分，PLB 位于后外部分，并因此而得名。此种分束方法由 Palmer 首创，后来被广泛接受，并且成为研究 ACL 功能的解剖学基础。

研究发现，在股骨侧止点的分界线自前向后将止点区分为近端和远端两部分，AMB 占据股骨外髁内壁的近端，PLB 占据更远端部分并靠近前方软骨。两部分的面积各约 50%，分别为 $47mm^2 \pm 13mm^2$ 和 $49mm^2 \pm 13mm^2$，我们的测量为 $69.37mm^2 \pm 20.2mm^2$ 和 $86.60mm^2 \pm 30.22mm^2$。Christel 测得股骨止点两束中心距离为 8.2mm +2.2mm，韧带的中心和股骨止点的中心基本一致，Yasuda 等测量认为 AMB 的中心在股骨外髁后壁远端 5 ～ 6mm，位于 10 点 30 分位（右膝）和 1 点 30 分（左膝）位，PLB 中点位于距股骨外髁软骨缘 5 ～ 8mm 处，此中心点在屈膝 90° 时位于股骨髁和胫骨平台接触点向股骨纵轴所做的垂线上。Takahashi 等测得 AMB 和 PLB 股骨中心点到股骨外髁后边缘的距离分别为 7.8mm 和 7.0mm，到股骨髁间窝顶的距离分别为 4.1mm 和 11.3mm；Zantop 测定 PLB 位于股骨外髁前方软骨缘深方 6.5mm 和上方 5.8mm，AMB 位于股骨外髁前缘软骨深方 18.9mm，股骨髁间窝下方 5.3mm。北大运医所的解剖研究发现中国人 AMB 股骨止点中心点位于 10 点 10 分 ±7° （右膝）或 1 点 49 分 ±5° （左膝），过顶点位于 10 点 45 分 ±8° （右膝）或 1 点 08 分 ±9° （左膝），PLB 股骨中心点与过顶附近纤维连线的距离为 11.8mm，与股骨外髁软骨缘的最小距离为 6.16mm，两束中点距离为 9.42mm。

Harner 等测量发现胫骨止点面积是股骨止点面积的 120%，AMB 为 $56mm^2 + 21mm^2$，PLB 为 $53mm^2 \pm 21mm^2$，如果将止点中非骨性部分排除，我们测得的胫骨骨性止点面积分别为 $58.96mm^2$: $\pm 18.67mm^2$ 和 $64.47mm^2 \pm 22.40mm^2$，与股骨止点面积几乎相同。Christel 测得 AMB 和 PLB 胫骨止点中心的距离为 9.9mm ± 2.11mm. 与我们测得的 9.17mm ± 1.61mm 相近，我们还发现 PLB 的 ACL 胫骨止点与 PCL 间有恒定纤维束间隔存在，为可靠的术中定位标志。按 Hamer 的分束方法，在矢状位上，AMB 和 PLB 的胫骨止点中心点到胫骨前方软骨边缘距离平均为 13.0mm 和 14.7mm，几乎处于同一水平。Zantop 测得 AMB 中心位于外侧半月板前角中心的后方 2.7mm 和内侧 5.2mm，PLB 中心位于外侧半月板前角中心的后方 11.8mm 和内侧 4.1mm。Francesco Giron 测得胫骨止点平均 17mm ± 2mm 长（12 ～ 19 mm），9mm ± 2mm 宽（7 ～ 16mm），PLB 和 AMB 止点的分界线平均位于距过后点内侧 11mm ± 2mm（8 ～ 14mm）和外侧 17mm ± 4mm（11 ～ 24mm）。

双束的分束方法并不统一，Hamer 等分别在屈膝 90° 位与 30° 位时给胫骨施加前向载荷以确认 AMB 与 PLB；Mochizuki 等在屈膝 90° 用手术刀将 ACL 分为 AMB 与 PLB。Hamer 认为，AMB 和 PLB 的胫骨止点分界线自前向后，实际将止点分成了内、外两部分，与大多数学者观察到的前内、后外的分布结果不同，其分束的方法和测得面积与 Girgis、Yasuda、Odensten 和 Gillquist、Christel 等的测量结果不同。Mochizuki 等剔除了 ACL 表面的膜状部分，得到的股骨止点的形态呈“Lasagna（胶囊）”状，和韧带的实质部形态十分相仿。AMB 和 PLB 的股骨止点面积比为 3：2，屈膝 90° 为时，其中心分别位于 10 点 20 分位和 8 点 50 分位（右膝），可见除去膜状部分对韧带止点的研究影响较大。

除了将 ACL 分为 AMB 和 PLB 两束之外，也有学者将其分为多束。1979 年，Norwood 和 Cross 将韧带分为 3 束，并发现胫骨止点呈三角形，PLB 位于三角后方的尖部，AMB 和中间束（intermediate bundle）位于前方的两个角部（AMB 在前内侧，中央束在前外侧），中央束有时是不存在的；在股骨止点上，AMB 位于后上部，PLB 位于前下部，中央束位于两者之间；并认为 AMB 负责前外侧稳定，中间束负责直向和前内侧稳定，PLB 辅助后外侧稳定，并防止膝关节过伸和过度内、外旋。

Amis 等将 ACL 也分为 3 部分，但前内、中央束和 PLB 在胫骨上的止点位置从前向后依次分布，在股骨点三束自近端向远端依次分布。

Odensten 和 Gillquist 的组织学研究发现 ACL 内的纤维是连续分布的，之间并没有分束。事实上，ACL 由许多纤维束组成，它们在股骨和胫骨上都有不同的止点，而当关节处于不同的位置时，相应的一部分纤维束处于张力状态而起稳定关节的作用。即使韧带在胚胎或老年期外观似有 2 ~ 3 束，也不是目前临床分束研究的主要依据。虽然 ACL 的分束方法和数目目前还存有争议，但是越来越多的研究者赞同功能性地分为两束的观点。在双束的解剖研究中，两束止点的位置关系和各种数据的测量仍有较大的差异，这充分说明功能上的分束在解剖上并没有分束，而且为双束定位的统一带来困难。

（五）ACL 双束定位

为了模拟 ACL 双束的功能，文献上曾出现不同的重建方法，大致可分为：双骨道模拟双束重建，三骨道双束重建，四骨道解剖双束重建等方法，前两种方法目前很少应用。

1. 双骨道模拟双束重建　利用和单束相同的骨道定位方法定位，Takeuchi 利用环钻钻胫骨骨道，将得到的骨块做成两个高 25mm、直径 9mm 的骨柱，嵌在半腱肌腱、股薄肌腱围成的腱环两端，形成类似骨－髌腱－骨的替代物，通过旋转替代物做成更加接近 AMB 和 PLB 的双束重建。Hara 将髌腱中 1/3 和半腱肌腱复合，将骨－髌腱－骨置于半腱肌腱前方和其一起进入胫骨骨道，在股骨侧，骨－髌腱－骨进入股骨骨道固定，半腱肌腱经过股骨过顶点绕过股骨外髁，穿出后外方关节囊，在屈膝 90° 位拉紧固定在股骨外侧皮质，髌腱重建 AMB 功能，半腱肌腱重建 PLB 功能。Marcacci 介绍了和 Hara 相似的方法，利用半腱肌腱和股薄肌腱，经位于 ACL 胫骨止点后内部的胫骨骨道，绕行过顶点将肌腱自股骨外髁后方引到关节外，再经股骨骨道引入关节内，经相同的胫骨骨道引出胫骨前内侧固定。股骨和胫骨侧均采用单骨道和部分位于非解剖位置的替代物（绕过过顶点后方）是其特点，但是，此方法均没有临床随访效果。

2. 三骨道双束重建　三骨道双束重建又可以分为股骨单骨道－胫骨双骨道和股骨双骨道－胫骨单骨道双束重建。

1987 年，Zancznyj 等采用股骨单骨道－胫骨双骨道方法利用单股半腱肌腱重建 ACL。股骨骨道与单束定位相同，胫骨骨道 AMB 骨道位于尽量靠近 ACL 止点前内侧，PLB 骨道位于止点的后外侧，临床随访 14 例效果较好。Pederzini 将股四头肌腱的髌骨侧骨块置于股骨单骨道内，将肌腱部分分为 5mm 和 8mm 的两束分别引入两个胫骨骨道中重建 ACL，但没有临床随访结果。1989 年，Kariya 等也报道了类似的方法，胫骨骨道一个定位于 ACL 胫骨止点的中央，另一个中心定位于其前内方 10mm，用髂胫束制作两个筋膜条，从同一个股骨骨道穿入，分别穿入两个胫骨骨道，在胫骨侧固定。此方法也没有临床随访结果。

采用股骨双骨道的学者认为 ACL 的生物力学特性和股骨骨道位置关系更加明显，虽然解剖上胫骨止点较股骨止点范围大，但可用于重建的止点面积小，为了防止替代物撞击，采用单骨道重建。Hamada 等将胫骨骨道定位于 ACL 胫骨止点的中心，AMB 的股骨骨道采用等长点重建法，定位于 11 点位，PLB 股骨点位于 9 点位（右膝）。Kim 等采用与 Hamada 基本相同的方法重建，只是将股四头肌腱的髌骨骨块端置于胫骨骨道内，将肌腱分成两条置于两个股骨骨道中。

3. 四骨道解剖双束重建　无论以上介绍的那种重建方法重建的韧带均不符合正常 ACL 的解剖，Edwards 等比较了 3 种双束重建 ACL 的方法，结果发现胫骨和股骨双骨道的方法最接近正常 ACL 的功能，股骨单骨道一胫骨双骨道和胫骨单骨道－股骨双骨道的方法不但不能重建正常的功能而且往往有限制关节活动范围的可能。

Mott 在 1983 年曾提出采用胫骨双骨道和股骨双骨道重建 ACL 更符合解剖重建的构想。这一构想首先由日本的学者应用于临床。1994，Muneta 等将 AMB 和 PLB 的股骨定位于 11 点位和 10 点 30 分位（右膝），其 AMB 的中心点明显位于解剖中心之外。Yasuda 和 Fu 等认为，双束应该重建在 AMB 和 PLB 的解剖中心，大多数研究者均将 AMB 股骨点选在 11 点位和靠近过顶点 4 ~ 6mm 处。PLB 由于缺乏定位的解剖标志，各家定位的位置稍有不同，有 10 点位、9 点 30 分位和 9 点位等。Yasuda 认为如果韧带的残端消失，应以股骨髁与胫骨平台接触点的股骨髁软骨上方 5 ~ 8mm 处（屈膝 90° ）作为 PLB 股骨骨道中心；Fu、Rainer 等首先依据残端或与 Yasuda 相同的方法定位 PLB 的股骨骨道，然后在其后方 10 点 30 分位至 11 点位间隔 2mm 钻取 AMB 骨道。

裸眼定位的准确性和重复性较差，容易出现骨道融合现象，目前关于双束重建定位器的研究较少。Hara 附加后内入路定位 PLB 骨道，可同时避免股骨两个骨道的重叠现象和股骨髁后皮质的爆裂。Yasuda 采用偏心 5 ~ 6mm 的股骨定位器定位 AMB，中心靠近过顶点，PLB 仍靠裸眼定位；Aglietti 在股骨外侧附加切口，经股骨外髁后方放入后方定位器，由股骨外向关节内定位股骨骨道，AMB 尽量靠近过顶位，PLB 定位时参考 AMB，沿软骨缘更加向下向浅部方向，位于 9 点位，强调应该定位在股骨髁尽可能深的地方，并且沿关节软骨的弧度定位骨道可以模仿正常 ACL 的解剖。Christel 为了更加准确定位，他先经膝关节前内入路定位 AMB 股骨骨道，用 4.5mm 空心钻扩大骨道，将 PLB 定位器前端插入 4.5mm 的 AMB 骨道内，旋转定位器，将 PLB 定位在 9 点 30 分位，通过定位器的定位通道在此处用 4.5 mm 钻钻孔，再用与替代物同直径的骨钻扩大骨孔（通常为 6 ~ 8mm 和 5 ~ 7mm），两个骨道之间留 2mm 骨皮质。对于裸眼定位者，股骨两个骨道的重叠现象很难避免，应用 Christel 定位器可在一定程度上避免此现象的发生，另外，由于通过前内侧入路定位时月　骨道较短，最短仅 25mm，而经过胫骨骨道定位股骨止点时所得到的骨道较长，Yasuda 等设计了专用定位器，使胫骨骨道和股骨骨道基本保持在一条直线上，可经过胫骨骨道定位股骨骨道，设计的胫骨定位器尖端呈弯月形，先经过前外入路观察，前内入路放入导向定位器前端部分，弯月形的一端定位于 PLB 的胫骨中点（在胫骨两个髁间嵴的最后方，PCL 的前方 5mm），另一端指向后外的股骨中点；然后用同一个定位器定 AMB 胫骨止点中心点（PLB 克氏针前方 7mm），定位器的导向端指向 AMB 的股骨中点。虽然设计了定位器，但是定位各束胫骨中心点时仍然靠目测定位。我们根据自己的尸体解剖研究发现，位于过顶点附近的 AMB 纤维是等距性最好的纤维束，应该作为 AMB 重建时的关键点，其理由有二：① AMB 的纤维特性是关节屈伸过程中的等距性，并因为此原因才区别于不等距的 PLB。②继往大量的临床结果证实，等距重建取得了良好的临床效果。PLB 的定位因为没有明确的解剖标志，必须根据和其他标志的测量数据来确定。我们研究发现 PLB 的股骨骨道中心除和 AMB 的中心存在关系之外，另一个关系密切的标志是股骨外髁后方的软骨缘，其后方边缘和软骨缘走行一致，距离仅 1 ~ 2mm。根据此特点，我们测定了 PLB 中心到过顶点的距离 L1（11.8mm ± 1.60mm）以及 PLB 中心点到股骨外髁软骨边缘的距离 L_2（平均 6.16mm ± 1.00mm），其数值相对较恒定，我们通过参照 L1 先将 PLB 骨道定位确定在一个弧线上，再通过 L2 将位置确定在该弧线的一个点上，因此我们设计了 PLB 股骨骨道专用定位器。该方法克服了时钟定位法、footprint 定位法的盲目性，克服了 Yasuda 等定位法中过多依赖镜下估计的缺陷，也克服了 Christel 等定位方法中只有一个定位参照物的不足。因此，可以更加客观、准确的定位 PLB 股骨止点中心点。在尸体的手术和临床的使用中，此装置能够准确地确定 PLB 的骨道，保证和 AMB 之间完整的骨质间隔，没有失误，是确实有效的定位装置。当然，正如单束定位时我们选择 PCL 前方 7mm 作为 ACL 定位中心一样，对于不同的人，选择一个固定的定位器是适合的，对于替代物较大的情况．我们设计了不同型号的定位器，以保证骨道之间有完整的骨壁间隔。

Christel 等将胫骨骨道 AMB 定位于 AMB 中央、胫骨内外嵴之间，PLB 在 PCL 的前方 7mm，靠近胫骨外嵴，PLB 的定位依靠 AMB 而定，其中心位于 AMB 骨道中心的后方 9mm。Fu 等依靠胫骨止点的残端定位 AMB 和 PLB 的胫骨骨道，Franceschi 定位 PLB 时定位器朝向胫骨外嵴，定位 AMB 时参考 PLB 骨道，中心位于前者中心前 8mm，胫骨内外嵴之间。Aglietti 等瞄准时应用 65° 的 Howell 防撞击定位器先制作 AMB 的胫骨骨道，并通过调整定位器将 AMB 的止点向前移动 2mm，仍然位于 AMB 自然止点的后部。PLB 的胫骨止点中心放在 AMB 骨道中心后外方 8mm，再更向外后的骨道不但不符合解剖，而且功能更小。PLB 胫骨定位器在冠状面上与胫骨纵轴夹角呈 45° 夹角，定位器的克氏针导向套筒在胫骨内侧表面紧靠内侧副韧带的外侧。Yasuda 等在解剖的研究中测得 ACL 的胫骨止点前后距离为 20mm，足够制作两个 6mm 的孔道，但是无法重建 ACL 楔形的形状，在重建 AMB 时由于有撞击的可能，正常 AMB 的前部大部分止点不能制作骨道，所以两束的胫骨骨道都要尽可能重建在他们的后方部分以避免 AMB 的撞击和保证两个骨道之间的骨桥，可见胫骨侧重建在各束的中心的可能性不大。Adachi 为了避免撞击，将胫骨骨道做成椭圆形，先定位 PLB 骨道于 ACL 残端的后半，再平行于 PLB 骨道将导向克氏针定位于其前方骨壁前 3mm，骨钻扩大后，用骨锉将下骨道做成椭圆形，牵入替代物时 AMB 位于前方。我们在解剖研究胫骨止点时将膝关节伸直，用细克氏针紧贴股骨髁间窝顶部在胫骨上标记出一条弧线，作为防止伸直位避免撞击的撞击线，研究发现 18 例（63. 3%）的撞击线位于 AMB 中心点前方，8 例（26.7%）的撞击线位于 AMB 后方，有 3 例（10%）的撞击线位于 PLB 范围内，这说明将解剖 AMB 的中心点作为重建时 AMB 的中心点可能引起重建物和髁间窝的撞击。为了避免撞击，应该将 AMB 骨道和 PLB 骨道限制在撞击线之后，我们测得撞击线之后 ACL 止点的平均长度为 14.59mm ± 3.39mm，可以制作两个 7 ~ 8mm 以下的胫骨骨道，而且应该选择尽量向后的止点部位定位胫骨骨道，并根据此原理设计了专用定位器，可以一次定位同时确定两个胫骨骨道。Siebold 研究也认为胫骨双骨道均定位在中心部位可能性不大，而且胫骨止点的限制，仅能选择 AMB 直径 6mm 和 PLB 直径 5mm 的移植体。

双束重建时胫骨骨道多参照 PCL 和外侧半月板前角，AMB 的股骨骨道参照过顶点作为 ACL 的定位标志（landmark），但 PLB 的股骨止点没有可靠的参考点。真正地解剖重建 ACL 十分不易，因为韧带的止点在手术时很少残留，相对于实质部宽大的止点部使选择准确性下降。

四骨道双束的替代物均选择半腱肌腱和股薄肌腱，选择两股半腱肌腱重建 AMB，两股股薄肌腱重建 PLB。由于股薄肌腱在某些患者较细，Christel 选择的方法是放弃双束重建；而为了弥补分散后肌腱强度的下降，日本学者多采用将半腱肌腱分为两段，再进行两折做成两股的方法，相当于被四折，如此，替代物的直径达 7 ~ 9mm，但长度仅为 50 ~ 60mm。

替代物固定时的屈膝位置各家报道不同。Aglietti 习惯在 15° 和 45° 分别固定 PLB 和 AMB；Hamada 在屈膝 20° 、Adachi 在屈膝 90° 、Muneta 和 Yasuda 在屈膝 30° 固定两束；Franceschi 分别在 0° 和 90° 固定 PLB 和 AMB； Fu 在 10° 和 70° 固定两束；Rainer 在屈膝 60° 固定 AMB，在屈膝 20° 固定 PLB； Christel 和 Yagi 主张在 15° 固定 PLB，屈膝 60° ~ 90° 固定 AMB； Miura 通过生物力学研究发现，屈膝 60° /0° 位固定 AMB 和 PLB 时，AMB 的原位力较自然的 AMB 增加 34%，30° /30° 固定时 PLB 的原位力较自然的 PLB 增加 46%，附加旋转力时 PLB 的原位力增加 67%。Yagi 等认为，屈伸过程中过度的负荷会引起重建物的失败，应该选择其原位力最大的位置固定，以避免屈伸过程中韧带的拉长。

在双束重建时经种入路定位股骨骨道各有优缺点。经胫骨骨道旋转股骨定位器可以得到更接近解剖位置的 AMB，而经过胫骨骨道定位 PLB 的股骨骨道并不是很容易能达到股骨解剖点上，往往更加偏上偏浅；且胫骨骨道定位时需要更加偏内的特殊方向，极易损伤内侧副韧带，而且钻取股骨骨道时有扩大胫骨骨道的可能，会破坏胫骨两骨道之间仅 1 ~ 2mm 的骨桥。经过前内侧入路定位较简单容易，但需要膝关节极度的屈曲，关节镜的视野不佳，PLB 的骨道较短，仅 25mm。经过大腿外侧切口定位需要另一个切口，定位较准确，骨道长度合适，出口的位置较圆，但镜下重建时需要特殊的钻头，从股骨外侧钻孔时需要附加较大的切口。Zantop 通过尸体试验证实位于解剖位置的双束重建效果好于位于非解剖位置的双束重建（PLB 定位偏后）。

除双束重建为，Shino 等在技术上曾尝试通过股骨双骨道、胫骨三骨道重建 ACL 三束的形态，股骨骨道和双束重建时的一致，胫骨骨道 PLB 位于后方，前内和前外另钻两个孔，目前还没有临床随访的结果，国际上还没有其他类似的报道。

二、临床重建与结果

目前，ACL 重建术被普遍采用，大量的文献报道证实单束重建取得了巨大的成功，无论髌腱组还·是腘绳肌腱组，5 年以上的随访，KT-1000 分别在 1.2mm 和 1.7mm 左右，79% 的患者术后 KT-1 000 与健侧相差在 3mm 以内，在限制胫骨向前移位方面，髌腱具有显著的优越性，但在关节功能评分方面两组没有明显差异。长达 10 年的术后随访，单束重建也取得了优良的效果，86. 2% 的自体髌腱重建患者 IKDC 评分正常和接近正常，Lysholm 评分平均为 91.4 分，Tenger 评分平均为 5.9 分，70% 的运动员能恢复到伤前运动水平，73% 的患者 KT-1000 的测量结果与健侧的差值小于 3mm，20.7% 为 3 ~ 5mm，8% 大于 5mm，自体腘绳肌腱的长期随访也取得相同的成绩。到目前为止，单束重建仍然是评价其他方法的标准术式。

单束重建术给大多数 ACL 断裂的患者提供了满意的术后效果，许乡运动员手术后可以重返运动场，取得佳绩。但是，仍有一些研究者发现将近 1/5 的患者残留轻度的旋转不稳定，这一现象和手术技术、替代物种类、固定方法无关。Freedman 等通过对 34 例患者最短 2 年的随访发现髌腱组中 14.5% 和腘绳肌腱组 13.7% 患者存在 pivot shift 试验阳性；Aglietti 等发现髌腱组和腘绳肌腱组中 pivot shift 试验阳性的比例分别为 17% 和 18%。Logan 等利用动态 MRI 对比 ACL 重建侧和健侧肢体在负重屈曲和 Lachman 试验中的区别时发现，虽然前后稳定性双侧没有显著差异，但是重建侧膝关节在活动范围内内旋增加。Tashman 等应用摄影系统评价了 6 例交叉韧带重建患者下坡慢跑时的情况，发现单束重建后膝关节旋转的异常并没有恢复，Bush-Joseph 等和 Ristanis 等通过对步态的研究发现单束重建 ACL 没有完全恢复膝关节的旋转不稳。Brandsson 等利用同样的手段检查了 9 例患者的步态，发现重建前和重建后股骨和胫骨的相对旋转和移位没有区别。

针对临床出现的现象，人们试图改进各种方法增进手术效果，更加近似解剖的双束重建方法成为新的研究热点之一。到目前为止，双束重建临床研究国际上报道并不多，多是 2 年左右的短期随访，而且研究者采用的重建方法多有不同。1987 年 Zaricznyj 首先报道了股骨单骨道—胫骨双骨道重建的 14 例患者、平均 3 年半的随访结果，所有患者可以从事原来的职业，12 例患者达到优秀。Nyland 四骨道重建 2 年后的随访发现（18 例异体胫前肌腱），KT-2 000 结果平均 2mm，与对侧膝关节相比股四头肌肌力（13/18）、腘绳肌肌力（5/18）和单腿跳试验（28%）均有差距，但所有患者均能从事伤前所从事的运动，大部分人（83%，15/18）觉得恢复到了伤前运动水平的 91%。2004 年，Yasuda 等将半腱肌腱截断成两段，双股重建 PLB，四股半腱肌腱和股薄肌腱重建 AMB，对 57 例患者 24 个月的随访发现 KT-2000 结果为 0 ~ 2mm 的患者有 49 例，3 ~ 5mm 的有 8 例患者，有 1 例患者 pivot shift 检查阳性。

以上随访仅能说明双束重建取得了良好的临床效果，并不能说明其比单束重建优越，单、双束重建临床效果的对比十分重要。1999 年，Muneta 报道了单、双束重建的短期随访效果（他利用双股半腱肌腱重建 AMB 和 PLB，当替代物直径小于 7mm 时取股薄肌腱加强 AMB），随访发现双束较单束能够获得更好的稳定性，但没有进一步的统计学分析；2006 年 Muneta 发表了 2 年以上的随访结果，双束重建的 KT-1000（1.9mm ± 1.9mm）结果较单束（2.7mm ± 2.3mm）有统计学差异，Lachman 试验和前抽屉试验双束也与单束有统计学差异，但 IKDC 评分、主观评价和 Lysholm 评分没有统计学差异。Hamada 等选用与 Muneta 同样的材料重建 ACL，术后 2 年的随访结果发现两组均获得满意的 KT-1000 结果，与健侧相比单束重建的差值为 0. 9mm ± 1.8mm，双束的差值为 0.7mm ± 1.2mm，在 KT-1000、肌力、IKDC 评分两组间未发现有统计学差异。2004 年，Adachi 等通过对 55 例单束和 53 例双束重建 ACL 32 个月随访发现，两组之间在 KT-2000 结果（1.5mm ± 2.0mm 和 1.2mm ± 1.6mm）和位置觉等方面均没有临床差异。2006 年，Yasuda 等将患者随机分为解剖双束重建组、非解剖双束重建组和单束重建组三组（每组 24 人），术后 2 年的随访发现解剖双束重建患者 pivot shift 试验的阳性率最低，KT-2000 的结果显示解剖重建明显好于其他两组（1.1mm：2.8mm：2.2mm），在肌力和活动范围及 IKDC 评分方面，各组之间没有明显差异。2007 年，Aglietti 随访发现，经股骨外髁后方定位（后方定位器）股骨骨道进行双束重建的患者较单束重建在 KT-1 000 结果和主观 IKDC 功能评分方面均有显著差异，而经前方定位股骨骨道的双束重建（临床常见的重建方法）和单束重建相比无显著性差异。2008 年，德国的 Rainer 发表的文章认为双束重建在 pivot shift 和 IKDC 客观评分上有优越性，但在其他方面单、双束重建组没有显著性差异；日本的 Kondo 发王双束在控制前移位（KT-1000 值 1.2mm ： 2.5mm）和 pivot shift 分级方面较单束效果好，其他评分未见差异；芬兰的 Jarvela 至少术后 2 年的随访发现双束组和单束组在 KT - 1000 和关节功能评分方面没有统计学差异，双束组较单束组 pivot shift 试验效果好。北大运医所对于双束重建 1 年左右的随访，没有发现双束重建（32 例）与单束重建（32 例）在 KT-2000（1.68mm：1.47mm）、Lysholm 评分、Tegner 评分等方面均没有统计学差异，因为 pivot shift 试验不够客观，没有对其进行评价。

总结目前的国际报道可见，有部分报道认为双束重建在 KT 值和 pivot shift 试验方面具有优势，极少的报道（2 篇）认为在 IKDC 评分上有优势，大部分的报道认为单、双束重建在功能评分上没有差异，部分报道认为两者在任何方面均没有差异。2008 年 Richard 等通过对国际上文章资料的 meta 分析得出结论：双束重建和单束重建在 KT-1000 和 pivot shift 等方面相比没有显著性优势，结果并不支持双束重建能更好地恢复关节旋转稳定性的设想。

双束重建从理念上和尸体的生物力学研究两方面均有优势，而目前的临床结果并不如实验室结果，当然临床上还缺乏检测膝关节旋转功能的技术，可能不能完全反映双束重建的优点，也许还会有其他不同的报道。但是，就目前所有的国际报道而言，各个文章之间有一定的差异，仅有部分报道认为双束重建在部分方面存在统计学差异，其优势并不能提高患膝的功能。而与单束重建相比，双束重建在以下方面具有明显缺点：①骨道数量多，骨丢失量大，对患者的创伤较大。②对于部分骨骼较小的患者，两个较大的胫骨或股骨骨道会超出正常韧带的止点范围。③术中操作技术要求较高，有使两个骨道重叠的危险，容易造成失败且可重复性小。④手术需要的耗材量较大。鉴于目前的随访结果，有学者对双束重建的必要性提出了质疑，包括双束重建的优越性、适应证、股骨髁骨折的可能性和翻修的难度增加等问题还有待于大量的实验解决。就目前的国际研究结果来看，即使双束重建存在优势，和其存在的劣势相比推广 ACL 双束重建的理由还不够充分。

第五节　前交叉韧带部分束重建

人们很早就把 ACL 分为功能性的两束，并根据其在胫骨止点的位置称为前内束和后外束。随着对两束解剖和功能研究的深入，双束 ACL 重建逐渐被认可。近年来，又有学者报道 ACL 部分束断裂，继而提出 ACL 部分束重建。2004 年日本的 Ishibashi 等报道了一例 ACL 单束重建术后仍然有旋转不稳定的患者，术中行单纯后外束重建。2006 年德国的 Zantop 等提出 ACL 部分断裂，并在 2007 年根据镜下两束断裂的部位，对 ACL 部分断裂进行了分型，他们观察了 121 例伤后 120 天内 ACL 断裂的镜下表现，有 12%（15 例）后外束完整。

严格地说，目前文献中 ACL 部分束重建的手术报道很少，在本章中提到的日本的 Ochi 等在 2006 年的报道，实际也涉及了 ACL 部分束重建的概念。他们报道在 169 例 ACL 断裂患者的关节镜探查中，发现 17 例在股骨和胫骨间有残端连接，且残端的粗细是正常 ACL 的 1/3 ～ 1/2，他们根据残端在股骨止点的位置，对其中 13 例施行了单纯前内束的重建，其余 4 例施行了单纯后外束的重建，移植物是双股自体半腱肌腱，但是他们没有报道临床随访的结果。有学者在 2006 年报道 1 例后外束和 1 例前内束部分束重建，术后分别随访 10 个月和 7.5 个月效果满意。另有学者报道了部分重建 11 例、单束重建 25 例，双束重建 20 例，认为部分重建组的膝关节稳定性优于单束重建和双束重建组。

实际上，ACL 的两束在解剖上无法明确的分开，因此，临床医生很难准确判断部分束断裂，即使是在关节镜下仔细探查有时也很难下决心，术者必须对正常 ACL 双束的解剖和功能特点有清楚的了解，同时要结合临床查体，KT-2000，甚至 MRI 来综合判断。在决定行 ACL 部分束重建前还要考虑到是否有足够的空间来制作骨道，手术操作时还要尽量避免损伤保留的一束。部分束重建，或者说单纯后外束重建的另一个适应证是：ACL 单束重建后（往往重建的前内束），患者仍然有不稳症状，术中发现重建的韧带张力尚可，且原胫骨骨道后方有足够的空间。

第六节　前交叉韧带保残重建

ACL 的保残重建是尽量保留 ACL 胫骨残端的 ACL 重建技术（remnant-preserving technique）。因为 ACL 断裂的部位多数在韧带的近端（即近股骨止点处），而 ACL 的机械刺激感受器（mechanoreceptor）主要位于胫骨止点处，因此保残重建的主要理论依据是：保留的胫骨残端中的神经纤维末梢有利于术后本体感觉的恢复，可能也有利于韧带的再血管化，另外，因为重建的韧带被包绕在残端中，可以避免术后髁间窝对重建韧带的撞击。保残重建的缺点则是：增加了手术难度，术中骨性标志暴露不清容易造成骨道定位的偏差；另外，该技术是否会增加术后独眼畸形（cyclops lesion）的发生率尚没有定论。

保残重建技术可以追溯到 2000 年，日本的 Adachi 等报道用 Leeds-Keio 人工韧带加强自体腘绳肌腱或者异体髂胫束重建 ACL 40 例，术中保留 ACL 残端，结果显示：术后患者位置感和稳定性上都较常规重建组好。同一组作者在 2006 年又报道了他们改进的保残重建技术，他们根据 ACL 残端的形态分别进行前内束（13 例）和后外束（4 例）重建，但是并没有报告随访结果。韩国的 Lee 等报道了 16 例用 4 股半腱肌腱和股薄肌腱保残重建 ACL，随访近 3 年，作者根据术中保留残端的长度是否超过 7mm 分为两组，其中超过 7mm 的 9 例（Ⅰ组），小于 7mm 的 7 例（Ⅱ组），结果两组应力位 X 线片、KT-2000、Lachman 和 pivot shift 这些客观评价无差异，HSS 和 IKDC 主观评价无差异，而单腿跳、模拟屈膝角度的本体感觉试验Ⅰ组较Ⅱ组好，因此认为，残端保留越多，术后本体感觉的恢复越好。

ACL 的保残重建技术对 ACL 重建后膝关节本体感觉的恢复有帮助，但是建议在具备了较丰富的常规 ACL 重建技术后才能使用，因为保残重建技术骨道定位与钻制有一定的难度，如果为保留残端而影响了骨道定位的准确性，则将得不偿失。

第七节　前交叉韧带重建术后膝关节感染的诊断与治疗

关节镜下 ACL 重建手术是治疗 ACL 断裂、恢复关节稳定性的有效术式。随着 ACL 重建手术的数量明显增加，重建术后的膝关节感染越来越受到临床医师们的重视。尽管其发生率很低（0.14% ~ 1.7%），但发生后若得不到及时诊断与有效的治疗，将会导致关节功能障碍、软骨破坏及韧带移植物失效等严重后果。

一、危险因素

ACL 重建术后关节感染，与术中的无菌操作、手术时间的延长、止血带的使用、合并的切开手术操作、关节内注射激素、术后关节内引流的使用、移植物的选取（包括异体肌腱和人工韧带的应用），以及体内增加的异物反应（缝线和金属内固定物）等因素相关。而严格的无菌技术、预防性抗生素应用、全长防水服、减少手术时间、移植肌腱的仔细处理、适当的消毒程序等，则被认为是降低术后感染率的有效措施。另外，还有人指出韧带移植物，使用异体肌腱较自体肌腱、腘绳肌腱较骨 - 髌腱 - 骨有较高的关节感染发生率。还有研究发现，韧带重建手术器械的快速消毒方式（flash sterilization）较传统的高温高压的消毒方式，会明显增加术后关节感染的发生率。他们认为快速消毒的方式虽然能节省消毒时间，提高器械使用的效率，但这种消毒方式仅能达到最低限度的消毒标准，而且消毒后的器械，由于没有无菌单的包裹，在转运过程中也容易被再次污染。

二、临床表现

ACL 重建术后关节感染可见于术后的 2 ~ 79 天（平均 14.96 天），北大运医所的临床研究数据为 3 ~ 29 天（平均 13.3 天）；由此可见，重建术后的 1 ~ 3 周为感染的高发期。术后感染的典型临床表现有：术后持续高温或体温恢复正常后再次升高；膝关节肿胀、疼痛，多以髌上囊为著，局部皮温升高，关节活动疼痛性受限，以及患肢腹股沟区淋巴结肿大、压痛等。但是感染发生的早期或个别感染患者临床表现并不典型，如体温升高不明显、关节肿胀轻微、髌上囊压痛不著等，极易与非感染患者的术后反应相混淆，给诊断带来很大难度。因此，对于这些患者临床医生更应警惕，并积极辅以相关的试验室及细菌学检查，以明确诊断。

三、实验室检查

血白细胞计数（WBC）正常或轻度增加，中性粒细胞（N）轻度增加，血沉（ESR）、C 反应蛋白（CRP）、纤维蛋白原（FIB）显著升高。根据我们的经验，对于 ACL 重建术后的患者，当 ESR>50mm/h、CRP>6mg/mL、FIB>800mg/mL 时，应高度怀疑有感染病灶的存在。其中，CRP 更为敏感且特异性较强，其于感染发生后数小时即可出现显著升高。另有研究显示，正常术后 CRP 和 ESR 均会有升高，其数值分别于术后第 3 天和第 7 天达峰，而 CRP 较 ESR 能较快恢复正常值；因此，对于 ACL 重建术后 2 周时，若 CRP 仍显著升高或恢复正常后再次升高，则高度怀疑合并关节感染的可能性。

膝关节穿刺液可进行关节液常规检查、细菌培养和药敏试验。感染关节液多为黄（绿）色浑浊液，镜检可见白细胞显著增加。凝固酶阴性葡萄球菌（coagulase-negative staphylococcus，CNS）和金黄色葡萄球菌是 ACL 重建术后的常见致病菌：凝固酶阴性葡萄球菌包括表皮葡萄球菌、溶血葡萄球菌和人葡萄球菌等。我们的研究中关节液细菌培养阳性率为 76.2%（16/21），其中以表皮葡萄球菌最多见（9 例），金黄色葡萄球菌其次（2 例），溶血葡萄球菌和人葡萄球菌各 1 例，混合感染 1 例（金黄色葡萄球菌 + 人葡萄球菌），其他菌属 2 例。对于细菌培养阴性者，亦不能除外感染可能。我们就有 5 例患者细菌培养阴性，但通过临床表现、关节液镜检和病理检查结果，最终仍证实为关节感染。我们认为，细菌培养阴性可能与早期使用抗生素治疗有关，因此对于怀疑感染的患者，应于治疗干预前行膝关节穿刺及细菌学检查。

四、治疗

通过对不同治疗方法的经验总结，我们发现对于术后关节感染患者，单纯行静脉抗感染治疗或关节腔冲洗等方法，存在见效缓慢、病情反复等缺点，从而使感染病程延长，增加患者痛苦及花费。因此，我们认为，ACL 重建术后关节感染的治疗原则为：及早进行关节镜下的清创及冲洗术，结合静脉抗生素治疗，感染控制后辅以积极有效的功能康复。

（一）手术治疗

术中应彻底清理关节内一切坏死及炎性物质，并以大量生理盐水冲洗关节腔，第 1 次清创术时若移植物完整可予保留。术后若症状无明显改善，可再次行清创及冲洗术。对于持续感染的患者，尤其对于使用异体肌腱作为移植物的患者，行第 2、3 次清创术时，应切除移植物并取出内固定物。移植物切除后行韧带翻修重建术的时间建议在清创术后 6 ~ 9 个月进行。

（二）药物治疗

术后早期可予头孢类广谱静脉抗生素治疗，随后可根据细菌培养及药敏试验结果选用敏感抗生素。由于 ACL 重建术后关节感染的常见致病菌为金黄色葡萄球菌或表皮葡萄球菌等，其中又以耐甲氧西林葡萄球菌最多见，故早期也可根据经验用药选用万古霉素。静脉抗生素治疗时间应持续 4 ~ 6 周，或静脉给药治疗 2 ~ 3 周后换用口服抗生素治疗，总疗程达 6 周即可。我们认为，静脉抗生素的停药时机为，感染症状得到有效控制，且试验室检查结果恢复正常后 5 ~ 7 天，此时可更换为口服抗生素治疗。

（三）康复过程

清创术后应及早进行功能康复，防止关节粘连，改善关节功能。当感染症状控制稳定后，即可开始康复程序，以被动屈膝练习为主，同时行踝泵练习及辅助性的主动活动度练习。若患者出现膝关节粘连，且手法推拿无效，可行麻醉下膝关节粘连松解手术，但建议在清理术后 3 个月，关节感染得到有效控制后进行。

五、临床预后

ACL 重建术后关节感染患者，如果诊断及时、处理得当，均会有良好的膝关节功能，仅少数患者可能会有关节功能障碍、软骨破坏及韧带移植物失效等严重后果。我们的研究中除个别患者出现轻度的关节粘连、继发软骨损伤外，大多数患者获得了良好的膝关节功能，韧带稳定性好。因此，ACL 重建术后膝关节感染患者，及早行关节镜下清理手术，结合抗生素治疗，辅以积极有效的功能康复，可以取得很好的临床效果。

参考文献

[1] 邱贵兴，戴尅戎 . 骨科手术学（第 4 版）. 北京：人民卫生出版社，2016.

[2] 裘国献. 显微骨科学. 北京：人民卫生出版社，2016.

[3] 任高宏. 临床骨科诊断与治疗 . 北京：化学工业出版社，2015.

[4] 邱贵兴. 骨科学高级教程. 北京：中华医学出版社，2016.

[5] 裴福兴，陈安民. 骨科学 . 北京：人民卫生出版社，2016.

[6] 扬扬震，林允雄. 骨与关节创伤. 上海：上海科学技术出版社，2013.

[7] 姜保国，王满宜 . 关节周围骨折 . 北京：人民卫生出版社. 2013.

[8] 泽口毅 . 铜板固定骨折手术技巧 . 沈阳：辽宁科学技术出版社，2015.

[9] 陶海鹰，陈家禄，任岳 . 脊柱外科手术入路与技巧 . 北京：人民军医出版社，2013.

[10] 李增春，陈峥嵘，严力生，匡勇. 现代骨科学（第 2 版）. 北京：科学出版社. 2018.

[11] 邱贵兴 . 中华骨科学. 北京：人民卫生出版社，2017.

[12] 田光磊，陈山林. 手外科. 北京：中国医药科技出版社，2013.

[13] 公茂琪，蒋协远. 创伤骨科. 北京：中国医药科技出版社，2013.

[14] 陈晓，智信，曹烈虎，苏佳灿 . 循证骨科学：创伤分册，上海：同济大学出版社，2017.

[15] 津下健哉. 津下手外科手术图谱 . 北京：人民卫生出版社，2016.

[16] David B. Thordarson. 足踝外科学精要（第 2 版）. 北京：北京大学医学出版社，2013.

[17] 王正义. 足踝外科学（第 2 版）. 北京：人民卫生出版社，2014.

[18] 刘国辉. 创伤骨科手术要点难点及对策 . 北京：科学出版社，2017.

[19] 张军花. 骨科内镜手术配合 . 北京：科学出版社，2017.

[20] 侯德才. 骨科手术学. 北京：中国中医药科技出版社，2016.

[21] 杜心如，丁自海. 骨科临床应用解剖. 北京：人民卫生出版社，2016.